各科常见疾病护理

赵振花　等　主编

 湖北科学技术出版社

图书在版编目（CIP）数据

各科常见疾病护理 / 赵振花等主编. — 武汉 ：湖北科学技术出版社，2023.4

ISBN 978-7-5706-1984-9

Ⅰ．①各⋯ Ⅱ．①赵⋯ Ⅲ．①常见病－护理 Ⅳ.①R47

中国版本图书馆 CIP 数据核字(2022)第 070750 号

各科常见疾病护理

GEKE　CHANGJIAN　JIBING　HULI

责任编辑：王小芳　　　　　　　　　　　　封面设计：曾雅明

出版发行：湖北科学技术出版社　　　　　　电话：027-87679426
地　　址：武汉市雄楚大街 268 号　　　　　邮编：430070
（湖北出版文化城 B 座 13-14 层）
网　　址：http://www.hbstp.com.cn

印　　刷：湖北星艺彩数字出版印刷技术有限公司　　　邮编：430070

787×1092　　　　1/16　　　　12.75 印张　　　290 千字
2023 年 4 月第 1 版　　　　　　　2023 年 4 月第 1 次印刷
定价：79.00 元

编　委　会

主　编　赵振花（临沂市人民医院）

　　　　孔　美（山东省梁山县徐集中心卫生院）

　　　　李彩丽（聊城市人民医院）

　　　　程相丽（曹县人民医院）

　　　　王　静（青岛市第八人民医院）

　　　　闫　冰（昌乐县人民医院）

目　录

第一章 护理管理

第一节 护理管理的概述

护理管理是护理工作的重要内容之一,是将管理学的科学理论和方法在护理管理实践中应用的过程,其主要任务是研究护理管理的特点并找出规律性,对护理管理工作中涉及的诸多要素(如人、目标、任务、信息、技术)进行综合统筹,使护理系统实现最优运转,进一步提高护理工作效率。

一、护理管理思想的形成与发展

护理管理作为专业领域的管理,是随着护理学科的发展而形成和不断演变的,两者相互影响,互为因果。护理管理思想的形成与发展,不仅顺应了护理学科发展的需要,同时也不断将新的管理理论引入护理领域,进一步促进学科发展。

(一)国外护理管理思想的形成与发展

弗洛伦斯·南丁格尔被誉为近代护理学的创始人,也是护理管理学、护理教育学的奠基人。她首先提出医院管理需要采用系统化方式、创立护理行政制度、注重护士技术操作训练等。由于她的科学管理,护理质量得到极大提高,在1854—1856年的克里米亚战争期间,战伤死亡率从50%下降到2.2%,创造了护理发展史上的奇迹,极大地推动了护理学科及护理管理的发展。在她撰写的《医院札记》和《护理札记》中提出了"环境理论",即生物、社会性和精神对身体的影响,成为现代护理管理理论的基础。第二次世界大战后,随着先进的管理思想和管理方法的渗透和引入,护理管理逐渐由经验管理走上科学管理的轨道。进入20世纪以后,随着医学与管理学的进步,护理管理也得到迅速发展。各级护理管理组织逐渐完善,各项护理管理职能不断明确,护理管理的重要性日益得到重视。1946年美国波士顿大学护理系开始开设护理管理学课程,培养护士的行政管理能力。此后,美国医院护理管理及护理教育的成果,引起世界各国的重视,许多国家医学院、护理学院纷纷开设护理管理学课程,专门培养护理管理人才。1969年美国护理学会(ANA)规定,护理管理人员的任职条件最低为学士学位,进一步促进了护理管理学的发展。20世纪70年代后,在欧美等一些发达国家,各种现代化科学技术开始广泛渗透护理领域,护理工作由手工操作逐步向机械化、电子化、自动化方向发展,促使临床护理管理工作逐步进入现代化管理发展阶段。医院的护理管理组织体系进一步完善,护理管理人员的分工越来越明确。现代管理学的许多先进理论、观点和方法在护理管理实践中得到更加广泛的应用,护理管理实践中一些好的经验,也通过各种护理专业期刊和护理管理著作得到推广应用。随着经济的迅速发展,欧美等一些国家对护理管理人员的知识结构也提出了更高的要求,要求护士长不仅要具有护理管理学知识,还必须具有工商管理、经济学及财务预算等方面的知识。

(二)国内护理管理思想的形成与发展

我国近代护理学的形成与发展在很大程度上受西方护理的影响。18世纪中叶(鸦片战争前后),随着西医和宗教的传入,许多外国教会开始在中国各地建立了教会医院,西方的一些护理管理经验逐渐传入我国。早期的护理管理是从制度管理开始的,管理人员将一些杂乱的事务或业务工作渐渐归纳成条文,并在实践中不断地修改、补充,使护士在工作时有章可循。20世纪20—30年代,随着医院发展和护理教育的兴起,一些医院形成了"护理部主任-护士长-护士"的管理模式,成立了护理部,护理部设护理部主任、护理秘书及助理员,对护士长在业务上进行领导,护士长则接受科主任及护理部主任的双重领导。

1949年以来,随着卫生事业的发展,我国护理工作进入了一个新的时期。随着护理组织的日趋健全,逐渐形成了比较全面、系统的管理制度,如明确护士的职责、建立护理工作的三级护理制度、三查七对制度、查房制度、换药制度、消毒制度、病房管理制度、医疗护理文书制度等,这些管理制度成为护理管理的重要依据,检查和督促规章制度的有效贯彻执行成为护理管理者工作的重要内容。20世纪60年代形成医疗护理技术操作常规及医院护理技术管理规范,使得制度管理与技术管理有机结合。20世纪70年代末,护理管理组织体系进一步完善,各医院相继恢复了护理部,根据床位数量,形成了"护理部主任-科护士长-护士长"的三级管理和"总护士长-护士长"两级管理的医院护理管理体系。20世纪80年代,原卫计委明确规定护理部的职权范围是负责全院护理工作,承担全院护士的培训、调配、考核、奖惩、晋升等职权,护理部成为独立的医院职能部门。同时,我国护理高等教育恢复并进一步发展,在高等护理教育课程中开设了"护理管理学",护理管理者也在借鉴国外先进的护理理论、管理方法的基础上积极探索适合我国国情的临床护理工作模式以及相应的护理管理模式,护理管理组织体系逐步完善,形成了初步的护理管理理论体系,护理管理逐渐从经验管理转向标准化管理。20世纪90年代国家出台了护士工作条例,使护理管理进入法制化渠道。

随着现代管理学的发展与进步,护理学与现代管理学不断交叉、融合,护理管理学也得到迅速发展,护理管理者对如何有效地管理各种护理组织资源及服务群体,做了大量实证研究并发表护理管理研究学术论文,出版了许多护理管理专著,有效地促进了我国护理管理学科的建设与发展,护理管理学也逐渐形成了自己的学科体系,护理管理工作逐渐朝现代化、科学化、标准化、制度化和法制化的方向发展。

二、护理管理的概念及内容

（一）护理管理的相关概念

1.护理管理的概念

护理管理是指以提高护理质量和工作效率为主要目的的活动过程。世界卫生组织（WHO）对护理管理的定义是：护理管理是为了提高人们的健康水平，系统地利用护士的潜在能力和其他相关人员、设备、环境和社会活动的过程。美国护理学专家吉利斯认为护理管理过程应包括：资料收集、规划、组织、人事管理、领导与控制的功能。归纳起来，护理管理就是对护理工作的诸多要素（如人员、时间、信息、技术、设备等）进行科学的计划、组织、领导、协调、控制，从而使护理系统有效地运转，实现组织目标，并使护士的能力及素质得到全面发展的活动过程。

护理管理的特点是：①广泛性：主要体现在管理范围广泛、参与管理的人员众多；②综合性：护理管理是对管理理论和护理实践加以综合应用的过程；③实践性：护理管理的目的是运用科学的管理方法来解决实际的临床护理问题；④专业性：要适应护理工作科学性、技术性、安全性的特点。

2.护理管理学的概念

护理管理学是管理科学在护理管理工作中的具体应用，是在结合护理工作特点的基础上研究护理管理活动的普遍规律、基本原理与方法的一门科学。它既属于专业领域管理学，是卫生事业管理中的分支学科，又是现代护理学科的一个分支。

3.护理管理者的概念

护理管理者是从事护理管理活动的人或人群的总称，具体是指那些为实现组织目标而负责对护理资源进行计划、组织、领导和控制的护士，其在提升护士素质、质量监控和管理、协调工作、人才培养等方面发挥着重要作用。

护理管理者的基本要求包括：①具有临床和管理经验，能全面履行管理者角色所固有的责任；②掌握护理管理实践领域的知识和技能，如管理知识体系和管理程序、护理实践标准、护理工作相关法律法规等。

（二）护理管理的内容

1.护理管理的任务

我国护理管理目前主要承担的任务是借鉴国内外先进的管理理论、模式和方法，结合我国医疗改革和护理学科发展现状，建立适用于我国的护理管理体系，对护理工作中的人员、技术、设备及信息等进行科学管理，以最终提高护理工作的效率和效果。具体内容包括：研究护理管理的客观规律、原理原则和方法；应用科学化的、有效的管理过程；构建和实践临床护理服务内容体系；建立护理服务评估体系；实施护理项目成本核算，实现护理成本管理标准化、系统化、规范化；持续改进临床护理质量，提供高品质的护理服务。根据工作内容不同，护理管理任务可分为护理行政管理、护理业务管理、护理教育管理、护理科研管理。

（1）护理行政管理：是指遵循国家的方针政策和医院有关的规章制度，对护理工作进行组织管理、物资管理、人力管理和经济管理等,有效提高组织和部门的绩效。

（2）护理业务管理：是指对各项护理业务工作进行协调控制,提高护士的专业服务能力,以保证护理工作质量,提高工作效率,满足社会健康服务需求。

（3）护理教育管理：是指为了培养高水平的护理人才,提高护理队伍整体素质而进行的管理活动,护理教育管理应适应现代护理教育社会化、综合化、多样化、终身化的发展趋势。完整的临床护理教育体系应包括中专、大专、本科、研究生的教育、护士规范化培训、毕业后护士继续教育、专科护士培训、护理进修人员培训等内容。

（4）护理科研管理：是指运用现代管理的科学原理、原则和方法,结合护理科研规律和特点,对护理科研工作进行领导、协调、规划和控制过程。护理科研管理的主要工作内容包括规范科研管理流程,健全科研管理制度,指导科研开展方向,保证科研流程的可持续发展。

此外,随着信息成为组织中的重要资源,对信息的管理也成了现代护理管理的一个突出特点。无论是护理行政、业务、教育还是科研管理,在很大程度上都是对护理相关信息的管理。例如护理行政管理中,护士长可利用计算机进行排班、考核护士工作质量;护理业务管理中,护士长通过信息系统制订护理计划、了解患者护理信息及医嘱执行情况;在护理科研管理中,护士可以利用数据库收集特殊病例、科研数据,护士长也可以通过计算机管理护士的科技档案,如学习经历、论文发表情况等。

2.护理管理的研究内容

护理管理研究的目的是寻找护理管理活动的基本规律和一般方法,运用科学管理的方法提高护理工作的效率和质量,进而推动整个护理学科的发展。护理管理的主要研究内容包括：

（1）护理管理模式研究：传统的护理管理注重硬性命令和规定,强调对事的管理和控制,而现代护理管理则强调以人为中心,以信息技术为手段,注重人与事相宜。建立人性化、信息化的现代护理管理模式,尊重个人的价值和能力,通过激励来充分调动员工的工作积极性,并运用科学化的信息管理手段以达到人、事、职能效益的最大化。

（2）护理质量管理研究：护理质量是衡量医院护理服务水平的重要标志,也是护理管理的核心。随着社会发展、医学模式转变和人们生活水平的提高,护理质量被赋予更深层次的内涵,从传统的仅针对临床护理技术的质量管理扩展为对患者、护士、工作系统、经济效益等全方位的质量管理。护理质量管理研究着重于探讨各种护理质量评价指标或体系的构建、质量管理方法的选择和应用等,以保证优质高效的护理服务。此外,明确护士在质量管理中的作用、注重团队合作、注重过程管理和系统方法、强调持续改进等也是护理质量管理研究的重点。

（3）护理人力资源管理研究：护理人力资源的合理配置与优化是护理管理研究的重要内容之一。护理人力资源管理要从身份管理逐渐向护理岗位管理转变,建立符合护理职业生涯发展规律的人力资源管理长效机制。随着护理人力资源管理精细化和专业化的发展趋势,探索护理教育三阶段培训体系,尤其是护士继续教育培训体系,深化专科护士培训并评价其效果也是护理管理研究的重点内容。

（4）护理经济管理研究：随着全球经济一体化的发展,护理经济管理的研究成为护理领域一个新的课题,护理成本、市场需求及护理相关经济政策方面的研究逐渐受到关注。护理管理者要有成本管理的意识,通过成本效益分析合理使用护理资源,解决护理资源浪费和不足的问题。

(5)护理信息管理研究:现代管理在很大程度上是对信息的利用和管理,尤其是随着大数据和精准医疗概念的提出,对护理相关信息进行研究成为必然趋势。管理者要提高信息管理意识,获取系统、科学的数据信息并寻找途径对其进行专业化处理,进一步开展移动护理的应用研究,从而做出更精准、更科学的临床护理决策,进一步优化流程,改善服务质量。

(6)护理文化建设研究:经济与文化"一体化"是医院发展趋势中的重要内容,医疗组织中的文化建设在凝聚员工力量、引导和塑造员工行为、提高组织效率等方面起到重要作用。积极探索现代医院护理文化的概念与内涵,建立既有鲜明护理行业特色,又充满竞争、创新意识的护理文化是促进护理行业发展的一大推动力。

(7)护理管理环境研究:当今护理工作面临许多新的变化和挑战,护理管理者要及时关注国内外护理管理的发展动态,获取最新信息,并善于吸取先进的管理理念,以更好地应对内外环境变化所带来的一系列挑战,有效地解决不同环境中出现的多种问题。护理管理的研究内容之一就是探讨如何创建最佳的护理工作环境,并探索出适当的方式来驾驭环境中发生的变化,在进一步提升工作效率和质量的同时,尽可能降低环境变化对护理工作造成的不利影响。

(三)影响护理管理发展的因素

作为一项活动过程,护理管理在发展过程中必然受到来自内外环境的多种因素的影响,主要包括组织工作宗旨和目标、护理管理环境以及组织自身结构等。

1.组织宗旨和目标

明确组织的工作宗旨和目标是有效进行护理管理的基本前提,因为其决定着各项管理活动的内容、管理方法的选择以及管理结构和层次等。护理管理者明确组织宗旨和目标,实行目标责任制管理,不仅有助于明确管理方向,更好地统一、协调各部门成员的思想和行动,同时还促进个人需要与组织目标的有机结合,激励组织成员在实现组织目标的同时发挥个人潜能,以获得更好的职业发展。此外,明确工作宗旨和目标还有助于对管理活动的效果进行科学性评价,而评价结果又可以帮助管理者明确下一步的行动方向,以更好地实现组织目标。

2.护理管理环境组织

在开展管理活动过程中,必然受到组织所处环境的影响。护理管理活动主要受组织外部宏观环境、组织外部微观环境和组织内部环境的影响。

(1)组织外部宏观环境:主要是指政治、经济、技术、社会等因素,会直接或间接地影响医院运转以及利益分配。例如我国医疗卫生体制改革政策在很大程度上决定着医疗卫生服务的经营活动和服务方向,也明确了护理管理的重点和方向;科学技术的快速发展也促使管理者更加关注创新和科技在护理工作中的重要性。

(2)组织外部微观环境:又称为任务环境,主要是指医疗护理服务对象、公众及其他利益相关者。医疗卫生组织要面对众多的服务对象,如患者、家属、社区健康人群等,而不同的教育背景、经济水平和生活方式等使人们对医疗卫生组织的服务有不同的需求和要求,而管理的目的就在于及时调整服务方向和战略发展决策来满足服务对象的需求。

(3)组织内部环境:主要指组织内的人力资源、设备设施、后勤保障、管理者素质、组织文化等。拥有一支高素质的护理人才队伍对护理工作的顺利开展,实现护理管理目标有十分重要的意义。管理者的工作重点在于激发护士的工作积极性,提高工作效率,做到人尽其才,才尽其用。同时也要关注护理团队中员工多样性的特点,根据护士能力的不同进行岗位职责的匹配,树立"以人为本"的管理理念,并以开放的心态和沟通技巧来创建一个能级合理、智能互补、长短相济、团结协作的护理队伍。此外,管理者自身素质也是影响管理效率的重要内部环境因素。优秀的护理管理者应该学会充分运用管理艺术来保证护理管理活动的高效率,要具有敏捷的思维和准确的判断能力,能够及时发现问题并做出正确决策。

3.医院护理管理组织结构

医院护理管理组织结构直接影响护理管理工作模式及工作效率。根据国家卫生和计划生育委员会(卫生计生委)的规定,县及县以上医院都要设立护理部,实行院长领导下的护理部主任负责制。护理部是医院护理管理中的职能部门,在院长或主管护理的副院长领导下,负责组织和管理医院的护理工作。它与医院行政、教学、科研、后勤管理等职能部门并列,相互配合共同完成医院的各项工作。护理部在护理垂直管理中的管理职能,对加强护理管理,提高管理效能有重要意义。

三、护理管理者的角色

管理者角色是指管理者按照人们的预期在实践中展示的具体行为或表现。根据管理者的工作任务和特点,管理专家对管理者的角色模式做了不同的探讨和分析,这也为我们更好地认识护理管理者角色提供了依据。

(一)明茨伯格的管理角色模式

20 世纪 70 年代,亨利-明茨伯格提出了著名的管理者角色理论,他将管理者在管理过程中需要履行的特定职责归纳为 10 种角色,并将这 10 种角色划分为 3 种类型,即人际关系型、信息型和决策型。

1.人际关系型角色

(1)代言者:作为护理管理的权威,管理者必须履行有关法律、社会、专业和礼仪等方面的责任。如需要代表所属单位举行各种护理行政和护理业务会议,或者接待来访者,签署法定文件,履行许多法律和社会性的义务等。它们对组织能否顺利运转十分重要,不能被管理者忽视。

(2)领导者:作为领导者角色,护理管理者要通过自身的影响力和创造力营造一个和谐的组织环境,运用引导、选拔、培育、激励等技能,充分发挥护士的潜能并促进其不断成长。对于21 世纪的护理管理者而言,在发挥领导者角色时面临着新的挑战。一是明确自己的权力来源,是源于所处的职位、自己所具备的专家技能还是其他,这将有助于管理活动中的角色定位;二是创建下属对管理者的信任;三是对员工进行适当授权,增强基层护士参与工作的积极性;四是进行弹性领导,根据具体情境和社会发展不断调整管理风格。

(3)联络者:护理管理者在工作中需要不断地与护士、上级护理管理者、医师、其他医技人员、患者及家属、后勤等人员进行有效沟通,营造一个良好的工作氛围和利于患者治疗和康复的环境。护理管理者必须对重要的组织问题有敏锐的洞察力,建立广泛的学习合作关系,力求在组织内外建立有效的关系和网络。

2.信息型角色

(1)监察者/监督者:作为监察者/监督者,管理者要持续关注组织内外环境的变化,以获取对组织发展有利的信息。尤其是内部业务、外部事件、分析报告、各种压力所致的意见和态度倾向等,管理者通过掌握分析这些信息,可以有效地控制组织各种资源,识别组织的潜在机会和威胁。因此,作为护理管理者,应该主动收集各种信息,监督并审核各项护理活动与资料,从不同角度评估护士的工作,保证各项工作顺利进行。

(2)传播者:管理者因其获取信息的特殊地位,可以控制和发布信息。作为传播者,护理管理者往往起到上传下达的作用,一方面将上层管理者或外部人员发布的信息,如文件、命令、政策、规章制度等传达给下级护士,另一方面还要收集护理工作中的各种信息,并对其进行整理分析,汇报给上层管理者或相关部门、人员。护理管理者要掌握熟练的公关和沟通技巧,保证信息传递的准确性、及时性和有效性。

(3)发言人:管理者可运用信息提升组织的影响力,把信息传递给单位或组织以外的个人,向外界、公众、护理对象、同行及媒体等发布组织的相关信息,以使组织内外部的人都对组织产生积极反应。例如向社会推广医院新推出的护理服务项目,代表护士向医院领导提出职业发展和薪酬待遇的建议等。

3.决策型角色

(1)创业者:管理者的角色功能体现在需要适应不断变化的环境,能敏锐地抓住机遇,在观念、思想、方法等方面进行创新与改革,如提供新服务、发明新技术、开发新产品等,以谋划和改进组织的现状与未来。

(2)协调者:在日常护理工作中,或多或少总会发生一些非预期的问题或变化,例如护士之间或护患之间的冲突、护理资源损失、突发的危重患者抢救等。护理管理者的任务就是及时有效地处理非预期问题,维持正常的工作秩序,创建和谐的工作氛围。这就要求护理管理者善于观察环境中的变化,对工作中可能出现的危机进行预期,对护理工作矛盾或突发的护理事件及时采取有效的应对措施。

(3)资源分配者:护理管理者负责并监督护理组织资源的分配系统,结合组织的整体目标及决策,有效利用资金、时间、材料、设备、人力及信息等资源,例如根据不同护理单元所承担的工作量及工作难度,评估和制定其所需的人力资源和其他资源,从而保证各项护理工作顺利进行。

(4)谈判者:护理管理者常代表组织和其他管理者与组织内外成员进行正式、非正式的协商和谈判,如向上级申请调整护士、增添医疗仪器设备、与护理院校商谈临床教学合作方式及法律责任等。护理管理者还需要平衡组织内部资源分配的要求,尽力使各方达成共识。

事实上,不同层级的管理者对各种角色的强调程度也有差别。一般而言,较高层的护理管理者更强调代言人、联络者、传播者、发言人和谈判者的角色,而对于病房护士长等基层护理管理者而言,领导者的角色更为重要。

（二）霍尔的"成功管理者"角色模式

霍尔和布兰兹勒提出关于护理管理者"成功管理者"角色的模式。认为护理管理者角色具有以下几个方面的内涵：即专业的照顾提供者、组织者、人事管理者、照顾患者的专业管理者、员工的教育者、小组的策划者、人际关系的专家、护士的拥护者、变革者、行政主管和领导者。这些英文单词的首字母组成了单词"competence"，即胜任的意思，是一名成功的护理管理者所承担的角色范畴。

（三）其他有关角色

1.护理业务带头人

护理管理者除承担管理的责任外，还应该承担护理业务发展提高的任务。护理管理者在现代护理理论的学习、推广、运用，新业务、新技术的引进研发，疑难问题的解决，组织指导抢救，计算机现代管理技术应用等方面均应作为带头人，推动护理事业向前发展。

2.教育者

护理管理者承担着教育者的角色。作为护理业务技术的带头人，不仅要对下属的护士、进修护士、护士学生进行指导、教育、业务训练和培训，不断提高护士的专业素质，还要对护士的专业精神、护理价值观进行培育。另外，病房是健康教育最直接的场所，护理管理者可利用巡视病房、召开患者会议等机会，向患者及家属进行康复指导和健康教育。

四、护理管理者的基本素质

管理者的基本素质是指管理者应该具备的基本条件，是工作方法与工作艺术的基础，涉及政治思想道德、理论思维、文化、心理、生理等多种因素。这些因素相互作用、相互融合，体现和决定着管理者的才能、管理水平及工作绩效。护理管理者的基本素质主要包括身体素质、政治素质、知识素质、能力素质和心理素质。

（一）身体素质

身体素质是管理者最基本的素质。护理管理者每天都要面对繁重的工作，没有健全的体魄和良好的身体素质，管理者就失去了事业成功最起码的条件。身体素质主要包括体质、体力、体能、体型和精力。

（二）政治素质

政治素质是指个人从事社会政治活动所必需的基本条件和基本品质。护理管理者需要具备对护理事业和管理工作的热爱和献身精神，树立"管理即服务"的管理理念，培养较强的事业心和责任感。护理管理者要正确处理国家、组织和个人三者之间的利益关系，不断提高自身的政治思想修养和道德品质水平。

（三）知识素质

知识是提高管理者素质的源泉和根本。护理管理者不仅要具备医学、护理等区别于其他专业领域的理论知识和技术方法，还要掌握现代管理科学知识以及与护理、管理相关的社会、人文科学知识，以适应高速发展的、日趋复杂的综合性护理工作和管理活动的需要。此外，除了对知识的掌握外,管理者更重要的是运用这些理论、知识和方法解决护理管理中遇到的实际问题。

(四)能力素质

能力是管理者把各种理论和业务知识应用于实践,解决实际问题的本领,是护理管理者从事管理活动必须具备的、直接影响工作效率的基本素质。护理管理者的能力素质是一个综合的概念,包括以临床护理技能、护理工作程序管理技能及风险管理技能等为主的技术能力;以处理人际关系、识人用人、调动人的积极性等为主的人际能力;以发现并解决问题、决策、应变等为主的概念能力。不同层次管理者的能力要求并不相同,一般而言,高层护理管理者重在培养概念能力,中层护理管理者主要需要人际能力,而基层护理管理者则更偏重于技术能力。

(五)心理素质

心理素质是一个广泛的概念,涉及人的性格、兴趣、动机、意志、情感等多方面内容。良好的心理素质是指心理健康或具备健康的心理,能够帮助管理者在面对繁重工作时保持稳定的情绪和工作热情。优秀的护理管理者要学会扬长避短,既要培养、增强优良的心理素质,如事业心、责任感、创新意识、心理承受能力、心理健康状况等,也要注意克服挫折心理、从众心理、偏见、急功近利等的负面心理。

第二节　护理管理的进展

一、人力资源管理

在所有的管理对象中,人是首要的因素,员工的素质和行为表现是实现组织目标的关键,人才便是资本。护理人力资源是以促进疾病康复,提高全体人民的健康水平,延长寿命为目标的国家卫生计划所需要的一种人力资源,他们是受过不同的护理职业培训,能够根据患者的需求而提供护理服务、贡献自己才能和智慧的人,包括已经在卫生服务场所工作的护理人员,正在接受教育和培训、达到一定的学历或技术水平后能提供卫生服务的人员。

(一)我国护理人力资源现状

1.护理人力资源总量及分布

2007 年,据卫计委统计,我国卫生机构为 31.5 万个,医院 19900 个,床位 314.4 万张,卫生技术人员数 468.3 万人,执业医师 204.0 万人,注册护士 147.0 万人,注册护士占卫生技术人员总数的 31.4%,医护比为 1∶0.72。与 2003 年相比,注册护士增加了 20.4 万人,每千人口注册护士由 1.00 人增加到 1.12 人。2008 年全国医院共有注册护士 119.8 万人,占当年全国注册护士总数的 72.4%,占医院卫技人员总数的 40.1%。《医院管理评价指南(2008 版)》指出医院护士至少占卫计委统计人员比例的 50%,然而统计数据显示,该比例在护理人力资源相对集中的上海、北京、广东、江苏、浙江等地区,分别只达 38.2%、36.8%、35.4%、34.6%、32.2%。

护理人力资源分布地区差异较大,每千人口注册护士:北京为 3.94 人,上海 3.17 人,西藏

3.43人,山西为2.38人,重庆仅为1.02人。城乡分布差异大,我国80%的人口在农村,而每千户农业人口注册护士仅有0.53人;另据卫计委统计,截至2005年底,中国共有注册护士134.96万人,其中从事社区护理工作的仅10972人,不到1%。

2.护理人力资源结构状况

(1)年龄结构:据国家卫计委统计,2005年我国护士年龄小于25岁者占10.1%,25~34岁者占40.3%,35~44岁者占31.6%,44~54岁者占17.3%,55~59岁以上者占0.7%,年龄主要分布在25~45岁。

(2)职称结构:据2005年统计数据显示,全国护理人员共1349589人,其中护士与护师占总数的68.1%。主管护师、副主任护师、主任护师的数量逐年增加,占注册护士总数的比例分别为30.3%、1.2%、0.4%。某市调查的数据显示护士队伍中初级职称或无职称占87.51%,中级职称占11.99%,高级职称0.51%。

(3)学历结构:据2006年某市卫生局、某市政协对全市40家二三级医院进行的调查,学历以中专为主,占75.56%,大专、本科比例小,大专占22.18%,本科占2.22%,硕士以上占0.08%。

(4)性别结构:女性比例占绝对优势,男性比例极低。

3.护理人力资源培训现状

我国的护理高等教育起步较晚,1983年恢复本科教育,1990年第二军医大学率先在国内开始培养护理学硕士研究生,2007年护理学硕士招生院校为58所,招生人数428名,受过高等教育的人还很少,与发达国家相比有很大的差距。

我国护理继续教育的作用和地位越来越受到重视,国家卫计委颁发了《继续护理教育暂行规定》和《继续护理教育学历授予试行办法》,对继续护理教育的内容、时间、对象都做了详细的阐述。但是目前我国护理继续教育还未能很好地落实,很多医院还是采取临时讲课、短期培训的方式为主,未形成目标明确、阶段性的教育模式,需要进一步的规范和完善。

我国专业护士的发展还处在初级阶段,虽然近几年专业护士培训发展迅速,北京、江苏、广东等省已开设了不同专业的专科护士培训班,但是与发达国家相比还存在着很大的差距。美国高级实践护士(APN)发展迅速,美国的APN占护士总数的7%,日本从1993年引进美国临床护理专家(CNS)和专科护士培训制度,并发展迅速,现已有13个专科护理领域。

(二)护理人员的编配

护理人力资源管理就是对护理人员进行有效选择、安置、考评、培训和开发,使之能达到岗位和组织的要求,而人力资源管理的目的就是根据医院的结构、目标、护理模式,给予每个护理单元、每个班次足够的、高质量的护理人员。护理人员编配,是指对护理人员进行有效恰当的选择,以充实组织结构中所规定的各项职务,完成各项护理任务。人员编制是否合理,比例是否适合,直接影响到工作效率、护理质量、服务水平和成本消耗,甚至影响护理人员的流动及流失率。因此,护理管理者要在有限的内部经费限制下,合理配置护理人员,最大限度地满足患者需要。

1.编配原则

护理人员编配除了遵循人员管理的基本要求,还应该遵守以下原则。

（1）以患者为中心：医院护理工作的目标是为患者提供最佳的整体护理。因此，配置护理人员的数量、结构等应满足患者的护理需要，即有利于护理目标的实现，并结合医院情况和护理工作的科学性、社会性和持续性等特点，进行全面安排。

（2）结构合理：护理人员编配不仅要考虑数量，而且要考虑人员群体的结构比例。护理队伍中，高、中、初级专业技术职务人员；老、中、青不同资历人员；护士与护理员；临床护理与教学、科研人员等，都应有合理的比例。只有编设不同数量和不同层次结构的护理人员，才能优化人才组织结构，做到不同个性、智能、素质特长优势互补，从而充分发挥个人潜能，以最少的投入达到最大效益。

（3）能级对应：即按照工作职能编制人员，使护理人员的资历、级别等与之相适应。由于各级医院及医院各科室的性质、规模不同，服务对象的数量和层次不同，护理人员编制标准也就不同。如普通病房从事护理技术操作的以初级护理人员为主，而重症监护病房则需要配备较多高学历、实践能力较强、专科知识扎实、有临床护理经验的护理人员。选择合适的人去担任所规定的各项任务，做到人员的资历、能力、素质所担负的固定职务相适应，才能提高护理工作的质量和运转速度。

（4）控制成本：护理人员的配置不仅要根据患者和护理工作的需要，同时也要参照医院的经济效应。护理管理者应考虑预算中的人事费用，制定合理的人员编制，较大限度地发挥人力资源的效能，减少成本。

（5）动态调整：护理专业的发展，服务对象的变化，医院在体制、制度、机构等方面的不断变革，客观上对人员编制的动态管理提出了要求。护理管理者应根据实际情况，不断进行人员动态调整，包括引进新的护理人员、重视和落实在编人员的继续教育，从而在人事工作上发挥对护理人员的筛选、调配、选用、培养的作用，为配合医院总体发展，提供护理人员编配的决策性建议。

2.护理人员的编配方法

（1）国内护理人力配置方法。

宏观卫生人力资源配置的预测方法：目前我国宏观的卫生人力资源配置的研究方法是以医生人数为主要研究对象，护士数量则通过医护比例来确定。《综合医院组织编制原则试行草案》规定，临床医护比为1：2，卫护比为1：0.5。宏观配置方法不能直接计算出应配置的护理人员数量，必须由医生数间接计算，并受医生数结果的影响，随着社会的发展对护理人员的需要及要求的变化，此方法早已不再适应现代护理模式的要求。

床护比计算法：目前，国内的大多数医院仍然在采用卫计委1978年颁布的《关于县及县以上综合性医院组织编制原则（试行）草案》进行配置，即医院500张床位以上，床护比1：（0.58～0.61）；300～500张床位，1：（0.50～0.52）；<300张床位，1：（0.40～0.46）；临床平均床护比为1：0.4。该计算方法没有考虑到医院或科室之间床位使用率、工作量大小，以及患者病情严重程度的不同，已不再适应医院护理人员需求的新局面。

护理工作量测定配置法：护理工作量测定法是在准确测定护理工时的基础上运用公式计算，合理配置护理人力资源的方法。护理人力的计算公式为：

护士人数＝（病房床位数×床位使用率×平均护理时数）×（1＋机动系数）/每名护士每天

工作时间;平均护理时数＝各级患者护理时数总和/该病房患者总数;床位使用率＝占用床位数/开放床位数;每名护士平均每日工作时间应去除每周公休时间。

护理工作量的测定方法:护理工作量包括直接护理时间和间接护理时间,直接护理时间是护士每日直接为患者提供服务的护理活动,如晨间护理、输液、输血等;间接护理时间是护士为直接护理服务所准备的项目,以及沟通协调工作(包括会议、交接班、书写记录)所需要的护理活动,如参加医生查房、处理医嘱、领药等。

此外,护理工作量测定方法还包括按患者日常生活自理能力等级测定法、按护理级别测定法、按患者照顾需要分类测定法等。

目前我国护理工作者对护理工作量的测量方法做了很多研究,但是还没有一个公认的可靠的测量方法,且工时测定只测量了我们所做的而不是我们应该做的,还是有一定的缺陷,测量结果应做到标准化、计算机化;测量结果应在医院的各个科室之间或在全国范围内的各医院之间进行比较。

(2)国外护理人力配置方法:关于护理人力资源配置的相关研究,国外起始于 20 世纪 50年代,目前已趋于成熟。

宏观护理人力资源配置的预测方法:如北爱尔兰卫计委和社会服务系统运用护理人力资源数据库和护理计划聘用护士,不断评价和测算护理人员在岗与离职情况,并用图表显示各种比例,以便动态调整。

国外微观护理人力资源的配置方法如下。

PRN 信息管理方法:PRN(护理科研项目)起源于加拿大,是一种医院护理体系信息管理系统,目前被许多国家广泛应用,该方法通过累加每名患者每日所需每项护理工作的时间,得出每名患者每日所需的直接护理和间接护理时间总和,用来指导护理人员的配置。

患者分类系统配置(PCS):是北美护理工作量的主要测量方法,该方法对患者在特定时间内所需求的护理等级进行分类,再根据各类情况分配工作、预估经费、计算人力等。该方法包括原型分类法、患者分类量表法、因素分类法等,这些方法的应用有效利用了护理人力资源,提高了护理效率。

治疗性于预评分系统(TISS):该系统 1974 年由麻省医院建立,于 1983 年更新并被应用于重症监护病房,它被用来判断疾病的严重程度、评估病床的使用和需求及确定护患比。通过为患者接受的干预行为打分来判断病情严重程度,再根据分值将患者分类(Ⅰ类≤10 分,Ⅳ类≥40 分)。该系统的优点在于,所搜集的干预措施很容易被床旁护士识别,是评估监护室患者护理需求的有效手段,但它的分值是与医疗项目密切关联,所以使用范围不广。

应用计算机技术进行配置:美国的 Medicus Systems 计算机公司编制的医疗软件在美国被广泛应用于护理人力资源的配置,它根据护理患者的工作量需求安排护理人员在班数。该方法在一些发达国家和地区实施情况证明它能够科学合理地配置护理人力资源,避免人员紧缺和浪费,是一种有效的人力资源配置方法。

(三)护理人员的排班

排班是指护理管理者根据人员管理和工作的计划,以每天及每班为基础,分配护理人员的过程。为了达到工作的最大效能、为患者提供最佳的服务,护理管理者必须根据护理模式、护理工作任务、护理人员的数量、职称,合理安排人力,否则会导致患者需求与护理人员数量不平衡。护理是24小时不间断的,护理人员必须轮流在不同的时间上班,包括晚班及节假日上班,这样就会造成护理人员生理时钟、日常生活、社交活动的改变,甚至影响护理人员的健康及工作的质量。护理人员常抱怨轮班后出现睡眠紊乱、食欲缺乏、烦躁、疲倦及对疾病的抵抗力降低等生理方面的改变,以致在工作中反应迟钝、工作效率降低,甚至有可能造成给药错误、仪器操作失败及问题处理不当等错误。因此,护理管理者应实施合理排班,最大限度地减少轮班的影响,使护理人员在工作和个人生活之间达到一种状态。

1.排班的目标

(1)达到以患者需要为基础的管理目标,提供持续性的照顾,使患者获得最佳的护理。

(2)实现人力运作的最大效果,以最少的人力完成最多的工作,避免护理人员工作负担过重或闲置。

(3)力求让每位护理人员都得到公平的待遇,至少对同一级工作人员的节假日安排有一定的原则可循。

(4)激励护理人员专业技能的发挥,提升护理人员的满足感。

(5)维护排班的弹性和机动性,提供应付紧急状况的排班模式,避免人力过多或不足的情形发生。

2.排班的原则

(1)以患者需要为中心,合理安排人力,保证护理工作的安全性、连续性。

(2)根据护理人员的不同层次结构来排班,实现职能匹配。

(3)让护理人员参与排班,尽量给护理人员安排喜欢的班以及给予其足够的时间安排私人事宜、学习、生活等。当患者所需照顾与护理人员需求发生冲突时,应优先考虑患者需求。

(4)掌握工作规律,实行弹性排班,保证护理工作量与护理人力相一致,节假日备机动人员,做好应急准备。

(5)尽量避免长期连续的工作,防止工作效率降低。

(6)节假日可适当减少护理人员,但要确保患者得到持续的照顾。同时考虑护理人员排班的公平性,最好是假日轮流连续休息2天,其次是在1周中间连续休息2d。

(7)避免增加护理人员的紧张度,勿将"排班"作为奖惩工具,降低护理人员的紧张度,提高工作积极性。

(8)排班必须依据劳动法、医院及护理部的政策和规定实施。

3.排班的影响因素

Maierrotho和Wolfe认为一般性的影响排班的因素有下列6点。

(1)护士的不同素质:依教育程度而言,护士有职校、专科和大学毕业等。个人的经验、教育的背景、生长的历程等均影响其工作的绩效及工作的承受能力。

(2)不同时段的工作性质:医院的护理工作是全天24小时提供,每周工作7天,白天的工作量负荷较重,需要较多的人力;晚、夜班的工作量依次减轻,需要的人力也较少。一般来说,白天、晚班、夜班的人力配置为50%、30%、20%。星期六、日患者出入院减少,医生的医嘱及患者的化验、检查均减少,因此,护理工作量是星期一至星期五的70%或80%。

（3）医院的政策：排班与人力的充足与否有密切的关系。然而，人力的状况与医院管理者的政策方向息息相关。例如：A 医院的政策是赚钱第一，服务第二，则人力的运作必然是以最少的人力获取最大的利润。B 医院的政策是服务第一，赚钱第二，则人力的运作会考虑到服务的品质，如医院有盈余的资金会聘用较多的护士。

（4）排班的方法：不同的排班方法，就会产生不同的人力运用情形。例如：有传统式排班、周期性排班、每 8 小时轮班的三班制，或每 12 小时的轮班方式等。

（5）护理的模式：提供护理的方式不同，则排班的方式也不相同。如功能制护理、小组护理或整体护理等不同护理模式在人力的需求或安排上各有不同。

（6）单位的特殊性：监护中心、手术室、门诊部、产房等病区均有其特殊性，因此与普通病区的排班有不同之处。

4.排班的种类

（1）集权式排班：由护理部门的一级、二级管理者负责所有单位护理人员的排班。随着计算机的临床应用，亦可由电脑负责操作。负责人员管理的协调者要清楚每天可运用的护理人数，并根据每日护理人员或病情不同的需要而做改变，使人员运用能完全满足医院护理的需要。优点：对人员管理有全盘的了解，可随时调整各单位的人数，避免忙闲不均；节省护士长的时间，使其能处理其他的管理问题；运用一致的政策及目标，使所有的护理人员得到公平的待遇。缺点：没有顾及个人及单位的需要，影响下级人员的满意度；单位层次责任感低，不利于发挥人力所长；管理者较少参与人员的管理，容易忽视人员预算的控制。

（2）分权式排班：排班者为单位护士长，可依自己的排班计划，配合护理人员的愿望，及患者的需要来排班，为目前最常见的排班方式。优点：排班者熟悉单位临床及护理人员的需要，能有效利用人力，表现自主力，也称有弹性；能增加护理人员管理的责任感；能较好满足护理人员的需要。缺点：护士长花过多的时间在排班的非护理性工作上；可能会造成工作人员间为得到好的班次而产生不良竞争；造成护理单位间不一致的政策；可能会成为护士长用来惩罚或奖励护理人员的工具；可利用的人力资源较少；使护理人员有较多的机会提出特殊要求；较不符合经济效益。

（3）自我排班：指病区管理者和护士共同制订工作时间安排表。优点：可增强向心力，改善主管与工作人员的合作关系，使工作人员的自觉性增强；同时护士长亦可节省排班所费的时间。缺点：排班规则不完善，易导致人力不能有效利用；护理人员的需求不易协调。

5.排班方式

（1）传统式排班：是目前普遍采用的排班法。由护士长对护理人员的上班时间做大致上的分配，通常是以单位所使用的护理模式、护理人员数、患者数及病情等因素作为排班的依据，这种方式的好处在于它比较有规律性，也可以随时调整，管理者实施起来比较方便。缺点是缺乏弹性，人力与工作需要不能较好匹配。三八制混合排班是常见的传统式排班，即实行每日 8h 工作，两日夜班制，夜班后休息 2 天。而 12 小时、24 小时多适用于产房、手术室或其他非病房科室。

（2）循环式排班：即护理人员按照重复的排班方式实施，一般是 4 周或 6 周循环 1 次。这种排班方式优点是：品质高、涵盖面广、稳定佳、公平性高及成本低，且护理人员可预见自己的上班时间,因而可以及早安排自己的活动,另外护士长花在排班上的时间减少、护理人员间的冲突也减少。但是,这种排班方式有一个很明显的缺点就是没有弹性。

(3)电脑辅助的传统式排班:电脑可根据既定的排班政策及护理人员过去的排班方式来协助排班,也可帮助快速及完整地寻找过去的较好的排班表,计算护理时数及统计护理人员的夜班费。这种排班方式不但具有传统排班方式的弹性、产生高品质的排班,也可配合政策使稳定性增加,成本降低,还能减少时间的浪费。此方法多用于集权式的排班中。目前,国内已有多家医院的护理部采用电脑辅助的排班方式。

(4)自我排班:是一种由单位的护理人员共同决定后采取的以月为单位的排班过程。实施自我排班的单位,护理人员能表现出较高的自主性及工作满意度、护理人员间协调及沟通的能力增加、士气提高、能较好完成各单位预定的目标,可使离职率下降、成本降低、要求换班及怠工的情形减少。自我排班包括5个步骤:①委员会征集护士要求,提出自己要求的工作日、班次和休息日。②委员会汇总,制订出一张排班表,突出强调尚待安排的班次与休息日。③张贴公布尚待安排的班次,以便护士自愿改变工作日填补。④委员会调整排班,填补空缺的班次,在一个排班周期内,一个护士最多被调班1次。护士轮流调班,保证被调班的护士在下一排班周期内不再被排班。⑤张贴最终病区排班表,若再有任何改动则通过护士私人间协商解决。护士长应给予护士自我排班练习的时间,先试验两三次,提出改进措施,待完成排班规则后正式实行。

(5)弹性排班方式:介于传统及循环式排班间的排班方式,由管理者根据工作的性质、患者的数量、病情,弹性调整工作时间安排的排班方式。它可以合理使用人力,提高护士积极性。

(四)护理人员的绩效考核

绩效考核是人力资源管理中的重要环节,它能给人力资源管理的各个方面提供反馈信息,是工资管理、晋升、人员使用和培训的主要依据,也是调动员工工作积极性的重要手段。绩效考核是"知人"的主要手段,而"知人"是用人的主要前提和依据,即绩效考核是护士人力资源与开发的手段、前提与依据。

1.绩效考核的定义

绩效考核,又称人事考核、绩效评估、员工考核等,是指按照一定的标准,采用科学的方法,检查和评定员工对职务所规定的职责履行程度,以确定其工作成绩的一种有效管理方法。简而言之,是指主管或相关人员对员工的工作做系统的考核。

2.绩效考核的功能

绩效考核有悠久的历史,古今中外都有很多记载,当今世界各国政府和企业对人员绩效考核越来越重视,主要是因为考核具有以下重要功能。

(1)控制功能:绩效考核是人力资源管理中主要的控制手段。通过考核,可以使工作过程保持合理的数量、质量、进度和协作关系,使各项管理工作能够按计划进行。对员工本人来说,也是一种控制手段,员工能明确自己的工作职能,因而能提高员工按照规章制度工作的自觉性。

(2)激励功能:通过考核,对员工的工作成绩给予肯定,使员工能够体验到对成功的满足感、对成就的自豪感,由此调动员工的积极性。

（3）标准功能：考核为各项人事管理提供了一项科学而公平的标准，管理者依据这个考核结果决定人员的晋升、奖惩、调配。这样，便可使组织形成事事按标准办事的风气，从而促进人力资源管理标准化。

（4）发展功能：考核的发展功能，主要表现在 2 个方面：一方面，组织可以根据考核的结果制订正确的培训计划，达到提高全体素质的目标，以推动专业的发展；另一方面，它可以发现员工的长处和特点，从而决定员工的培养方向和使用办法，充分发挥人员的长处，促进个人发展。

（5）沟通能力：考核的结果出来以后，管理者向员工说明考核结果、听取员工的申诉和看法，并帮助其分析原因、提出改进措施，为领导与员工的沟通提供了相互理解的机会。

3.考核的内容

考核护理人员绩效时，管理者所选定的考核标准，对考核结果有重要的影响，如用"能遵守三查七对制度"来评价护理人员行为，不如用"差错事故发生率"来评价更直接、更有意义。因此，对护理人员应该考核什么？3 种最为常用的标准是：个人完成任务的结果、行为、特质。

（1）结果：如果重要的是结果而不是手段，那么管理者就应对护理人员任务完成的结果进行考核。比如，使用任务结果来评价护士长的标准是：行政管理质量、业务管理质量、安全管理质量。

（2）行为：许多情况下，工作效果很难直接归结为护理人员活动的具体结果，因为许多护理工作任务属于群体工作的一部分，在这种情况下，群体的绩效可能易于评价，但每个成员的贡献就很难判断，因此，管理者可对护理人员的行为进行评价，如职业态度、缺勤次数、夜班数等。

（3）特质：个人特质是最弱的一个标准，因为它离实际的工作绩效最远，但应用却很广泛。如"梯度良好""合作""经验丰富"这样的特质，不一定与良好的绩效高度相关，但不能忽视，因此也能被组织用作评价人员绩效的标准。

由于每个医院都有它自身的特点、独特的历史和未来目标。因此，工作评价内容要与医院的任务、目标和宗旨相一致。个人行为表现的标准包括任务的完成情况、工作满意度、个人的成长；部门的行为标准包括有效的护理患者、组织纪律、缺勤情况、周转率和有效的资源利用；医院的行为反映在有效的资源利用和投入回报。

4.绩效考核的类型

在传统观念中，管理者权利的表现形式之一是评估下属的绩效，这种观念背后的理论基础是：管理者对下属的绩效负有责任，只有他们来进行绩效评估才有意义，但是实际上，采取多种考核方式，可能会达到更好的效果。

（1）上级考核：医院对护理人员的绩效评估，95% 是由他们直接上司来做的。但是，有些医院已经认识到这种评估方式的缺陷，因为管理者负责的事务太多，不可能充分的和每个部属直接接触，也不可能熟悉所有部属整体的表现。最理想的办法是由每个员工的上一级督导人员来考核该员工的表现。

（2）同行评议：同事的评估是最可靠的评估资料来源之一。因为同事之间的行动密切相关，日常接触使他们对自己同事的绩效有一个全面的认识，通过同行评议，可以增加人员之间的信任、减少冲突，使人员勇于面对困难和努力进行改进行为，同时还能使护士提高交流技能、增加责任感。

（3）自我考核：让护理人员评估自己的工作绩效，与自我管理和授权是一致的。自我评估法得到员工的高度评价，因为它有助于消除员工对评估过程的抵触，有效地刺激员工和他们的上司就工作绩效问题展开讨论。但是，这种方法难免存在自我服务偏见，造成评估结果被夸大。因此，自我评估更适用于员工的自我开发计划。

（4）下属评价：直接下属的评估也能够提供关于管理者行为的准确信息，因为评估者与被评估者的接触比较频繁。但是这种评价方式存在的问题是，员工害怕对上级的评价太低而受到不利影响。因此，想要得到准确的评估结果，在评估中应采取匿名的形式。

（5）全方位评估（360度评估）：最新的绩效评估方法是360度评估法，这种方法提供的绩效反馈比较全面。评估者可为护理人员在日常工作中接触到的所有人，如患者及其家属、上级、同事等。但实施起来比较困难。

5.绩效考核的方法

明确了绩效评估的内容和评估方式后，就要采用具体的考核技术来评估员工的绩效。下面介绍几种主要的绩效考核方法。

（1）书面报告法：即写一篇短文来描述一下员工的缺点、优点、过去的绩效状况、潜能和改善建议。书面报告不需要复杂的形式，也不需要多少训练就可以做。但是，这种评估法反映的常常是写作者的能力，表现在评估结果的好坏往往一半取决于评估者的写作技巧，一半取决于员工的实际绩效水平。

（2）关键事件法：关键事件法将绩效考核的注意力集中在那些有效从事一项工作与无效从事一项工作的关键行为上。也就是说，评估者记录下护理人员的哪些行为是特别有效和无效的。这里的关键是描述的重点必须是具体的行为，而不是定义模糊的人格特质。此种方法有助于护理人员提高应变能力和维持较高的工作水准，也可以提供丰富的行为榜样，让护理人员知道哪些行为是符合要求的，哪些行为是需要改进的。

（3）评定量表法：由于编制和实施中花费时间较少，而且可以进行定量分析和比较，因此是绩效考核中使用的一种最古老又最常用的方法。这种方法是把一系列绩效因素罗列出来，如工作的质与量、知识能力、合作、忠诚感、主动性等。

（4）专人复审法：专家复审法是所有绩效考核方法中成本最高的，需要外请护理专家与各单位主管、护理成员与同事一起讨论工作人员的表现。由于考核人员为外聘，因此考核结果比较公正，也较专业。

（5）要素评定法：把被考评岗位的工作内容划分为相互独立的几个考核要素，并把每个考核要素划分为若干等级，且对每个等级均用明确的定义或说明，来描述达到该等级的标准，然后按此进行评估，最后再综合得出总的评价。

（6）多人比较法：这种评估法是在与别人绩效水平对比的过程中评估每个人的绩效水平，因而是一种相对的而非绝对的测量手段。最常用的3种比较方法是：小组顺序排列法、个人排序法和配对比较法。

小组顺序排列法：要求评估者把员工置于特定的类别中，在挑选护理骨干时，可采用这种方法，以判断某个护士是否排在全科护士优等之列，还是中等之列。

个人排序法：把护理人员从最好到最差排出顺序，如果管理者要评估30名护理人员，这种方法先假设第 1 名和第 2 名之间的差别与第 21 名和第 22 名的差别一样大。虽然有些员工之间差别很小,但这种方法不允许名次并列,这样就能清晰对员工绩效排出最好的到最差的顺序。

配对比较法:把每一个员工与另外所有人员进行比较。在两个人的比较中评出优劣。在配对比较得分的基础上,给每个员工一个总和的等级。这种方法可以保证每个员工都与其他员工做一次比较,但是如果员工人数太多,这种比较就难以进行了。

(五)护理人力资源发展趋势

人力资源是社会组织在激烈竞争中生存、发展、充满生机和活力的特殊资源。护理人力资源是发展护理事业所需资源的重要组成部分,是护理资源中最重要且最具活力的部分,其状况直接影响到护理质量的提高和护理事业的发展,我国护理人才队伍的素质、结构都将面临新的挑战,护理人力资源管理急需建立全新的思维模式和管理模式。

1.人力资源的影响因素

(1)护理服务需求的变化。

护理服务需求的层次增多、要求提高:随着社会进步和经济发展,人们的健康观开始出现变化,对生活质量和健康更加关注,对卫生保健服务的期望和要求也越来越高;医学领域的迅速发展,使护理强度大大增加,护理队伍必须不断充实并提高自身的素质,才能适应发展的需要;人口老龄化的到来,社会需要照料生活的人数越来越多,使老年护理专业的发展面临挑战,长期的保健工作,还没有利用专业护士,并充分发挥其才能;医疗保健成本迅速增加、卫生保健制度的改革要求卫生保健系统加快改革步伐,提供优质、高效、低耗、便捷的卫生保健服务,也使得护理工作需要着眼于财力、人力的管理。护理管理者在促进人力资源需求的重建及有效的管理方面,已处于关键位置。

医疗保健机构功能分化:社会对卫生保健需求的变化和医学科技发展内在规律的作用,使传统的医疗保健功能发生变化,出现了以解决疑难病症的诊断治疗为主,具有科教研和开发新技术能力,拥有更多高水平资源的区域医疗中心和面向社区,以常见病多发病诊断治疗康复、预防保健、健康教育咨询指导为主要任务的社区保健中心。这种变化使医疗保健机构必须更合理、更有效地配置和使用人力资源,提供不同层次的卫生保健服务使大众能够得到更方便、更经济、更有针对性的服务。

卫生人力的需求发生变化:在传统的医疗结构中,卫生技术人员一般被分为主系列和辅助系列,即医疗岗位和药、护、技等技术岗位,后者一般围绕医疗工作的需要提供技术支持,这种人员配置和工作模式已经不能适应现代化医院发展的需要。随着医学模式的发展,专业分工越来越细,岗位要求越来越高,医疗机构内部岗位的主辅界限在逐渐消失,护理也变得越来越专业化,国内外现代医院中出现的临床护理专家就是有力的证明。这一发展趋势需要大批在护理领域具有较高水平的掌握护理知识、具有良好沟通和合作能力的专业人才。护理人力资源管理应该根据卫生人力需求这种变化,在护理人员的培训、配置、管理方面做出调整,建立相应的专科化体系,建立专科的准入制度及有梯度的学位体系。使在职护士能更好地向专科化发展,保证护理人员的质量和数量能够满足现代医院发展的需要。

我国已经进入老龄化社会,老年人因衰老导致的身体功能减退、多重慢性疾病缠身,因社会活动圈狭小易出现精神心理问题,解决这些健康问题,需要护理人员能够提供包括身体健康情况监测、预防保健、慢性病治疗康复咨询指导、不良行为生活方式的健康教育等方面的服务,并将心理、社会疾病列入常规防治范畴。目前我国社区护理人力资源力量较弱,社区护理人才的教育培训也相对滞后,工作规范化程度不高,很难满足人民群众日益增长的保健需要。

(2)经济全球化对护理人力资源管理的影响。

人才竞争和流动:随着经济的发展,人才竞争与流动日益频繁,如何发现、保留、发展优秀人才,使它们构成组织的核心竞争力,是人力资源管理必须认真对待的问题,护理人力资源中知识型员工占有很大比重,拥有更大的独立性、自由性、灵活性,且可替代性差。

新技术与服务性工作的挑战:随着医学科技的迅猛发展,医疗机构的知识和服务密集的特点越来越突出,管理者应该为组织招募和培养更多高素质的员工,使传统的纯技能性的"劳动者"转变为多技能性的"知识员工"。

环境变化与管理变革:面对动态的环境,管理者需要不断地改变以往做事的方式和进行变革,这种变革可能是受外部因素的压力,也有可能是组织主动迎接变化,医疗卫生体制改革就是一场大的变革,变革是否成功,在相当大的程度上是人的问题,既包括管理者,也包括每一位员工。

医疗安全和经济效益:在医疗保健活动中,质量保证对于提高组织的竞争力十分重要,现代管理中质量包含了安全和经济效益两重含义,实施全面质量管理对质量进行全面、全员、全过程的控制,不仅可以保证提供安全的服务,而且有利于在服务的各个环节重视成本控制。

2.护理人力资源的管理的发展趋势

随着医疗保健体制改革的不断深入,医疗保健机构的内外环境均在发生变化。通过对人力资源管理发展变化影响因素的分析,护理管理可以从中得到宝贵的启示,加快护理管理现代化的步伐。

(1)建立"以人为本"的管理模式:传统的护理管理基本上属于行政事务式的管理,更多注重的是对"事"控制;现代管理强调以"人"为中心,把人作为活的资源加以开发,注重人与事相宜,事与职匹配,达到人、事、职能效益最大化。管理以人为本不应该仅仅是一个口号,护理人力资源的管理必须提升到战略高度来认识,转变管理模式,切实营造一个能够使员工不断学习、不断获取发展和积累知识的环境。

(2)实现护理人力资源管理专业化:从国内外成功的经验看,人力资源管理在现代管理中的地位和作用越来越重要,专业化的程度越来越高,这是传统的部门管理或专业管理很难胜任的。因此,护理管理必须在人力资源规划、员工招聘和甄选、定向和培训、绩效评估、职业发展、薪酬确定等方面与人力资源管理部门合作,才能提高护理人力资源管理的水平。管理要从建立规范入手,逐步完成从行业规范管理为主到依法管理的转变,实现护理管理现代化。

(3)培养临床专科护理人才:根据现代人力资源管理理论,护理人才队伍建设必须考虑卫生服务需求发生的变化及其对人力资源需求的影响,认真做好护理人力资源规划,抓紧专科护理人才队伍的建设,培养具有较高水平、掌握专业知识的专家型护士,他们是专业建设、学科发展、管理变革的中坚力量,能够在护理实践中充分展现护理工作的专业价值,对于提高护理队伍整体水平具有良好的示范和牵引作用。

(4)完善护理支持系统:目前护士用于非护理专业事务的时间较多,造成了人力资源的浪费,临床已逐步成立护理支持系统,包括改进方法和操作规程、流水线系统,改变工作分配的方式和护理人员的结构,将计算机用于患者的护理等,以较少的专业时间更有效地完成常规的非专业性的和间接的护理任务,在今后的工作中,管理者要进一步完善支持系统,包括制订职工的工作标准与工作计划、建立工作监视系统等,提高医院资源的使用效率。

二、护理质量管理

护理质量是医院质量的重要组成部分,护理质量管理是指按照护理质量形成的过程和规律,对构成护理质量的各要素进行计划、组织、协调和控制,以保证护理服务达到规定的标准和满足服务对象需要的活动过程。开展护理质量管理必须建立护理质量管理体系,并有效运行,护理质量才有保证;应制定护理管理标准,有了标准,管理才有依据;要对护理过程中影响护理质量的各要素,按标准进行质量控制,才能达到满足服务对象需要的目的。

(一)护理质量管理模式

美国质量专家戴明博士于1954年根据信息反馈原理提出了"PDCA"质量管理循环程序是质量管理的基本模式之一,亦称戴明环。有学者推荐了国外的 D×T×A 模式,QUACERS模式,以单位为基础的护理质量管理模式,美国 JCAHO ten steps 质量管理模式和质量管理圈。

1.PDCA 循环

PDCA 是在管理活动中,为提高护理质量和管理效应所进行的计划(P)、实施(D)、检查(C)、处理(A)4 个阶段循环的质量管理过程。

(1)PDCA 质量管理循环的 4 个阶段,8 个步骤。

计划阶段:①分析现状,找出存在的质量问题;②分析产生问题的各种影响因素;③找出主要因素;④针对影响质量的主要因素,制订工作计划和活动措施。

实施阶段:按照制订的计划措施认真执行。

检查阶段:根据计划的要求,检查实际执行的效果,判断是否达到预期的结果。

处理阶段:肯定成功的经验,形成标准、制度或规定,知道今后的工作;总结记录失败的教训,作为前车之鉴,防止以后再次发生类似事件。提出这一循环中存在的问题,并转入下一循环去解决。

(2)PDCA 循环的特点。

PDCA 4 个阶段是一个有机的整体。有个计划,不去实施,等于没有计划;有计划、有实施,但不检查,则无法了解其效果;计划、实施、检查都有了,缺乏处理,则工作成果无法巩固,管理水平无法提高。因此,4 个阶段的有效运行才能形成完整的循环。

大循环套小循环,互相衔接,互相促进。在大 PDCA 循环管理中,包含若干小 PDCA 循环。护理质量管理是一个独立的质量管理系统,也是医院质量管理中一个重要组成部分。它既可以在护理系统内进行不同层次的循环管理,也是医院管理大循环中的一个小循环。

阶梯式的运行,不断上升的循环。PDCA 4 个阶段周而复始的运行,每运转一个循环都会解决一些实际问题,并充实新的内容与目标,使质量水平有所提高。新一轮循环建立在提高了的基础上进行。

处理阶段是 PDCA 循环的关键环节。把计划执行中的成功经验和失败教训都纳入有关的标准、规程、制度中去,作为今后工作的指南和借鉴,才能使质量水平在原有基础上提高一步。处理阶段具有承上启下的作用。

2.D×T×A 模式

D×T×A 模式是简单而有效的质量管理架构,该模式将质量管理的成效视为资料、工具和态度三者交互作用的结果。"×"是乘式符号,意味着当其中一项为 0 的时候,则质量管理的成效也将等于 0。所以当质量管理失败时,应该考虑从这三个方面来寻找失败的原因。

3.QUACERS 模式

1981 年 M.N.Adair 提出 QUACERS 模式,确认护理质量管理的 4 个方向,并确认质量管理的均衡发展:①做好患者护理的质量管理保证;②有效掌握医疗护理的成本效益;③做好患者及工作人员的安全措施,有效运用危机处理技巧;④满足工作人员的需求,包括薪水、升迁机会、专业成长与成就感。

4.以单位为基础的护理质量保证模式

1984 年施罗德结合美国护理行政协会及梅尔的护理质量管理模式,形成了以单位为基础的护理质量管理模式。

5.美国 JCAHO ten steps

美国医疗护理机构评鉴联合委员会建议医疗机构采用 10 个步骤实施质量管理计划,以确保质量管理计划。

(1)审视机构的理念、目标、目的及管理模式,以界定质量管理的责任。

(2)在患者护理、工作人员绩效、成本效益三个监测管理系统责任区内,明确主要功能及措施。

(3)确定主要服务范围及相关活动。应以患者种类、检查治疗形态与基本临床护理活动来考虑,并以该活动是否与高危险性、多量性、潜在性问题及高成本等相关,作为选择重要质量管理监测项目的依据。

(4)建立标准及确定测量指标。

(5)建立阈值。

(6)收集及组织资料,需考虑资料数据的频数、样本数和方法。

(7)分析、评价其变异因素并与常态做比较。

(8)选择并执行行动,优异表现应给予鼓励,存在问题应寻求解决、修正并追踪。

(9)追踪评价,做好记录。

(10)进行有成效的沟通与整合;内容须呈现正、负面结果,并提出总结与建议。

6.质量管理圈

质量管理圈(QCC)是由同一现场工作人员或者工作性质相近的同仁,运用简单有效的质量管理方法和理念,对自身的工作环境进行持续的改进。实施过程体现自动、自发、互助的团队精神,按以下 8 个步骤进行,即:组圈、选定主题、现况分析、制定活动目标、检查对策、实施对策、确认成效及标准化。

(1)圈员自愿来自同一单位或一起工作者,可以轮换。

(2)圈员每周开会 1 次,或者每个月至少 2 次,每次 30 分钟至 1 小时;遇有临时问题则随时开会,每次 20~30 分钟。

(3)圈员应注意主持会议的技巧,采取指名发言、接力发言或反问等方式引导全体发言。

(4)遵守有效开会的原则,准时开会,不做人身攻击及尊重不同的意见。

(5)圈应适时学习并运用辨识问题及解决问题的质量管理新技巧。

(6)一般由工作现场的督导者来辅导质量管理圈的活动,注意重在激发员工的创意,而不是去指示员工该如何做。

(7)质量管理圈需要高层管理者给予强有力的支持,比较容易成功。

(8)应重视人员的发展和现场工作者所提供的创意,以提高生产力及效率。

(二)护理质量体系

1.护理质量体系的概念

护理质量体系是指实施护理质量管理所需的组织机构、程序、过程和资源。有学者认为,通常所称的质量保证体系、质量管理体系应统一称之为护理质量体系。它包括以下 3 个方面内容:①护理质量管理的组织机构、质量职能、质量职责以及机构之间的纵向、横向关系、质量工作网络、质量信息传递与反馈;②为进行某项活动所规定的途径,所有工作都是通过过程来完成的,每一过程都有输入和输出,输出是过程的结果,护理质量管理是通过对各个过程进行管理来实现的;③人员和物质是护理质量体系的硬件,是实施护理质量管理,实现质量目标的前提和基础,必须给予有力的保证。

医院护理质量体系包含在质量管理的范畴内,是为了实施护理质量管理而建立和运行的。建立护理质量体系必须结合医院的具体情况和内外环境来考虑,实际上任何一个医院都有一个护理质量体系,按照 ISO 9000 质量体系的标准建立健全护理质量体系,是为了使护理质量体系更加完善、科学和有效。建立护理质量体系可采用不同的步骤与方法,一般按以下程序实施:建立护理质量体系的组织准备→编写护理质量体系文件→护理质量体系的实施。

2.护理质量体系的建立

护理质量体系有 4 个基本要素,即:管理者职责、人员和物质资源、质量体系结构及与护理对象沟通,也是质量体系的关键因素。护理对象是护理质量体系 3 个基本要素围绕的核心和焦点,4 个基本要素之间相互作用和影响,只有当 4 个基本要素协调一致时,才能取得满意的服务效果。因此使护理对象满意,既是医院每个护理人员为之努力的主要目标,也是医院护理质量管理的最高目标。

(1)管理者职责。

制定质量方针:质量方针是指医院的质量宗旨和质量方向,是进行质量管理、建立和实施质量体系、开展各项质量活动的准则。质量方针的内容包括质量宗旨和达到的总体质量水平;应树立形象与信誉;各项具体质量目标;在追求质量目标中采取的措施等。

明确质量目标:质量目标是实现质量方针的具体内容,是为实现中长期的质量宗旨和质量方向而提出的短期内质量方面要达到的具体目标和活动。

规定质量职责与权责:为达到质量目标,要建立一个结构设置合理、隶属关系合理、管理与技术人员比例合理的质量体系机构,对护理质量进行有效控制、评价和改进,并明确机构中所有人员的质量职责和权责,使他们在一定岗位上做到有职有权,为实现质量方针和巩固努力目标工作。

实施管理者评审:管理者评审是指护理管理者正式的、定期对质量体系运行的有效性和服务成绩及效果进行评审,对质量体系及其运行存在的问题及时予以修正,使质量体系更加符合医院护理质量管理的实际。

(2)人员和物质资源:人员和物质资源是质量体系有效运行的保证。通过资源保证把质量改进与医学护理技术的进步与发展联系起来。

人力资源:护理人员是护理组织最重要的资源。首先,护理管理者要灵活运用激励机制,调动每个护理人员的积极性,以保证质量方针和目标的落实。其次,做好培训与开发。培训包括2个方面:一是质量体系教育;二是知识更新。通过培训可以提高质量控制的自觉性和控制技能;开发是对护理人员的业绩进行评价,了解他们的发展需要和潜力。三是培养沟通联络能力。护理人员应具备与患者和内部工作人员之间进行有效沟通的知识和技能,这是确保护理质量极为重要的无形资源。

物质资源:物质可以帮助改善服务条件和服务环境,加快服务过程中的信息流转速度,提高服务效率和质量。护理服务所需的物质,在科技高速发展的今天已经成为影响护理服务质量的重要因素。因此,护理管理者要把好护理设备和卫生材料的质量关,防止因这些物质的质量问题而影响护理质量;应注意护理设备的更新,采用先进的护理手段为患者服务。

(3)护理质量体系结构:护理质量体系结构包括护理服务质量环、质量文件和记录、内部质量审核。

护理服务质量环:护理服务质量环概括了医院门诊和住院护理服务全过程的运转情况,包括5个作业过程和3个评价过程。护理服务质量环从质量改进的原理上清晰地阐述了质量体系各运转要素之间的关系,从患者入院开始,到最终满足患者需要的服务结果,充分体现了"患者至上"的服务宗旨,显示了全过程的质量信息反馈系统,以评价护理质量,了解服务在各个阶段中存在的问题,并作为质量改进的依据。

护理质量文件和记录:体系文件——护理质量体系文件是评审护理质量体系及其运行情况的依据。构成护理质量体系的全部服务要素、要求和规定均应明确并形成文件。质量体系文件包括:护理质量手册、护理质量计划、护理质量程序、护理质量记录和附件(技术规程)。

护理质量手册:是护理质量体系文件中的纲领性文件,主要阐述质量方针、质量目标、组织结构(含职责)、质量体系要素和护理质量活动的基本方法、措施及护理质量体系文件的结构和分发等。通过质量手册可以对一个医院的护理质量管理状况有较全面和清楚的了解。

护理质量计划:是质量体系要求在具体事务上的反映,指针对某一项护理活动做出的包括质量措施、所需资源和活动顺序、进度的具体部署和安排。

护理质量程序:是质量手册的支持性文件,是落实质量手册的要求而规定的实施细则,是以书面文件的形式,规定医院为满足患者需要开展的护理活动的方法、目的和范围,以及活动如何实施、控制和记录等,使各项质量活动处于受控制状态,使与质量活动有关人员明确职责、权限和相互关系,为执行、验证和评审质量活动提供依据。

护理质量记录:是证明护理服务达到的程度,并验证服务质量体系有效性的原始数据资料,为实现护理服务的可追溯性及采取预防、纠正措施提供信息。

文件管理——体系文件应做到字迹清楚、内容明确、易于识别和具有权威性,注明文件修订、再版日期。建立严格的质量文件管理程序,包括文件的发布、发放、修订和管理办法。所有文件应保证做到:由授权人员批准;在需要此文件的范围内发放和保证其有效;使用者能够理解和接受;对任何必要的修订进行评审;文件作废时给予撤销。

内部质量审核:目的是为了验证护理质量体系的实施效果,进行持续质量改进。应按照已形成文件的程序,由与受审和活动或领域无关的、能胜任的人员有计划地完成并记录档案。审核结论应形成文件并提交上级管理者。对被审核活动,管理者应负责确保采取必要的、和审核结论相适应的纠正措施。应当评定由前次审核产生的纠正措施的落实情况和效果。

(4)与护理对象的沟通:与护理对象的沟通贯穿于护理的全过程,融洽的护患关系是与护理对象良好沟通的前提。与护理对象的沟通包括:①了解护理对象的需要,获取与治疗护理有关的信息;②向护理对象说明诊疗方法和要求,以取得护理对象的合作;③进行健康教育,增强护理对象自我保健水平和能力;④收集护理对象对护理服务质量的感受,便于进行质量改进。护理管理者应致力于护理人员与护理对象之间建立有效的相互协作关系,帮助护理人员掌握与护理对象及内部工作人员的沟通联络方法与技巧。

3.护理质量体系的实施

(1)加强组织协调:护理质量体系的有效实施,必须确定组织机构,把相应的工作职责和权责分解到各级质量机构和人员。质量职责的分解应遵循职、责、权、利统一的原则,保证各级机构和人员能够严格、有效履行职责,同时做好部门之间、人员之间的协调管理,及时纠正偏差,以保证护理质量体系的有效运作。

(2)进行质量教育:在建立护理质量体系的基础上,应对全体护理人员进行质量教育培训,以程序文件的内容为重点,提高护理人员对建立和实施质量体系的认识,明确建立和实施质量体系的目的、意义、作用和方法,使他们在质量意识上、技术方法上和管理手段上适应新的要求。

(3)建立信息反馈:对质量体系运行过程中的质量信息,应分层次、分等级进行收集、整理、储存、分析、处理和输出反馈到执行和决策部门,为管理者做出正确决策提供依据。在质量体系实施过程中,只有确保信息流通迅速,分析处理及时、准确,才能保证质量控制扎实有效,使护理质量保证在一个稳定的状态中。

(4)定期评审与审核:在质量体系实施过程中,应在一定的时间内,对质量体系运行的过程和结果,组织有关人员进行评审与审核。通过评审,修改质量体系文件,使质量体系运行更科学有效;通过评价结果,对相关人员进行鼓励,调动护理人员实施质量体系的积极性。

(5)持续质量改进:持续质量改进的目的是向患者提供高价值的服务和使他们满意。质量改进的关键是预防问题的出现,而不是等到出了问题采取改进。

(三)护理质量控制

1.护理质量控制的概念

控制工作是管理的重要职能之一。它是为了确保组织的目标以及为此而拟定的计划能得以实现,各级主管人员根据预定标准或发展的需要而重新拟定的标准,对下级的工作进行衡量和评价,并在出现偏差时进行纠正,以防止偏差继续发展或今后再度发生。管理活动中的控制是一个复杂并反复进行的工作过程。

护理质量控制是一种有目的的管理行为,其实质是保持或改变管理对象的某种状态,使其达到管理者预期的目的。如果管理对象没有状态变化,也就不需要控制。因而,研究管理对象状态变化及其与目的的关系,也就成为控制理论需要研究解决的核心问题。控制理论正是从这一角度出发,把主观和客观有机地结合起来,把预先的愿望同实现这种愿望的活动结合起来,铺平了理论通向实践的道路。护理质量管理活动中控制的过程也就是主客观逐步统一的过程。护理管理者能否对管理对象的变化状态进行有效的控制,主要取决于两方面的因素:一是要有明确的目的;二是要有实现目的的相应手段。护理质量控制,首先必须要有明确的护理质量指标,同时还必须具有必要的人力、物力、财力、信息及组织机构。

护理质量控制工作贯穿在护理质量管理活动的全过程中。护理质量控制只能是与质量管理的计划、决策、人员管理等活动密切联系在一起作为管理过程的整体发挥管理作用,即:控制是质量计划实施的保证,质量计划是控制的标准和依据;决策目标决定控制内容,控制工作为实现决策目标服务;组织成员的工作成效评价的有效性在许多方面也与控制工作的质量直接相关。因此,控制工作不仅可以维持其他职能的正确活动,而且在必要时可以通过采取纠正偏差,改变其他职能的活动。当护理质量控制发现原定目标和标准不能实现时,管理者可能采取调整原计划、重新确定目标或标准的行动;可能调整组织机构;或重新配备合适人选;采取加强领导和指导等重大改变,以便纠正偏差,完成工作任务。因此,护理质量控制工作对于衡量标准的执行程度,揭示标准执行中的偏差,以及指明纠正措施等均非常重要。

2.护理质量控制的原则

护理质量控制必须针对具体目标,由控制者与控制对象共同参与,按实际情况设计质量控制系统。建立控制系统时应遵循以下基本原则。

(1)组织机构健全原则:在质量控制工作中,被控制的组织要机构健全、责任明确,所设计的控制系统能反映机构中岗位的责任,使控制工作有利于纠正偏差。当出现偏差时,应责任分明,责任与负责执行质量管理计划的岗位职务相适应。有效的质量控制不仅可以指出偏差,而且可以纠正这种偏差。如护理质量中发生的偏差应能明确地判明科室、病房和人员的责任,并加以纠正。

(2)与组织相一致的原则:质量控制系统的建立要反映质量计划所提出的要求。确立质量控制标准和控制手段也都要依据质量计划,质量控制过程中应力求使实际活动与计划目标相一致。在设计质量控制系统、运用控制技术进行控制活动之前,必须制定质量标准,控制系统要反映计划所提出的要求。例如,护理教学要有教学计划和教学质量控制标准,控制手段要依据教学计划设计;临床护理服务质量的控制标准与方法要反映临床护理工作计划的要求,社区护理、护理科研等不同工作都应分别按各自的计划要求设计控制系统。

(3)控制关键问题的原则:管理者在护理质量控制工作中,应着重于计划完成的关键性问题和实现质量计划的主要影响因素上。关键点的选择是一种管理艺术。临床护理工作细致,项目繁多,质量控制应选择对完成工作目标有重要意义的关键标准和指标,重点放在容易出现偏差或偏差造成的危害较大的环节。

（4）直接控制的原则：直接控制原则的指导思想是：合格的人员发生差错最少，并能及时觉察、及时纠正，减少或防止出现偏差。直接控制相对于间接控制而言，是控制工作的重要方式，以采取措施保证所属人员的质量，提高人员素质，而不只在工做出现了偏差后采取纠正措施，追究责任。下属人员越能胜任所担负的职务，自身就越能觉察执行计划的偏差，及时采取措施纠正偏差。因此，在护理质量管理中，应不断提高护理人员的医德、医风、专业、心理、体格等素质，保证提供护理的人员质量。

（5）标准合理性原则：应建立客观、准确、有效、适当的质量标准。标准太高或不合理，不会起到激励作用；标准不准确，不能测量，控制工作就会失败。

（6）追求卓越的原则：要使所属人员具有追求卓越的精神。在质量控制工作中，发现问题、分析原因、纠正偏差时，应寻求发展，追求卓越；在制订质量计划和质量标准、控制指标时，应具有一定的先进性、科学性，使组织和个人经过一定的努力方能达到，而不是可以随意轻取。

3.护理质量控制的方法

前馈控制、同期控制和反馈控制称为控制的三级结构理论，也是护理质量控制的基本方法。

（1）前馈控制：前馈控制又称预先控制，是一种积极的、主动的控制，指在活动之前就对结果进行认真的分析、研究、预测，并采取必要的防范措施，使可能出现的偏差在事先就得到控制的方法，前馈控制的纠正措施作用在计划执行过程的输入环节上，工作重点是防止所使用的各种资源在质和量上产生偏差，是通过对人力、财力、物力等资源的控制来实现的。其优越性在于面向未来，通过控制影响因素，而不是控制结果来实现控制目的。

（2）同期控制：同期控制又称过程控制或环节质量控制，是管理人员对正在进行的各种具体工作方法和过程进行恰当的指导、监督和纠正。同期控制的纠正措施作用于正在进行的计划过程之中，是在执行计划过程中对环节质量的控制，这是护士长经常使用的一种控制方法，其有效性很大程度上取决于管理者的素质与能力，以及护士对管理者指示的理解程度。

4.护理质量控制的过程

护理质量控制工作的过程包括 3 个基本程序：确立工作标准；根据标准衡量成效；纠正计划执行过程中偏差了标准的误差。

（1）确立标准：标准是计量实现预期工作成果的尺度。标准是根据计划而制定的，是计划工作的个体化，是在完整的计划程序中选出的对工作成果进行衡量的关键点。确立护理质量控制标准，首先应明确控制的对象，即体现目标特性和影响目标实现的要素。护理质量控制的对象有护理工作和提供护理的人员，控制标准应针对两方面来制定。护理服务质量的控制应抓住影响护理服务质量的关键点制定出标准。标准的类型很多，如实物标准、费用标准、时间标准、效率指标；有形和无形标准；定量和定性的标准等。一般把目标作为标准是一类比较理想的控制标准，即在各级质量管理机构中建立可考核的完整的目标网络，以使无形标准的作用逐渐减少。

（2）衡量成效：衡量成效是为了确定实际工作绩效而对所控制的管理系统运行效果做定性或定量的描述和评价，直接关系到能否实现管理目标。管理者首先需要收集必要的信息，然后将实际绩效与标准进行比较,确定计划执行的进度和出现的偏差。在实施过程中,要考虑到衡量的精度和频率的问题。所谓精度是指衡量指标能够反映出被控制对象多大幅度的变化,精度越高,越能准确反映管理活动状况,但同时也越复杂。频率是指对被控对象多长时间进行一次考核和评定,频率越高,越能及时掌握情况,但同时也增加了监测机构的工作量,或者根本做不到。在护理质量控制工作中,许多问题很难定出精确的标准,工作成效也难以用定量的方法进行衡量,因此,除了用定量的方法进行考核和评定外,大量的定性指标要规定得尽量具体,并按不同的重要性用一定的级数表示出来,最后用权重方法进行综合评价,使定性的指标趋向定量。权重的确定可以采用专家评审法进行。

(3)纠正偏差:成效与标准之间总存在着一定的偏差。偏差的出现总有一定的原因。系统变化不只是受到控制影响的作用,还受其他一些影响因素的作用,找到这些因素也就找到了导致偏差的原因。找到偏差的原因后,应根据偏差的大小和控制能力,制订纠正偏差的方案。有两种方法:一种是当系统的控制能力有限,在现有条件下根本无法达到要求的目标时,只有改变标准,才能纠正偏差;另一种是改变输入的质量和数量,改变人、财、物、信息和系统的结构,提高系统的控制能力,输出满足目标的要求。

在某些活动中难免会出现一些偏差,但要确定可以接受的偏差范围。衡量成效要通过实际绩效与标准的比较找出偏差,并确定是否在可以接受的范围,如护理技术操作合格率控制范围是 90%～95%,低于 90% 则不能接受。管理者要把握好偏差的大小和方向,这是非常重要的。

(四)护理质量评价

我国医院护理质量管理经历了由定性管理到定量管理、由经验管理到科学管理的发展过程。科学的质量评价不仅有利于维护患者的利益,对劣质服务进行惩处和改进,同时也有利于维护医院与医务人员的利益,使优质服务得到肯定。然而由于护理工作面临的情况复杂,不可控因素多,如何建立起更加科学、客观、可信、有效的护理质量评价方法,是值得卫生主管部门和医院管理者共同深入探讨的问题。

1.护理质量评价

护理质量的评价是护理管理中的控制工作。评价一般指衡量所订标准或目标是否实现或实现的程度如何,即对一项工作成效大小、工作好坏、进展快慢、对策正确与否等方面做出判断的过程。评价贯穿在工作的全过程中,而不应仅在工作结束以后。护理质量评价的意义在于:①说明护理工作的价值,证明和使人确认提供给患者的是有质量的护理;②衡量工作计划是否完成,并按预定的目标或方向进行,工作进展的程度和达到的水平;③根据提供护理服务的数量、质量,评价护理工作需要满足患者需求的程度、未满足的原因及其影响因素,为管理者改进和提高护理质量提供参考;④通过比较评价,选择最佳方案,达到肯定成绩,纠正偏差,持续改进提高的目的。

在进行护理质量评价时应遵循两项原则:实事求是的原则,即评价应尊重客观事实,将实际执行情况与制定的标准进行比较,而标准应是评价对象能够接受的,并在实际工作中能够衡量的;评价标准适当的原则,即确定的标准应适当,不能过高或过低,并具有可比性。

医院护理质量评价指标是说明医院护理工作中某项现象数量特征的科学概念和具体数值

表现的统一体,它由一个名称和一个数值组合而成,护理质量的评价和比较可在医院之间进行,也可在同一医院内的不同科室之间进行。一项护理质量评价指标只能反映医院护理工作的某个或某些侧面,只有当不同来源和用途的各个方面护理质量评价指标有序地集合在一起,形成护理质量评价指标体系,才能对医院的全面护理质量发挥评价作用。

指标及指标体系是管理科学的产物,也是进行质量管理最基本、最重要的手段。护理质量评价指标对医院护理工作起着关键的导向性作用。各医院现行的护理质量评价指标主要参照:国家卫计委《医院分级管理标准》、全国"百佳"医院评审标准、《医疗护理技术操作常规》以及各省、自治区、直辖市卫生部门制订的医疗护理评价指标。军队医院还同时参照《军队医院护理质量主要评价指标》《军队医院分级管理办法和评审标准》。

《军队医院护理质量主要评价指标》将护理质量评价指标分为工作效率、工作质量和管理质量三类。工作效率指标主要反映护理工作的负荷程度,包括特级护理床日用率、一级护理床日用率 2 项;工作质量指标主要反映临床护理和环节质量,包括基础护理质量合格率、特护及一级护理质量合格率、年度压疮发生数、护理技术操作合格率 4 项;管理质量指标重点控制护理管理过程,包括服务态度优良率、病区管理合格率、急救物品器材准备合格率、五种护理文书书写合格率、陪护率、年度护理事故发生数、年度严重护理差错发生率、年度护理差错发生率、护理人员年培训率、护理人员考核合格率 10 项。

《医院分级管理标准》中设置了 11 项护理质量评价指标,与《军队医院护理质量主要评价指标》基本相同,不同的是设置了责任制护理和整体护理开展病房数、常规器械消毒灭菌合格率,一人一针一管执行率等指标。

随着国家和军队护理学科水平的不断提高和发展,以及医学模式的转变,人们的健康观、服务观、质量观都发生了较大的改变,原有的评价指标有待进一步调整和扩大。自倡导整体护理工作模式以来,对传统的护理质量管理和评价工作提出了新的要求。我国各大医院的护理管理者积极探讨整体护理的理论与实践,不断完善整体护理质量评价标准。

2.护理质量评价指标的设置原则

护理质量评价指标的设立是一项复杂的系统工程。要紧紧围绕进行护理质量评价的目的来设置。一项质量指标就是一项原则、程序、标准、评价尺度或其他能保证提供高水平护理的测量手段,是反映护理工作质量特性的科学概念和具体素质的统一体。因此,每一项指标的设置都应建立在科学、充分的论证和调研,以及对收集的数据进行准确统计分析的基础上,指标的设置除了遵循科学性原则外,还应遵循以下原则。

(1)实用性和可操作性:即确定的指标应能切实反映护理质量的核心,能合理解释护理质量现象,同时应考虑到质量管理的成本因素。指标的概念和原理要便于理解,指标的计算公式、运算过程也要简单实用。

(2)代表性和独立性:即选择能反映目标完成程度的指标,如患者满意度较好地反映了服务水平、技术水平和管理水平,具有一定的代表性。指标还应具有独立的信息,互相不能替代。

(3)确定性和灵敏性:即指标必须客观、确定、容易判断,不会受检查人员的主观因素影响。某些需要现场检查判定结果的指标,如基础护理合格率、病区管理合格率、护理文书合格率,由于评价结果容易受检查人员主观因素的影响,故确定性较差,必须通过合理设计调查和正确的统计学处理,以提高其确定性。对于需要通过向患者发放调查问卷才能取得数据的指标,如患者满意度,只有经过严格设计的调查工具、方式和统计方法取得的数值才具有说服力。指标还应有一定的波动范围,以区别质量的变化。如抢救物品完好率多为100%,其灵敏度较差,起不到比较评价的作用。

评价指标的筛选可选用:专家咨询法;基本统计量法;聚类分类法,即将评价指标分类,选择出具有代表性的指标,以减少评价信息的交叉重复;主成分分析法,即将多个相关评价指标合成转化为数个相互独立的主成分,并保留大部分信息;变异系数法,即选择CV值中的指标,筛除迟钝和过于敏感的指标。

3.护理质量评价指标体系的构成

护理质量评价指标体系按管理层次可分为医院间评价指标体系和医院内评价指标体系。医院间评价指标体系适用于上级卫生管理部门了解和评价各医院护理质量水平和状况,为辅助决策提供依据;医院内评价指标体系适用于医院了解和评价各科室护理单元的护理质量水平和状况,奖优罚劣,提高医院护理服务水平。

传统的护理质量评价指标主要侧重临床护理质量,即执行医嘱是否及时、准确;护理文书、表格填写是否正确、清晰;生活护理是否周到、舒适、整洁、安全;有无因护理不当而给患者造成的痛苦和损害等。随着整体护理模式的广泛应用和护理工作内涵与功能的扩展,护理质量评价也应由上述狭义的概念发展为广义概念。

美国学者Avedis Donabedian于1968年首次提出质量评价的3个层次,即卫生服务系统的基本框架是结构质量、过程质量和结果质量的动态构成。我国则按管理流程分为要素质量、环节质量和终末质量。

(1)要素质量评价:要素质量是指构成护理工作的基本要素,主要着眼于评价执行护理工作的基本条件。评价内容如下。

机构和人员:建立健全与等级医院功能、任务和规模相适应的护理管理体系。可设置2~3级质控组织,即护理部专职质量监控组;总护士长级质量监控组;护士长级质量监控小组,定期进行质量控制与改进活动。护理人员编配合理,在数量和质量上符合卫计委规定标准,如护理人员占全院卫生技术人员构成比(50%)、医护比(1:2)、床护比(1:0.4),医院和病区主管护师以上人员构成比、大专以上学历人员构成比、具有执业资格护士构成比等。

环境、物质和设备:反映医院设施、医疗护理活动空间、环境卫生检查、护理装备水平及物资设备等合格程度。如各护理单元是否安全、整洁、舒适、便捷,床单位设备齐全,护士站离重患者单元的距离、加床数以及常规物品器械消毒灭菌合格率、每年引进护理新仪器设备总值或护理仪器设备占全院构成比、护理仪器设备完好率、急救物品完好率等。

知识及技术:反映护理业务功能与水平、开展的技术服务项目及执行护理技术常规的合格程度。如护理人员"三基"水平达标率、护理人员年考核合格率、护理人员年培训率、开展整体护理病房构成比、年发表论文数、年科研成果或革新项目数等。

管理制度:护理工作有计划并按计划落实,规章制度健全并严格贯彻执行,护理资料齐全并尽量达到计算机管理,如年计划目标达标率。

(2)环节质量评价:环节质量管理注重在护理工作的过程中实施控制,将偏差控制在萌芽状态,属前馈控制。目前国内医院进行护理环节质量评价最常用的指标主要包括以下两类:患者护理质量指标,如:基础护理合格率、特级与一级护理合格率、患者对护理工作满意度等;护理环境和人员管理指标,如:病区管理合格率、消毒隔离管理合格率、急救物品准备完好率、陪护率、护理表格书写合格率、一人一针一管执行率、护理技术操作合格率。部分医院还增加了一些反映护理观察和诊疗处置及时程度的指标,如护理处置及时率、巡视病房及时率、输液患者呼叫率等。

长期以来,国内医院将环节质量管理作为质量监控的重点,并取得了一定的经验。主要采用的检查和评价方法为若干名护理专家现场检查某医院一定数量的病区和患者,对照相应的检查项目和标准扣分,被检查项目达到标准分数记为合格,未达到标准分数记为不合格,最后统计合格率。

(3)终末质量评价:终末质量是患者所得到的护理效果的综合反映,终末质量评价是对患者最终的护理效果的评价,属于传统的事后评价或后馈控制。这些指标的主要特点是从患者角度进行评价。常用指标包括:年度压疮发生数、年度护理事故发生次数、年度严重护理差错发生率、年度护理差错发生率、抢救成功率、出院患者对护理工作满意度、患者投诉数、护患纠纷发生次数等。有研究者认为护理效果的评价应从对患者产生的结果和对医院的影响两方面进行分析,前者包括临床护理效果、患者满意率和健康教育效果;后者包括对医院质量、医院形象和医院经济效益等方面的影响。

为了全面反映护理服务的质量要求,一般采用要素质量、环节质量和终末质量相结合的评价,三者的关系应是:着眼于要素质量,以统筹质量控制的全局;具体抓环节质量有效实施护理措施;以终末质量评价进行反馈控制。

4.护理质量评价方法

护理质量评价是一项系统工程。评价主体由患者、工作人员、科室、护理部、医院及院外评审机构构成;评价客体由护理项目、护理病例、护士、科室和医院构成系统;评价过程按搜集资料—资料与标准比较—做出判断的系统过程实施。按护理质量评价的对象分类的评价方法如下。

(1)以护理项目为评价对象:护理项目是质量评价的基本单元,传统的护理质量评价主要将护理项目作为评价对象,如特护及一级护理质量、护理技术操作合格率、健康教育的实施效果等。

(2)以病例为评价对象:整体护理的开展,实现了护理工作模式由功能制护理到以患者为中心的转变,而护理质量评价尚未很好地关注对整体病例的评价,即根据病例分型识别和评价患者的护理需要程度。有以下6种分型:①病情分型,区分患者的危重程度;②自理能力分型,识别需要生活照顾的患者;③心理状态分型,把握有心理服务需要和有纠纷倾向的患者;④经济地位分型,把贫困患者与社会名流区分出来;⑤护理措施分型,把不同护理等级和使用高新技术与风险技术的患者区分出来;⑥满意度分型,把不满意的患者区分开来,根据上述病例分型,建立重点病例报告制和病历质量评价标准和评价表,评价整体护理质量。

(3)以病种为评价对象:病种质量评价是一个群体质量评价层次,主要病种的护理质量在一定程度上可反映专科和医院的护理质量水平,目前国内医院护理质量评价采用的指标信息较混杂,以整体病例为评价单位,则实施过程又过细。病种质量评价体现了宏观与微观的结合,且为非随机性抽样检查,有较好的可靠性和代表性,因此正日益受到重视,但至今尚未引进国内护理管理领域。

(4)以患者满意度为评价对象:全面质量管理就是要达到让所有"顾客"满意,达到他们的期望。患者满意度评价方法,旨在从患者的角度评价医疗护理质量。由患者做出满意度评价是一种市场行为,对患者评价的重视程度,是医院市场观念的标志。从患者的观点看,护理效果质量是评价质量的主要内容,建立在患者对服务过程主观描述基础上的满意度测评,对于管理者评价护理质量非常重要,越来越受到重视。在英国,患者满意度调查已经被提议作为一项常规的审计内容。

满意度测评可以在住院患者中进行,需要专人定期访问住院医院,对一个医院来说操作性尚可,但对上级卫生主管部门来说,则较难做到。同时,住院患者的疾病转归尚未明确,有的人病情仍较重,在接受调查、回答问题或填写问卷时往往有顾虑,使调查结果与实际情况有较大出入,影响评价结果的客观、真实和公正,选择出院患者作为调查对象,可较好的避免上述问题,已被上级卫生主管部门和院内评价时采用。收集信息可采用问卷调查、电话咨询、设立意见簿、出院随访等测评方法。

满意度测评的步骤:①确定目标及评价的目的。②根据评价的目的和评价方法的优缺点选择适当的方法。③设计数据收集工具。调查表是常用的方法,必须经过周密的设计,保证其信度和效度。调查内容既要全面深入,又要简洁方便,以开放式问题作为选择。问题答案选项按标准满意度问卷调查表的 Likert 五级设计法,按各选项以 25 分的间距在 0～100 分的范围设计 5 个选项,分别为"非常好""较好""一般""较差""极差",使各医院问卷调查指标值的离散度加大,更利于进行院间评价。④数据收集与储存。调查表的发放与回收采用"双盲法",即由患者经治科室或医院的上级业务主管部门确定调查问卷的内容,患者填妥调查表后直接寄往发信机关,由上级医疗管理机关对调查表进行分析评价,以保证数据来源的真实性和准确性。⑤数据分析和报告,数据分析可从描述和深入分析两方面处理;报告时层次要清楚,重点应突出。⑥信息转化,对评价结果做出快速反应是持续质量改进的基本前提。

第三节　医院感染的护理管理

护理工作在医院感染管理中具有本身的特殊性和重要性。国内外调查结果显示,医院感染中有 30%～50% 的与不恰当的医疗护理操作及护理管理有关,因此,加强研究护理程序、护理技术和医院感染的发生规律,以及它们之间的相互关系,探索预防、控制感染的理论与方法,用有效的护理操作技术,最大限度地降低医院感染的发生率。

一、护理工作在医院感染防治中的作用

自 19 世纪中叶,近代护理学奠基人之一南丁格尔倡导科学护理以来,清洁、消毒、灭菌、无

菌操作和隔离技术等日益为护理界所重视。人们认为,预防远比治疗重要。在这个思想指导下,通过大量的临床实践和不断总结经验教训,归纳出这样一条信念:严格执行消毒灭菌原则、无菌操作技术规范,正确应用隔离技术和贯彻护理管理制度是预防外源性感染的前提,而运用现代护理技术和管理手段则是降低医院感染发生率的重要途径。

护理管理是医院管理系统中的主要组成部分。在总系统的协调下,相关的护理部门运用科学的理论和方法,在医院内实行各种消毒灭菌和隔离措施。完善的护理管理机制通常以质量管理为核心,技术管理为重点,组织管理为保证。护理质量的核心则是医院感染控制的水平。在预防和控制医院感染的全过程中,护理指挥系统起着决定性的作用。护理人员及护理管理者,应该成为预防和控制医院感染的主力。

预防感染措施的执行常常首先涉及护理人员。要做好任何实质性护理,都离不开消毒、灭菌和隔离技术,而且,一般来说,护理人员接受的控制感染的基本教育和训练比医师要多。在不少情况下,患者的一些病情变化首先发现的往往是护士。一旦发现患者有严重感染的危险时,当班护士有权对患者实行隔离。这种责任要求护士对一些疾病及其隔离的必要条件,必须有较全面的知识和理念,并要随着疾病谱的变化、疾病传播和流行的特点,制定出相应的隔离措施。比如,100 多年前提出的"类目隔离"发展至今已有 7 种方法[严密隔离、呼吸道隔离、抗酸杆菌(AFB)隔离、接触隔离、肠道隔离、引流物-分泌物隔离、血液-体液隔离],以后又发展为以疾病为特点的隔离;20 世纪 80 年代中末期进一步提出全面血液和体液隔离,亦称屏障护理或"普遍性预防措施";20 世纪 90 年代初发展为"体内物质隔离"。在此基础上于 20 世纪 90年代中后期又迅速地发展为今天的"标准预防"。

大量的事实充分说明,严格认真地执行消毒、灭菌、无菌操作和隔离技术,是预防医院感染的重要保证。护理人员既然是主力,在任何治疗和护理行动中都必须坚持这一观点。欧美各国多数医院管理机构都认为,没有预防感染的护士,就无法推动和贯彻防止医院感染的各种措施,因此英国在 1958 年率先任命了医院感染监控护士。我国大量流行病学调查资料分析证明,哪里护理管理预防工作做得好,哪里的医院感染发生就少,否则,外源性感染就会接踵而来,甚至造成暴发流行。

二、常见医院感染的预防与护理

在医院感染控制中,特别应预防下述各类型感染。

(一)下呼吸道感染

(1)下呼吸道感染临床诊断标准:符合下述 2 条之一即可诊断。①患者出现咳嗽、痰黏稠,肺部出现湿啰音,并有下列情况之一:发热、白细胞总数和(或)嗜中性粒细胞比例增高、X 线胸片显示肺部有炎性浸润性病变;②慢性气道疾病患者稳定期(慢性支气管炎伴或不伴阻塞性肺气肿、哮喘、支气管扩张症)继发急性感染,并有病源学改变或 X 线胸片显示与入院时比较有明显改变或新病变。

(2)预防下呼吸道感染特别是做好呼吸机相关性肺炎(VAP 发生率为 18%～60%,治疗困难,病死率高达 30%～60%)的预防与护理最重要。针对 VAP 发病的易感危险因素及发病机制采取有效的措施。使用声门下分泌物引流(SSD)方法可能是预防 VAP 有效且简单的方法。它是采用可吸引气管导管持续或间断引流声门下分泌物,以减少污染的声门下分泌物进入呼吸道,以达到预防 VAP 发病的目的。SSD 预防 VAP 的资料尚少,需进一步研究并做成本效益分析。VAP 危险因素较多,采取综合措施以减少 VAP 的发病率可能更重要。如呼吸机的湿化器使用无菌水,每人更换无菌水;防止冷凝水倒流,及时倾倒并认真洗手;呼吸机管道视情况定期更换;做好气道护理及有效地吸痰,拍背等措施。

(3)因为这类感染易于发生,而且对危重患者威胁较大。在具体实践中应认真做好以下各项。

对昏迷及气管插管的患者,必须加强口腔护理。

掌握正确的吸痰技术,以免损伤呼吸道黏膜及带入感染细菌。

严格按七步洗手要求,应用流动水、脚踏式或感应式开关、一次性擦手纸巾,认真地洗手。根据需要定期或不定期进行手部细菌监测,切断通过手的传播途径。

做好吸入性治疗器具的消毒,阻断吸入感染途径,如湿化瓶及导管要按照卫计委规范严格终末消毒,干燥保存,用时加无菌水,连续使用时每天更换无菌水;使用中的呼吸机道系统应及时清除冷凝水,必要时定期或不定期更换、消毒。

积极寻找有效手段,阻断患者的胃口-口腔细菌逆向定植及误吸,不用 H_2 受体阻断药,慎用抗酸药,以免胃内 pH 值升高,而细菌浓度增高,以致促成内源性感染的发生。可用硫糖铝保护胃黏膜,防止应激性溃疡;带有胃管的患者,应选择半卧位,并应保持胃肠通畅,若有胃液潴留,应及时吸引,防止胃液倒流而误吸;术后麻醉尚未恢复之前,应使患者处于去枕仰卧位,严格监护,若有痰液及时吸出防止误吸。

做好病室的清洁卫生,及时消除积水和污物,铲除外环境生物储源,保持空气洁净及调节适宜的温湿度,定期清洗空调系统。

加强基础护理,对患者进行有关预防下呼吸道感染的教育,指导患者进行深呼吸训练和有效咳嗽训练,鼓励患者活动,对不能自主活动的患者应协助其活动,定时翻身拍背,推广使用胸部物理治疗技术。

监护室内尽量减少人员走动,隔离不必要人员入室,室内禁止养花,以防真菌感染。

进入监护室的人员(包括探视人员)都要严格按制度更换清洁的外衣和鞋子,洗手,必要时戴口罩,严禁有呼吸道感染者入内。

建立细菌监测、感染情况的登记上报制度,定期分析细菌的检出情况,对感染部位、菌种、菌型及耐药性、感染来源和传播途径,以及医务人员的带菌情况均应做好记录,以便制定针对性的控制措施。

(二)血管内导管相关性感染

(1)血管内导管相关性感染临床诊断符合下述 3 条之一即可诊断:①静脉穿刺部位有脓液排出,或有弥散性红斑(蜂窝织炎的表现);②沿导管的皮下走行部位出现疼痛性弥散性红斑,并除外理化因素所致;③经血管介入性操作,发热≥38℃,局部有压痛,无其他原因可解释。

(2)预防要着重防止血管内导管相关性感染。危重患者往往需要进行介入性监护、治疗或诊查,而作为医护人员必须贯彻 WHO 的安全注射 3 条标准,即接受注射者安全、注射操作者安全、环境安全,还应特别注意下列各点:①采用各种导管应有明确指征,总的讲要提倡非介入性方法,尽量减少介入性损伤;②对患者实行保护性措施,提高其自身抵抗力,介入性操作容易破坏皮肤和黏膜屏障,能不用时应立即终止;③置入时除了严格的无菌技术外,还应注意选择合适的导管,如口径相宜、质地柔软而光洁,以及熟练的穿刺、插管技术,从而避免发生血小板黏附及导管对腔壁的机械性损伤;④加强插管部位的护理及监测,留置导管的时间不宜过长,导管入口部位保持清洁,可选用透明敷料,以便于随时监测,一旦发现局部感染或全身感染征象,应立即拔除导管,并做相应的处理;⑤搞好消毒、隔离,严格的洗手和无菌操作,是预防介入性感染最基本的重要措施;⑥配制液体及高营养液时应在洁净环境中进行,配制抗癌药及抗菌药时应在生物洁净操作台上进行,确保患者、工作人员及环境安全;⑦在介入性操作中使用的一次性医疗用品必须有合格证件,符合卫计委的有关要求,严格使用过期、无证产品,确保患者安全等。

(三)手术部位感染预防

(1)表浅手术切口感染仅限于切口涉及的皮肤和皮下组织,感染发生于术后30天内。

临床诊断:具有下述2条之一即可诊断:①表浅切口有红、肿、热、痛,或有脓性分泌物;②临床医师诊断的表浅切口感染。

(2)深部手术切口感染指无植入物手术后30天内,有植入物(如人工心脏瓣膜、人造血管、机械心脏、人工关节等)术后1年内发生的与手术有关并涉及切口深部软组织(深筋膜和肌肉)的感染。临床诊断符合上述规定,并具有下述4条之一即可诊断:①从深部切口引流出或穿刺抽到脓液,感染性手术后引流液除外;②自然裂开或由外科医师打开的切口,有脓性分泌物或有发热≥38℃,局部有疼痛或压痛;③再次手术探查、经组织病理学或影像学检查,发现涉及深切口脓肿或其他感染证据;④临床医师诊断的深部切口感染。

(3)器官(或腔隙)感染指无植入物手术后30天,有植入物手术后1年内发生的与手术有关(除皮肤、皮下、深筋膜和肌肉以外)的器官或腔隙感染。临床诊断符合上述规定,并具有下述3条之一即可诊断:①引流或穿刺有脓液;②再次手术探查、经组织病理学或影像学检查,发现涉及器官(或腔隙)感染的证据;③由临床医师诊断的器官(或腔隙)感染。

(4)手术部位感染的预防:①防止手术部位感染的最有效对策是严格的无菌操作,不用无抗菌能力的水冲洗切口,并对疑有感染的切口做好标本留取,及时送检;②缩短患者在监护室滞留的时间;③选用吸附性很强的伤口敷料,敷料一旦被液体渗透要立即更换,以杜绝细菌穿透并清除有利于细菌的渗液和避免皮肤浸渍;④尽量采用封闭式重力引流;⑤更换敷料前洗手,处理不同患者之间也要洗手,即使处理同一个患者不同部位的伤口之间也应清洁双手;⑥保持室内空气清洁,尽量减少人员流动,避免室内污染等。

三、医院高危人群和重点科室的感染管理

医院是各种疾患患者聚集的地方,其免疫防御功能都存在不同程度的损伤或缺陷。同时,患者在住院期间又由于接受各种诊疗措施,如气管插管、动静脉插管、留置导尿、手术、放疗、化疗、内镜检查和介入治疗等,进一步降低了他们的防御功能。加之医院病原体种类繁多、人员

密集,增加了患者的感染机会。因此,为了控制医院感染的发生,医护人员必须对人体的正常防御能力有一定的了解,还要熟悉降低或损伤宿主免疫功能的各种因素,以便采取相应措施,提高宿主的抵抗力。同时,还应对医院感染所涉及的各类微生物,对于常见致病菌、机会致病菌的种类、形态、耐药力、致病力以及对药物的敏感性等应有一个清楚的认识,以便有针对性地对有传染性的患者进行有的放矢的隔离与治疗,对环境及医疗器械进行有效的消毒、灭菌,从而降低医院感染的发生率。

(1)老年患者由于脏器功能低下,抗感染能力减弱,尤其是有基础疾患并处于卧床不起的老年人,由于呼吸系统的纤毛运动和清除功能下降、咳嗽反射减弱,导致防御功能失调,易发生坠积性肺炎。而且,这类患者的尿道多有细菌附着,导管中铜绿假单胞菌、大肠埃希菌、肠球菌分离率高,也可能成为医院感染的起因。对于抗菌药物的应用,无论用于治疗还是用于预防,均应持慎重态度,并坚持定期做感染菌株耐药性监测,以减少耐药菌株的产生。

对住院的老年患者必须特别加强生活护理,做好患者口腔和会阴的卫生。协助患者进行增加肺活量的训练,促进排痰和胃肠功能恢复。用于呼吸道诊疗的各种器械要做到严格消毒。工作人员在护理老年患者前后均应认真洗手,保持室内环境清洁、空气新鲜,严格探视制度及消毒隔离制度。

(2)幼儿处于生长发育阶段,免疫系统发育尚不成熟,对微生物的易感染性较高,尤其是葡萄球菌、克雷伯菌、鼠伤寒沙门菌、致病性大肠埃希菌和柯萨奇病毒等感染,较易在新生儿室形成暴发流行。因此,预防医院感染要针对小儿的特点,制订护理和管理计划。加强基础护理,注意小儿的皮肤清洁及饮食卫生,更主要的是从组织活动和环境改善方面进行考虑,特别是新生儿室与母婴同室的环境卫生、室内温湿度的变化,适宜的温湿度及恰当的皮肤护理等都对新生儿的健康有影响;除严格执行各种消毒、隔离的规章制度外,还要求工作人员上班前一定要做好个人卫生。接触新生儿前一定要洗手,并做好对环境卫生的监测。工作人员出现传染性疾病时,应及时治疗、休息,严重时调离新生儿室,以免发生交叉感染。

(3)重症监护病房(ICU)是医院感染的高发区,患者的明显特点是病情危重而复杂。

多数患者都是因其他危重疾病继发感染(包括耐药菌株的感染)后转入 ICU。

各种类型休克、严重的多发性创伤、多脏器功能衰竭、大出血等患者,其身心和全身营养状况均较差,抗感染能力低。严重创伤、重大手术等常导致全身应激反应,进而出现抗细菌定植能力及免疫功能下降。

患者多数较长时期使用各类抗菌药物,细菌的耐药性均较强。

强化监护所使用的各种介入性监测、治疗,如机械通气、动脉测压、血液净化、静脉高营养、留置导尿、胃肠引流等,都可能为细菌侵入机体和正常菌群移位提供有利条件。

患者自理能力缺乏或丧失,因而十分依赖护理人员,与护理人员频繁接触往往会增多发生交叉感染的机会。

为了做好 ICU 医院感染的预防工作,除从设计和设备上给予关注外,必须制定一系列防止感染的管理制度。此外,还应强调从业人员素质的提高,有高度责任心者才能做好 ICU 的工作,从而降低 ICU 患者医院感染的发生率。预防 ICU 医院感染的原则应是提倡非介入性监护方法,尽量减少介入性血流动力学监护的使用频率。对患者施行必要的保护性医疗措施,提高患者机体的抵抗力。

四、护理人员的自身职业防护

医院的工作人员直接或间接与患者和传染性污物接触,可以从患者获得感染,也可以把所得的感染或携带的病原体传给患者,并能在患者及工作人员之间传播,甚至扩散到社会上去。因此,对工作人员进行感染管理,不仅关系到他们自身的健康,而且也有益于全院患者及其家属乃至社会。

在医院众多职工中,护理人员接触患者最多,每日需要处理各种各样的感染性体液和分泌物,可说是处于各种病原菌包围之中,时刻受到感染的威胁,因此必须加强护理人员的自我防护与感染管理。

(一)加强对护理人员的感染管理

对护理人员感染的监测既是职业性健康服务和预防感染的重要环节,也是医院感染监控及管理系统中的重要组成部分。对护理人员应定期进行全面体格检查,建立健康状况档案,了解受感染的情况,以便采取针对性的预防措施。

在医院中许多科室和工作环节对职工具有较高的感染危险,尤其是护理人员在调入或调离某一部门时,都应进行健康检查,查明有无感染,感染的性质,是否取得免疫力等,并做好详细记录。在此基础上,进一步探讨这个部门的感染管理工作,明确改进目标,制订相应的预防感染措施。对新来人员进行岗前培训应成为制度。

(二)提高护理人员自我防护意识

护理人员在进行手术、注射、针刺、清洗器械等操作时,极易被锐利的器械刺伤。人体的皮肤黏膜稍有破损,在接触带病毒的血液、体液中就有被感染的危险性。因此,处置血液和血液污染的器械时,应戴手套或采用不直接接触的操作技术,谨慎地处理利器,严防利器刺伤,一旦被利器刺伤必须立即处理,挤血并冲洗伤口、清创、消毒、包扎、报告和记录、跟踪监测,尽量找到可能感染的病原种类证据,以便根据病原学的特点阻断感染。护理人员手上一旦出现伤口就不要再接触患者血液和体液。对于从事有可能被患者体液或血液溅入眼部及口腔黏膜内的操作者,应强调戴口罩及佩戴护目镜,在供应室的污染区还应佩戴耳塞,穿防护衣、防护鞋等。在进行化学消毒时,应注意通风及戴手套,消毒器必须加盖,防止环境污染带来的危害。

(三)做好预防感染的宣传教育

护理人员在工作中双手极易被病原菌污染。有些护士往往只注意操作后洗手,而忽视了操作前同样需要洗手;有的护理人员本身就是病原携带者,或由于长期接触大量抗菌药物已经改变了鼻咽部的正常菌群,成为耐药细菌的储菌源。这些病原体可通过手或先污染环境和物品,继而导致患者感染。例如,曾提及的新生儿室发生的金黄色葡萄球菌感染流行,即可由于护理人员皮肤病灶化脓或鼻咽部带菌所致。因此,护理人员必须养成良好的卫生习惯,尤其要强化洗手意识,对一切未经训练的新工作人员,应给予预防感染的基本操作技术培训,并结合各种形式(如板报、壁画、警示等)的宣传教育。

(四)强化预防感染的具体措施

患有传染性疾病的护理人员,为防止感染扩散,应在一定时期内调离直接治疗或护理患者的岗位,并在工作中做好避免交叉感染的各项措施。对从事高危操作的工作人员,如外科医师、监护病房护士以及血液透析工作人员等均应进行抗乙型肝炎的免疫接种。被抗原阳性血液污染的针头等锐利器械刺破皮肤或溅污眼部、口腔黏膜者,应立即注射高效免疫球蛋白,以防感染发生。同时,还应加强对结核病的防治,以及在传染病流行期或遭受某种传染物质污染后,及时为护理人员进行各种相应的免疫接种,如乙肝疫苗、流感疫苗等。

第四节　特殊、危重患者的护理管理

一、特殊、疑难、危重患者护理管理制度

(1)在接到特殊、疑难、危重患者抢救任务时,应立即指定抢救负责人,组成抢救小组,科室内抢救一般由科主任、护士长负责组织实施。护士长应安排经验丰富、责任心强的护士作为患者的责任护士。

(2)参加抢救人员必须全力以赴、明确分工、紧密配合、听从指挥、坚守岗位、严格执行各项规章制度。

(3)抢救工作中遇到诊断、治疗、技术操作等问题时,应及时请示和邀请有关科室会诊予以解决,必要时逐层上报:医务科→护理部→院级分管领导→院长。

(4)新入院或病情突变的危重患者,护士要立即通知值班医生,医生未到以前,护士应根据病情需要,予以适当、及时地紧急处理,如止血、吸氧、吸痰、人工呼吸、胸外心脏按压、建立静脉通道、测量血压等。

(5)护士必须熟练掌握心肺复苏、吸氧、吸痰、洗胃等基本抢救技术,熟练掌握各种抢救器材、仪器的性能及使用方法,并能排除一般故障。

(6)各种抢救器械、药品应严格执行"五定",即定数量、定点放置、定专人管理、定期消毒灭菌、定期检查维修。班班交接,及时补充、更换,保持性能完好,可随时取用。

(7)严格执行交接班制度,交接班内容包括患者的病情变化、抢救经过、各种治疗等,进行口头、书面及床边交接班。交班过程中突然发生患者病情危重需紧急抢救或其他意外情况的,交班者必须共同参与患者的抢救及处理,抢救处置完毕后再行交班。

(8)严格执行查对制度,护士执行口头医嘱时,须向医生复述一遍,双方确认无误后方可执行,抢救结束后医生应当即刻据实补记医嘱。所用药品的空安瓿、输血袋等须经两人核对及抢救结束无疑义后方可处理。

(9)责任护士应当掌握患者的病情和治疗护理方案,包括患者的姓名、年龄、诊断、手术时间、手术名称、治疗用药、饮食、护理要点、重要的化验值、心理状况等。

(10)对高难度、风险性有创操作,护士必须提前向患者或其家属告知操作目的、必要性、操

作方法、注意事项,以及由此带来的不适或有可能发生的意外情况。

(11)采取相应的措施,保护患者的安全,保证各种管道畅通并妥善固定,避免坠床、外伤、烫伤等情况发生,严格执行不良事件报告制度。

(12)做各种操作前后要注意洗手,患者使用的仪器及物品要专人专用,采取有效的消毒隔离措施,预防医源性感染。

(13)做好各种记录,记录应当客观、真实、准确、及时、规范。

(14)抢救完毕,做好各种仪器、物品的整理、清洁及消毒等工作。

(15)监督机制:①科室必须建立危重患者交接班登记本,做到班班交接。②护理部制定质量考核评分标准及相关制度、流程,对全院护士进行培训教育和考核。③特殊、疑难、危重患者护理管理制度执行情况由各级护理质量管理组督查。④护理部、科室定期或不定期召开管理会议,对存在的问题进行反馈,分析原因,提出整改措施,以保证护理质量持续改进。

二、特殊、疑难、危重患者护理会诊制度

(1)本科室不能解决的护理问题,需其他科室或多科室进行护理会诊的特殊、疑难、危重患者,根据病情需要,经病区护士长同意后进行科间、片区或全院护理会诊。

(2)按照要求填写护理会诊记录单,注明患者一般资料,请求护理会诊的理由等。

(3)科间护理会诊经病区护士长签字后(特殊情况除外),送到相应科室,受邀方病区护士长安排护士进行护理会诊。

(4)片区会诊由病区护士长向科护士长报告,科护士长负责会诊的组织协调工作。

(5)全院护理会诊需逐层报告:病区护士长→科护士长→护理部,护理部负责会诊的组织协调工作。

(6)护理会诊的组织协调工作包括:确定会诊时间、通知申请科室并负责组织有关科室护理人员进行护理会诊。

(7)会诊地点如无特殊情况应在申请科室。

(8)护理会诊的意见由会诊人员填写在护理会诊单上。

(9)参加护理会诊的人员为专科护士、护士长或由护士长选派主管护师以上职称人员负责。

(10)所填护理会诊单由护理部留档。

(11)监督机制:①护理部为护理会诊领导小组,组织协调和监督指导会诊工作。②护理部主任和护理质量管理科科护士长随机参加科室护理会诊。③护理部每季度检查护理会诊工作开展及记录情况,纳入护理质量管理。

三、危重患者陪送、陪检制度

(1)凡意识不清、生命体征不平稳、随时可能出现病情变化等的危重患者在外出检查或转科时必须由医务人员进行护送。

（2）陪送、陪检前应评估患者转科、外出诊治护送的可行性以及陪送、陪检人员的监护和应对能力，必要时有主管医生同行。

（3）陪送、陪检前根据患者病情和具体情况备好急救仪器和急救药品，与家属沟通，并做好必要准备，例如：吸净痰液、检查静脉通路、补液剩余量可维持的时间、固定各种引流管、清空尿袋等。记录陪送、陪检前的意识、瞳孔、生命体征、病情等。通知接收、检查部门备好急救药械，做好抢救准备工作。

（4）陪送、陪检中应密切注意观察患者病情变化，确保各种管道在位、畅通、应急、有效，一旦发生异常及时配合医生紧急抢救，并做好各种记录。

（5）陪送、陪检后与接收科室的医护人员共同安置患者，进行详细的书面、口头、床边交接，并做好记录，由双方共同签名。

四、特殊、疑难、危重、死亡患者讨论制度

（1）凡病情特殊、危重、疑难或死亡的病例均应进行护理病例讨论，对死亡病例，应在死亡后1周内进行讨论，特殊病例（涉及纠纷和刑事案件的死亡病例）应当及时讨论，并认真总结经验、吸取教训，不断提高护理质量。

（2）讨论由护士长或主管护师职称以上的护士主持，病区护士均应参加（除值班人员外），对于本专科不能解决的护理疑难病例，可向护理部提出申请，组织相关科室人员进行讨论。

（3）讨论前，主持人必须事先做好准备，将有关资料加以整理，尽可能做出书面摘要，发给参加讨论人员，预做发言准备。

（4）讨论时由责任护士介绍病情，参加讨论的人员，根据患者病情、诊疗、护理措施等问题进行分析，提出意见和建议。

（5）讨论结束时由主持人做总结，科室作好护理病例讨论记录。

五、危重患者管理制度

（1）严密全面观察，及时评估病情变化和治疗护理的效果，提供有效护理。

（2）医生开具"病危"医嘱后，护士应及时进行危重患者的护理评估，并将评估结果记录于护理记录单。

（3）患者病情发生变化时，如医生未到场，责任护士应做初步抢救处理，如吸氧、建立静脉通道，待医生赶到后继续配合抢救，执行口头医嘱须复述无误后方可执行，并保留用药安瓿，经两人核对后方可丢弃。事后督促医生及时、据实补记医嘱，并签署全名。

（4）护理记录应正确、准时、清晰地记录患者病情、用药、特殊治疗及检查的时间、出入量等，时间记录至分钟，并签署全名。

（5）认真做好基础护理，防止并发症的发生。

（6）做好各种导管护理，各导管应标识醒目、字迹清晰、衔接正确、牢固，观察各引流液的色、质、量并准确记录、保持畅通。

(7)及时正确采集各种血、尿、便、痰、引流液等标本,及时送检。

(8)严密观察和记录患者病情及生命体征的变化,掌握患者主要治疗手段、护理、阳性体征及潜在并发症的风险评估,做好预防性护理。

(9)对意识丧失、谵妄、躁动的患者要注意保护其安全,酌情使用保护具,以防止意外发生(使用保护性用具必须告知患者家属)。

(10)严格执行各项护理操作规程,严防误伤、烫伤、咬伤、抓伤、撞伤、坠床等情况发生。

(11)加强与患者家属的沟通交流,增进了解,对创伤性检查、护理必须取得患者及家属知情同意,尊重患者人格,维护患者隐私和自主权。

(12)加强手卫生,患者使用的仪器及物品专人专用,采取有效的消毒隔离措施,预防医源性感染。

(13)护理中遇到疑难问题时,本病区护士长应及时组织讨论,酌情申请院内护理会诊,解决护理难题。

(14)因病情需要转科、转院、手术时,须严格执行转交接制度。

(15)备好急救药品和物品器械,配合医生进行治疗和抢救。

六、危重患者护理常规

(1)危重患者是指病情危重,医生开出病危通知单的患者,其特点是病情重而复杂,变化快,随时可能发生生命危险,因此对危重患者必须进行严密、全面的观察,及时评估病情变化、治疗及护理的效果,提供有效护理。

(2)危重患者初诊或发生病情变化时,如医生未到现场,接诊护士应做初步抢救处理,如吸氧,开辟静脉通道等,待医生赶到后密切配合抢救,执行口头医嘱必须复述无误后方可执行,并保留所有安瓿,经两人核对无误后方可弃之。事后督促医生及时、据实补记医嘱,并签署全名。

(3)密切观察病情变化,根据病情定时巡视。

(4)护理记录准确、及时、清晰,用药、特殊治疗、检查及病情变化随时记录。

(5)认真做好基础护理,防止并发症的发生。要求:面部清洁及梳头 1 次/d,口腔护理 2次/d,会阴护理及足部清洁 1 次/d。

(6)做好压疮的预防及护理,翻身的时间间隔视患者病情及局部受压处皮肤情况而定。

(7)做好各种导管护理,当患者身上导管较多时,各种导管标识应醒目、清晰,衔接正确、牢固,保持畅通,观察各引流液的色、质、量并准确记录。

(8)及时正确采集各种血、尿、便、痰、引流液等标本,及时送检。

(9)掌握患者主要治疗、护理,评估潜在并发症发生的风险,做好预防性护理。

(10)对意识丧失、谵妄、躁动的患者要注意保护其安全,酌情使用保护具,以防止意外发生(使用保护用具必须告知患者家属)。

(11)各项操作应严格执行操作流程,注意安全,必要时两人配合进行,严防误伤、烫伤、咬伤、抓伤、摔伤、坠床等情况发生而加重病情,危及生命。

(12)加强与患者家属的沟通交流,增强了解、支持,对创伤性检查、护理必须取得患者及家属知情同意并做好健康知识的宣传教育,尊重患者人格,维护患者隐私和自主权。

(13)病危3d以上者,护士长应组织护理查房。特殊及疑难患者按相关规定,申请护理专家会诊。

七、危重患者护理查房制度

(1)责任护士应对所分管的危重患者每天进行查房,通过查房落实责任制整体护理,包括基础护理、病情观察、治疗处置、心理支持、沟通和健康指导等工作,了解并满足患者的需要,保障患者安全。

(2)各班次护理人员应对病区所有危重患者进行查房,通过查房跟进前期(班)护理工作,及时发现、掌握患者病情变化及需要,为患者提供帮助,保持护理工作的连续性,为接班或交班做准备。

(3)护士长、护理组长或专科护士每天早上组织对危重患者进行查房,夜班护士、责任护士对患者的情况、护理措施及实施效果向护士长或上级护士汇报。

(4)建立层级查房,根据病情需要,下级护士可以向上级护士提出查房要求,解决护理工作中的疑难问题,上级护士根据患者的情况和护理问题提出护理措施,由下级护士将其中的客观情况记录在护理记录中,并注明"×××查房"等。

(5)查房应重在发现护理措施实施过程中的不足和遗漏,及时发现安全隐患,落实各项护理工作,保证护理质量和患者安全。

(6)护士长应及时掌握病区危重、新、大手术、特殊及疑难患者的各方面情况,通过查房,及时指导、解决患者的实际问题,督查各项措施的落实,帮助护士提高业务水平。

(7)科护士长查房应对本科危重患者、重大手术患者、病情发生变化的患者、存在疑难护理问题患者的基础护理、分级护理、专科护理、新技术及健康教育等护理工作落实情况进行全面了解。对存在的问题及时提出改进意见,对本专业护理新进展给予相应指导。

(8)护理部主任应定期参加护理查房,查房应重点讨论危重患者的护理计划,解决疑难护理问题,了解病区护理人员业务水平,听取护理人员、患者及家属对护理工作的建议及意见,并对科室的护理工作提出指导性意见,持续改进护理工作。

(9)监督机制:①护理查房制度由护理部负责监督执行。②护理部每季度组织1次全院护理查房,年初制定时间安排,如期组织实施。③护理部、科护士长、护士长收集由科室整理的护理查房资料,进行审阅、指导。④护理部定期或不定期检查护理查房情况并纳入科室管理及护士长年终考核,与年终奖金挂钩。⑤将各级开展的护理业务查房情况作为年终考核护理部主任、科护士长工作业绩的依据之一。

八、生活不能自理患者护理管理制度

(1)在落实患者生活护理时,护士应遵循标准预防、消毒隔离、无菌技术、安全的原则。

(2)患者入院时,护士应认真做好护理体检及评估,评估为生活不能自理者,严格按《基础护理服务规范》为患者实施生活护理。

（3）落实各项基础护理工作，保持头面、口腔、皮肤、会阴清洁，使患者舒适，避免发生感染。

（4）做好饮食护理，进食时有人看护及协助，防止拒食、噎食，需喂食者，避免大口及快速喂食，防止呛咳、窒息发生。

（5）做好排泄护理，评估患者排泄情况，发现异常及时处理，保持患者大小便畅通。

（6）落实患者安全管理，做好压疮、跌倒、坠床、烫伤等风险评估，严格落实防范措施，预防不安全事件发生。

（7）密切观察生命体征及躯体情况，发现异常及时通知医生。

（8）加强和患者的沟通，做好心理护理。

第二章　心理护理实践指导

第一节　心理护理的基本概念和内容

一、心理护理概念

(一)心理护理的概述

心理护理是指护理全过程中,护理人员应用心理学的理论和技术,通过护患间的人际交往,积极地影响患者的心理活动,帮助患者在其自身条件下获得最适宜的身心状态。心理护理是护理心理学的一个重要组成部分,是护理心理学理论及方法在临床护理工作中的体现。

"患者的身心状态"并非仅与其疾病严重程度成正比,更主要取决于其自身的主观体验。"帮助患者获得最适宜身心状态"不同于"促进患者身心康复",它可涵盖所有患者,而"促进患者身心康复"却无法涵盖临终患者。

患者的适宜身心状态,并非恒定的绝对值,而是动态的相对值,它随时可因患者的病程及一切可能影响患者主观体验的因素而上下波动。虽然患者能够获得身心康复或其进程顺利与否,并不仅仅取决于护理方式,但护士却可以竭尽护理之手段,帮助各类患者获得最适宜身心状态。

心理护理概念有广义和狭义之分。广义的心理护理是指护士以良好的医德和服务态度,赢得患者的信赖与合作,使患者树立与疾病做斗争的信心和决心,促进疾病的早日康复。狭义的心理护理是指护士在护理过程中应用心理学方法,通过人际交往,以行为来影响、改变患者的认知,帮助患者达成最适宜身心状态的过程。

心理护理的广义、狭义概念,可将其简要地概括为 3 个"不":不同于心理治疗;不同于思想工作;不限于护患交谈。

(二)心理护理与心理治疗的异同

"心理护理"与"心理治疗"是两个有联系亦有区别的不同概念。心理治疗侧重神经症、人格障碍等精神异常患者的诊治研究,主张运用心理学的理论和技术协同精神医学专业治疗精神障碍的患者。心理护理则更侧重精神健康人群的心理健康,强调对身心疾病、躯体疾病而无明显精神疾病的患者及健康人群提供心理健康的指导或干预。

（三）心理护理与其他护理方法的异同

心理护理与其他护理方法有相同的实施对象——患者和（或）健康人群。它们共存于整体护理的新型模式。心理护理只有与其他护理方法紧密联系，才能充分体现其独特功能；只有更深入地依存、渗透、融会贯通于护理全过程，才能突显其影响患者心态的良好效用。但这两者也存在一定的区别，测量患者的心理状态及情绪特征，必须遵循心理学原理，使用依存心理学原理研制的测评工具；其他护理的方法学，需要依据物理学原理，采用以物理学原理设计的测量工具。

（四）心理护理在整体护理中的作用

在全方位的关怀与照顾的整体护理中，心理护理是其核心内容，主要体现在以下几方面。

1.心理护理是整体护理的核心成分

个体心理状态的优劣对其自身的健康水平具有直接的、决定性的影响。通过心理护理，给护理对象以良好的心理支持，鼓励他们以积极的心态战胜疾病或超越死亡，预防或减少其身心健康方面的损害，从而确保整体护理的目标得以顺利实现。

2.整体护理促进了心理护理的深入发展

心理护理要适应、支持或改革人的生命过程，促进个人适应内外环境，使人的生命潜能得到发挥。整体护理等新型护理模式为心理护理的开展提供了条件和机遇。随着整体护理的不断完善和成熟，心理护理的理论体系将进一步完善，心理护理的实践模式也将更为优化。

二、心理护理原则

（一）服务性原则

心理护理是护理工作的一部分，同其他护理工作一样具有服务性。

（二）交往性原则

心理护理是在护士与患者交往过程中完成的，交往有利于医疗护理工作的顺利进行，可以帮助患者保持良好的心理状态。

（三）针对性原则

患者在疾病的不同阶段可能会出现不同的心理状态，应根据患者的具体情况采取有针对性的对策。

（四）个体化原则

由于每个人先天素质、后天教育和训练、生活方式、社会经历等方面的差异，形成了自己独特的个性心理，护士应根据每个患者对疾病的认知、情绪以及行为等方面的心理反应，采取针对性的护理措施，对患者实施个体化的心理护理。

（五）启迪原则

应用心理学的知识及原理，启发患者表达自己的心理愿望，发泄自己的心理压力，并与患者一起讨论所面临的问题，使患者在护士的启发下自由选择自己所采取的措施。

（六）自我护理原则

护士应帮助、启发和指导患者尽可能地进行自我护理。心理护理中的自理原则体现在两个方面,第一,通过心理护理消除患者的心理依赖感,使患者达到最大限度的自理;第二,自理是心理健康的标志之一,鼓励患者在生活各个方面的自理,会促进患者的心理健康。

(七)心身整体原则

人是一个整体,躯体上的痛苦和不适,会影响到患者的心理状态,不良的心境也会加重躯体的不适感。

(八)支持原则

人在患病时,需要护士在心理护理过程中给患者以支持,并要求护士对患者的家属及相关人员进行教育和指导,使他们也能及时为患者提供适当的心理支持。

(九)动态与应变的原则

心理护理应遵循疾病发生、发展和转归的规律,把握好疾病在动态发展的各阶段患者出现的心理反应,及时调整心理护理的措施,灵活有效地运用心理学的知识与技能。

三、心理护理要素

(一)心理护理要素的内容

心理护理的基本要素,是指对心理护理的科学性、有效性具有决定性影响的关键因素,主要包括4个要素,即护士、患者、心理学理论和技术、患者的心理问题。心理护理的基本要素,是启动心理护理运转系统的前提条件。这四个要素相互依存,彼此相扣,其中任何环节的空缺,都会导致整个系统的运转失灵。

其他因素,如患者家属、医务工作者等,但这些因素一般只对心理护理的运转起到推动或干扰作用,并不直接对运转系统的启动具有决定作用。

(二)心理护理基本要素的作用

1. 心理学理论和技术是科学实施心理护理的指南

临床心理护理的实施是否具有科学性,很大程度上取决于实施心理护理的护士能否较好地掌握借以指导临床实践的心理学理论和技能,这种心理学理论和技能是建立在清晰概念上的临床心理护理的新理论、新技术。

2. 患者心理问题的准确评估是选择心理护理对策的前提

"患者心理问题"指患者的心理状况不佳,轻者有心理偏差,重者有心理失衡或危机。护士清晰、准确地描述患者的心理问题,有助于其对患者的不良情绪状态实施调控。

评估患者的心理问题,应主要把握下列3个环节:确定患者主要心理反应的性质;确定患者主要心理反应的强度;确定导致患者负性心理反应的主要原因,如疾病认知、社会支持、人格特征或环境影响等。

3. 患者的密切合作是有效实施心理护理的基础

心理护理的实施能否获得明显疗效,很大程度上取决于患者能否给予积极主动地配合,其主动权掌握在实施心理护理的护士一边。要使心理护理作用得到有效的发挥,首先护士必须维护患者的个人尊严及隐私权;其次,护士宜采用询问口吻和关切态度;再次,护士应尊重患者的主观意愿和个人习惯,包括考虑患者原有的社会角色,选择较适当场合,采取较为适宜的方式为患者实施心理干预。

4.护士积极的职业心态是优化心理护理氛围的关键

护士积极的职业心态为要素之本、要素之源。护士的职业心态越积极,其潜力就越容易得到充分调动,工作就越有主动性和创造力。

四、心理护理作用

(一)帮助患者接受患者的角色,以良好的心态对待疾病

患病是人身心受损的痛苦经历,一般患者在由健康人的各种社会角色转换为患者角色时会出现一系列的角色转换问题。因此,护士应通过应用相关的心理学理论及知识,转变患者的不良心理,使患者正确认识自己的疾病,以良好的心态接受疾病及患者角色。

(二)密切护患交往

使护士取得患者的信任患者对护士的高度信任感是心理护理成功的关键。要想取得患者的信任,就要同患者密切交往,缩短护患间的心理距离。

(三)能使患者熟悉医院环境,安心住院,积极配合诊治

心理护理主要目的之一就是要与患者住院求治的目的相和谐、相统一,所以心理护理应做到使患者尽快熟悉医院环境,消除患者陌生感及紧张、焦虑情绪,安心住院,积极配合诊治。

(四)帮助患者减轻或消除负性情绪

护士应帮助患者减轻或消除负性情绪,减轻患者的心理压力,调动患者的积极性,以利于患者的康复。

(五)可使患者学会自我护理,以求早日身心康复

在心理护理过程中,护士是患者的指导者,在疾病转归至治愈的任何一个环节,都离不开护士的精心照顾和指导。患者在与护士良好交往过程中,会逐步正确地领会诊疗和护理的意图,会积极配合医疗和护理、主动地做好自我护理,使自己的身心处于最佳状态。

第二节　一般患者的心理护理

一、患者角色与心理需求

(一)患者角色

1.定义

在社会人群中与医疗卫生系统发生关系,经医生检查证实确实患有某种疾病、伴有疾病行为、寻求医疗帮助的社会人群称为患者角色。

2.患者角色的特征

美国社会学家帕森斯在《社会制度》一书中提到,患者角色的概念包括 4 个方面。

(1)患者可以从常态的社会角色中解脱出来,免除其原有的社会责任和义务。

(2)患者对陷入疾病状态是没有责任的。疾病是超出个体的自控能力的一种状态,也不符合患者的意愿,患者本身就是疾病的受害者,他无须对此负责。

(3)患者应该努力使自己痊愈,有接受治疗,努力康复的义务。

(4)患者应求得有效的帮助,并在治疗中积极配合,主要是寻求医生的诊治与医生合作。

3.患者角色的转化

人们期望患者的言行完全符合患者角色的要求,但在现实中,实际角色与期望角色常有一定差距。就是说,从患病以前的常态向患者角色转化,或者病后向常态转变,都有一个角色适应的过程,如果适应不良,往往导致心理障碍,而且可能进一步影响健康和生活。患者角色适应不良大致有 5 种类型。

(1)角色行为缺如:否认自己有病,未能进入角色。虽然医生诊断为有病,但本人否认自己有病,根本没有或不愿意识到自己是患者。

(2)角色行为冲突:患者角色与其他角色发生心理冲突。同一个体常常承担着多种社会角色。当患病并需要从其他角色转化为患者角色时,患者一时难以实现角色适应。

(3)角色行为减退:因其他角色冲击患者角色,从事了不应承担的活动。已进入角色的患者,由于更强烈的情感需要,不顾病情而从事力所不及的活动,表现出对病、伤的考虑不充分或不够重视,而影响到疾病的治疗。

(4)角色行为强化:安于患者角色的现状,期望继续享有患者角色所获得的利益。由于依赖性加强和自信心减弱,患者对自己的能力表示怀疑,对承担原来的社会角色恐慌不安,安心于已适应的患者角色现状,或者自觉病情严重程度超过实际情况,小病大养。

(5)角色行为异常:患者受病痛折磨感到悲观、失望等不良心境的影响导致行为异常,如对医务人员的攻击性言行,病态固执、抑郁、厌世,以至自杀等。

(二)心理需求

疾病不仅打破了人们正常的生活模式和生活状态,而且还改变着患者的心理和行为,它使患者对需要的关注焦点转移到自身。因此,患者和正常人相比,需要的重点存在着明显的不同。患者既有正常人的一般需要,又产生了与疾病有关的各种心理需要的层次和变化。主要包括以下几个方面。

1.需要尊重

一旦成为患者,原有的社会角色随之丧失或减弱。在新的环境中被认识、被尊重的需要变得更加迫切,自尊的需求更强烈、更敏感。在新的环境中他们需要得到别人的关心、体贴与尊重。若得不到满足,患者就会产生自卑感和无助感,甚至变为不满和愤怒。因此,医护人员要充分尊重患者的人格,使者获得被尊重的感受,这对患者的康复有积极的意义。

2.需要接纳和关心

由于疾病的缘故,改变了患者原来的生活习惯和生活规律,当进入到一个陌生的医疗环境之中,会感到孤独、寂寞,并会产生强烈的归属感,比任何时候都渴望得到家庭、朋友、单位以及医护人员的支持、关爱和呵护。患者需要了解别人,也需要让别人熟悉自己,得到新环境人际群体的接纳。同时患者又放心不下家庭、单位的事情,很想了解这些情况。因此,医护人员应帮助患者尽快融入新的群体之中,主动和患者沟通,消除病友之间的陌生感,让患者在温馨和谐的人际氛围中感到温暖、有希望、有信心,情绪稳定,减少孤独和自卑心理,在宽松的环境下安心养病,接受治疗。

3.需要信息

住院后,患者脱离了原有的社会角色,其活动受到约束,原有的社会交往在不同程度上受到限制,出现了人际隔离的现象。由此患者便产生了强烈的与社会联系和交往的需要。一方面患者需要获得医院这一特定环境的大量信息。如医院的规章制度、治疗设备和医疗水平情况,还急于了解疾病的诊断、治疗、预后及医药费支付等方面的信息;另一方面,希望保持和原有社会环境的接触,了解工作单位及本人事业方面的信息,以及家人、亲朋好友在生活、工作等方面的信息,如不能得到这些信息,便会感到焦虑和茫然。总之,患者需要得到来自医院、社会、家庭等方面的信息和情感支持。提供这些信息不仅可以消除患者的疑虑,还可以避免消极情绪反应的产生。

4.需要安全

安全感是患者最普遍、最重要的心理需要。在疾病诊治过程中,往往会面临一些影响患者安全的因素。如交叉感染、放射线检查、用药后的不良反应、手术等。所以患者会格外重视自身的生命安全和医疗过程的安全。即人越是在安全受到威胁的时候,对安全的需要越强烈,这就是人在病情严重时,特别关注自身安全的原因。因此,医护人员对患者实施诊治、护理措施时,要向患者详尽解释说明每项工作的具体内容,让患者明明白白地接受诊治和护理,消除顾虑心理,以增强患者的安全感,给患者营造安全、可靠、放心的医疗环境。

5.需要和谐环境、适度活动和刺激

患者住院后,生活空间缩小了,一切活动都被限制在“白色”世界里。以往的工作、学习、生活规律和习惯都处于被动状态下,难免产生单调乏味感,进而发展成厌烦情绪。再加之疾病的困扰,更易产生度日如年之感。因此,患者不仅需要宽松和谐的医疗环境,需要安静舒适的医院生活,同时还需要适当的活动刺激,以调节和改善自己的心境。医务人员可根据医院的实际情况,提供必要的获得刺激的条件,可以组织和安排有新鲜感的娱乐活动。如下棋、欣赏音乐、收看电视、录像、自我保健知识宣传等,以此丰富住院患者的业余生活,使其以积极的心态接受治疗,促进健康。

二、常见的心理问题

患者一旦知道自己患了病,在心理上必然有反应,概括起来,患者易于产生如下各种心理活动。

(一)抑郁

抑郁是现实生活中较为常见的以情绪低落为特点的消极情绪反应,是患者因可能丧失和实际丧失而引起的闷闷不乐、压抑的消极心态。在抑郁状态下,表现为悲观失望、无助、冷漠、绝望等不良心境,并伴有消极的自我意识产生,如自我评价的下降、丧失自信心、有自卑感;在行动方面有活动水平下降、寡言少语。长期严重的抑郁对患者是不利的,抑郁一方面影响医生对疾病的诊断和治疗,另一方面也会降低患者的免疫力,从而引发新的疾病。

(二)焦虑

焦虑是人们过分担心发生威胁自身安全和其他不良后果时产生的一种心态。主要表现为经常或持续的、无明确对象或固定内容的紧张不安,或对现实生活中的某些问题过分担心或烦恼。这种紧张不安、担心或烦恼与现实很不相称,使患者感到难以忍受,但又无法摆脱,常伴有自主神经功能亢进,运动性紧张和过分机警。

(三)怀疑

患者的怀疑大都是一种自我消极暗示,由于缺乏根据,常影响对客观事物的正确判断。患病后常变得异常敏感,听到别人低声细语,就以为是在说自己的病情严重或无法救治,甚至曲解别人的好意,怀疑诊断的正确性,怕吃错药、打错针。有的凭自己一知半解的医学和药理知识,推断预后。害怕药物的不良反应,担心偶尔的医疗差错或意外不幸降落在自己身上。身体某部位稍有异常感觉,便乱作猜测。如果严重偏执,甚至出现病理性的妄想。

(四)孤独

孤独感是与分离相联系的一种消极心理反应,也称社会隔离。主要是患者住院后,离开了家庭和工作单位,周围接触的都是陌生人。医生只在每天一次的查房时和患者说几句话,护士定时打针送药,交谈机会也较少,这样患者很容易产生孤独感。因此,在他们住进病室的第一天常有度日如年之感。他们希望尽快熟悉环境,希望尽快结识病友,还希望亲友的陪伴。长期住院的患者由于感到生活无聊、乏味,希望病友之间多交谈,希望有适当的文化娱乐活动,以活跃病房生活。社会信息剥夺和对亲人依恋的需要不能满足,是患者产生孤独感的主要原因。

(五)被动依赖

依赖是患者进入患者角色后产生的一种退化的心理和行为模式。患者进入患者角色之后,大都产生一种被动依赖的心理状态。这是因为,一个人一旦患了病,自然就会受到家人和周围同志的关心照顾,成为被人关照的中心。同时,通过自我暗示,患者自己也变得软绵绵的不像以往那样生气勃勃,变得被动、顺从、娇嗔、依赖,变得情感脆弱,甚至带点幼稚的色彩。只要亲人在场,本来可以自己干的事也让别人做;本来能吃下去的东西几经劝说也吃不下去;一向意志独立性很强的人变得没有主见;一向自负好胜的人变得没有信心;即使做惯了领导工作和处于支配地位的人,现在对医务人员的嘱咐也百依百顺。这时他们的爱和归属感增加,希望得到更多亲友的探望,希望得到更多的关心和温暖,否则就会感到孤独、自怜。

(六)否认

否认是患者怀疑和否定自己患病的心理状态,尤其是对癌症等预后不良的疾病,否认心理更为常见。明知自己患有癌症,却矢口否认,当他(她)看到病历上写的诊断时,还说经治医生写错了。有的医护人员对这种现象感到不可思议,实际上这正是某些患者应付危害情境的一种自我防卫方式。大量研究证明,一定程度的否认,对缓解心理应激是可取的,可以避免过分的焦虑与恐惧。

否认虽在一定程度上起自我保护的作用,但在许多情况下又起贻误病情的消极作用。例如,有的患者身患乳腺癌,自己却矢口否认,拒绝治疗,最后因延误治疗时机,癌转移而死亡。

三、不同年龄阶段患者的心理护理

（一）儿童患者的心理与护理

儿童患者的突出特点是年龄小，对疾病缺乏深刻认识，心理活动多随活动情境而迅速变化。因为他们注意力转移较快，情感表露又比较直率、外露和单纯，所以只要依据其心理活动特点进行护理，易于引导他们适应新的环境。儿童患者常见的心理活动特点有下列几方面。

1.分离性焦虑

儿童从出生时起，就在母爱的呵护下，形成了对周围环境的安全感和信赖感。一旦因病情需要而必须住院，儿童大都会恐惧、焦虑和不安，经常哭闹、拒食及不服药。心理学家认为，人体间的接触和抚摸是婴儿天生的需求。在医院里，护士对他们轻拍、抚摸及搂抱，会使患儿产生安全感，减轻焦虑心理。

2.情绪反应强烈

由于儿童患者病情急、变化快，又不善于表达，哭闹是最为突出的情绪变化，常常用哭声代表一切。所以要求护士要有高度的责任感，经常深入病房，善于从细微变化中发现问题，采取措施，防止突然事件发生。

3.恐惧

住院后，患儿离开了父母的陪伴，加之陌生的环境、陌生的面孔、陌生的诊疗措施，易产生生疏感。表现为：紧张、惶恐不安、沉闷、执拗、不合作、哭闹不止。为消除患儿恐惧心理，护士要多加鼓励，不要训斥和恐吓，要成为患儿的贴心人。病房应有玩具，护士要带领患儿游戏玩要。提倡儿科护士不穿白大衣，穿一些带小花的衣服，以消除儿童患者的恐惧感，博得他们的喜爱。给患儿打针治疗时，要利用儿童注意力易被转移及喜欢表扬鼓励等特点，尽量减轻他们的疼痛感。儿科护士应有一颗慈母般的心，温暖、体贴、爱护那些受创伤的幼小心灵。

不同年龄的儿童个性差异极大，其心理特点也很不相同。因此，他们的心理状态只能从其言语和非言语行为（表情、目光、体态等）中仔细体会理解。所以，儿科护士是否懂得儿童心理学，应成为考核儿科护士素质的重要内容。

（二）青年患者的心理与心理护理

青年正是人生朝气蓬勃的时期，对于自己患病这一事实会感到很大的震惊。青年患者的心理特点主要表现在对工作、前途、恋爱、婚姻、学业等方面的心理顾虑。

1.否认

疾病初期患者只是猜疑，存在侥幸心理，甚至不相信医生的诊断，否认自己患病。有的患者表现为不在意，有的患者会上网搜索查询，希望找到自己没有患病的证据。护士不必强迫患者放弃否认，立即面对现实，因为大多数患者的否认过程会自然消失。护士可以严谨的工作态度，告知患者各种检查结果，肯定诊断的正确性，激发患者的遵医行为，主动配合治疗。

2.担心

患者担心疾病耽误自己的学习和工作，对自己恋爱、婚姻、生活和前途有不利的影响。有的青年不愿意把自己的病情告诉自己的同事或同学。护士要针对青年患者的不同心理状态，实事求是地将病情及转归告诉他们,引导他们正确处理个人问题,消除其对疾病的错误认识,并帮助解决一些实际问题,使其坚定战胜疾病的信心,主动配合治疗;同时,有计划地组织开展娱乐活动,活跃文化生活,使患者身心愉快,早日康复。

3.紧张急躁

青年人一旦承认有病,就会变得紧张急躁,希望能迅速好转,事事询问:为什么打这个针、吃这个药?病程需多长?有无后遗症等。护士应体谅和理解患者,耐心细致地做好解释工作,帮助患者树立对疾病的科学态度。

4.情绪强烈

青年人情绪特点是强烈而不稳定。若病情稍有好转,他们就盲目乐观,往往不再认真执行医疗护理计划,不按时吃药。但患者如果得知病程较长或有后遗症,就会自暴自弃、悲观失望,情感变得异常抑郁而捉摸不定。由于疾病的巨大挫折,他们会出现严重的精神紧张和焦虑,甚至导致理智失控,产生自杀念头,发生难以想象的后果。护士要采取有效的心理支持的方法,帮助患者减轻压力,树立信心,降低焦虑。对症状严重的患者,要予以关注,做好相应的调试。也可以把青年人安排在同一病室,他们在一起可激发生活的乐趣,并消除孤独感。

由于青年患者的心理活动错综复杂、易变化,所以护理人员必须密切注视、预防可能发生的后果,要注意多给予心理支持,循循善诱,耐心疏导。

(三)中年患者的心理与心理护理

一般认为,中年是人生历程中最值得回首寻味的年代。在这个时期,中年人的社会角色比较突出,既是家庭的支柱,又是社会的中坚力量,这个时期患病,患者的心理压力较大。

1.恐惧、焦虑

当他们受到疾病折磨时,心理活动尤为沉重和复杂,他们担心家庭经济生活,牵挂着老人的赡养和子女的教育,又惦念着自身事业的进展和个人成就等。对中年患者的心理护理,一是要劝导他们真正接纳疾病并认真对待疾病;二是使患者认识到,治疗疾病是当务之急,身体恢复健康是家庭和事业的根本。

2.孤独、寂寞

患者患病之前多为家庭生活的支柱,工作的主力,但患病时间一长,就会失去原来的心理平衡。患者希望得到亲人的安慰、朋友的帮助、同事的关心,使其不感到孤独、寂寞。人际关系的亲密感增加,可使患者心理上得到支持,减少或忘记疾病所带来的痛苦,并可从中获得与疾病抗争的力量。

对中年人的心理护理还要动员其家庭和工作单位妥善安排患者所牵挂的人和事,尽量减少他在养病治病时的后顾之忧。再是利用中年人世界观已经成熟稳定,对现实具有评价和判断的能力,对挫折的承受力比较强等特点,鼓励他们充分发挥主观能动性,配合医护人员尽快地把病治好。

(四)老年患者的心理与心理护理

由于老年人生理功能开始出现退行性变化,逐渐衰退,机体的适应能力和抗病能力逐渐降低,易患各种疾病。一旦患病,健康受到威胁,加之退休后产生的失落感,其心理反应较为强烈。

1.恐惧

老年人患病后多为悲观,情绪低落,对疾病的治愈缺乏信心,有时怕出现并发症,担心无人照料,表现出明显的焦虑。当病情加重时,对死亡的恐惧心态越发强烈,因而出现怕死、恐惧、易激惹等负性情绪反应。护士要理解老人的心情,细心照顾他们,讲解一些关于疾病的基本知识,比如病因、临床表现、治疗、护理及预防知识,同时根据病情鼓励老人适当做一些活动,做到医患配合,使身体尽快康复。

2.孤独

老年人一般都有慢性或老年性疾病,所以当某种疾病较重而就医时,他们对病情估计多为悲观,心理上也突出表现为孤独感。护士在临床护理工作中,应多与患者沟通,了解患者需要,根据其个体特点给予关心和鼓励,同时要告诉家人多来探望,减少老人的孤独感。

3.自尊

老年人有很强的自尊心,希望得到家人、社会、医院的重视与尊重。他们突出的要求是被重视、受尊敬。因此,有的老年人患病后生活自理能力下降,也不愿意麻烦他人,做一些力所不能及的事。所以护士对老年患者的意见要尽可能听取和采纳,对他们的称呼须有尊敬之意,谈话要不怕麻烦,声音要大些。要尽量尊重老人的生活习惯,同时要主动巡视病房,多关心问候,了解患者的需求,取得信赖。

4.抑郁

老年人一般都有慢性病或老年性疾病,所以当某种疾病较重时,由于对病情不了解,就会出现恐惧、焦虑的心理,由于过度紧张引起心理上的消极状态,造成心情抑郁。患者入院后,护士应主动热情地迎接他们,耐心、温和、细致地做好入院宣教,采取不同方式与患者交流,增强患者的信任感,消除患者的焦虑、恐惧心理。

护理人员在护理全过程中,要始终把握患者的心理状态这个主要因素,要以深切的理解与真诚的善心去照顾患者,帮助其树立乐观的情绪和战胜疾病的信心,促使患者早日康复。

四、不同疾病阶段患者的心理护理

患者在患病后会出现一系列的心理变化,这些变化在疾病的各个阶段的表现和特点又有所不同。护士应敏锐灵活地掌握患者的心理动态变化,预见性地开展心理护理。

(一)疾病初期的心理护理

患病初期,无论轻症或重症患者,无论急性病或慢性病患者,必然会产生心理反应,但反应程度不一,表现复杂多样。护士应尽快了解和确定患者的心理特点,有针对性地做好心理护理。

1.心理特点

(1)否认与侥幸:否认期的患者认为自己是健康的,否认患病事实。患者可表现出各种不同程度的否认,其中忘记是一种轻微的否认方式,严重者可表现为到处寻求咨询,希望能够听到他们所想听到的自己没有患病的答案,迟迟不愿进入患者角色。

(2)抱怨与负罪感:当确认自己患病,有的患者会抱怨家人关心不够,没有照顾好自己;自怨没有量力而行导致身体健康受损。有的患者感受到疾病的痛苦与折磨,认为自己患病是一种惩罚,则可能产生负罪感。患者常以消极与生气的方式对待疾病,不愿诉说疾病的痛苦与症状,或向医护人员、家人寻事争吵,以发泄内心痛苦。

(3)恐惧与忧心忡忡:患者由于平时身体健康,突然得知患病,毫无思想准备,很容易产生恐惧心理。特别是身患难治疾病或不治之症或面临大手术的患者,疾病可能影响身体功能与形象极易产生恐惧反应,表现为焦虑不安、紧张、忧心忡忡、夜不能寐、日不思饮,再加之周围人的紧张与过分关心,患者会更加恐惧,认为自己的病情严重,出现强烈和复杂的心理反应。

(4)轻视或满足:有的患者因工作繁重、经济压力或知识不足等而轻视疾病;有的患者因患一般疾病,病程不长,预后较好,能暂时脱离紧张的工作岗位,或受到别人的照顾,成为亲朋好友关注的对象,虽然有病,心理却得到一定的满足,表现为情绪轻松,愿意谈自己的病情及预后。

2.心理护理

心理护理的重点是给予较多的心理支持,协助患者正确认识和对待病情,减少患者的紧张情绪,使之初步适应医院的环境,较好配合治疗和护理。

(1)建立良好的护患关系:护士要善于应用人际沟通的各种技巧,建立融洽的护患关系。对刚刚入院的患者,护士应礼貌、热情接待患者,安排整洁、安静、舒适的病房环境;向患者介绍病房的环境及有关医院的制度,向患者介绍主治医师的情况;了解患者的病情及需要,给患者以安慰等。通过良好的言语和行为,同患者建立相互信任的人际关系。

(2)满足各种需要:在不违反治疗原则的情况下,尽量满足患者的生活需要,适当照顾患者的原有生活习惯和爱好;对病情严重、生活不能自理的患者,协助他们保持整洁与卫生;对患者不愿提及的生理缺陷或其他隐私,应严守秘密,维护其自尊,帮助患者接触病友,消除或减轻其陌生感和孤独感。

(3)心理支持和疏导:鼓励患者表达感受,倾听其诉说,帮助患者宣泄恐惧、忧虑等不良情绪;鼓励恢复期的病友现身说法,解除同类患者的顾虑,动员患者的社会支持系统,鼓励家属和亲朋来访,使者感受到被关心和重视,获得心理支持。

(4)认知干预:帮助轻视和否认患病、心存侥幸、抱怨和负罪感的患者理清思路,摆出问题,指导患者提高认知和应对能力,帮助患者尽快进入角色,解除负罪感,正视疾病,积极配合治疗和护理。

(二)疾病发展期(稳定期)的心理护理

经过一段时间的诊断、治疗和护理,多数患者的病情明确,且日趋稳定和好转,患者的心理反应较前和缓。慢性疾病患者可因病情较长、病情反复发作,导致情绪不稳。此期加强心理护理有利于增强治疗效果,缩短病程。

1.心理特点

(1)接受和适应:此期患者已接受自己有病,逐渐适应医院的社会;患者变得顺从,与医护人员关系和谐、依赖,迫切要求多用药、用好药,早日解除病痛;患者把注意力集中于身体体征的变化,想了解自己的体温、脉搏、血压等情况,想了解病情和治疗方案,急切想知道各项检查的结果。

（2）担心和焦虑：有些患者的情绪随着病情发展而变化，有时高兴，有时失望，急躁、紧张、焦虑等消极情绪时常出现，有些患者仍对疾病心存疑虑，担心急性病变成慢性病；术后的患者常担心切口裂开或出血等意外，害怕活动会造成切口愈合困难不愿下床活动；病情反复发作、迁延不愈又无特效药治疗的慢性疾病患者，常陷入求生不得，求死不成的无奈、焦虑状态。

（3）沮丧与厌倦：主要见于患慢性疾病的患者，患者可因疾病需长期治疗且经久不愈，甚至终身生存在慢性病痛中而陷入沮丧、失望等心境；有的患者认为给家人和亲朋造成沉重的经济和照顾负担，失去生活信念，悲观绝望，产生厌世意念。

2.心理护理

（1）重点是保持良好的护患关系，加强与患者的沟通，调节患者的不良情绪。继续协助患者的生活护理，关心患者的起居，鼓励患者适当活动，使患者感到温暖，维护已建立的良好护患关系。

（2）及时将病情好转的信息反馈给患者，消除患者的顾虑，增强其战胜疾病的信心，沟通过程中注意应用积极暗示性语言，鼓励患者为早日康复做出努力，提醒患者的亲友在探视时话题不宜集中在病情，可利用间歇或专门时间开设健康教育讲座，宣传相关疾病的知识，说明疾病的演变过程，减轻患者的心理压力。

（三）疾病恢复期的心理护理

恢复期指患者经过治疗和护理，身体逐步康复，生活逐步恢复正常的过程。此期间，患者的心理由于病情变化、文化层次、个性体征、经济状况等因素，表现多种多样，有些心理状态可致恢复期延长，护士应采取有效措施，加强指导，协助患者身心早日康复。

1.心理特点

（1）兴奋与欣慰：有些患者因病痛减轻或消除，自认为病愈而产生兴奋情绪，甚至不听从医护人员的劝说，过多活动；多数患者为身体的逐步康复，即将离开治疗和休养的环境，回到正常的生活中而感到欣慰。

（2）焦虑与忧伤：有的患者害怕疾病恢复不彻底而形成慢性迁移性疾病；特别是疾病或外伤遗留残疾者，无一例外地忧虑日后的学习、婚姻、生活及工作能力、社会适应等问题，他们担心难以胜任原来的工作，担心出院后能否得到家庭、单位的接纳和照顾，因而产生焦虑情绪。

（3）悲观与绝望：主要见于意外创伤造成永久性严重残疾的患者，他们无法承受残疾对未来人生所造成的重大挫折，对如何度过漫长且艰难的人生感到悲观绝望，自暴自弃，严重时可产生轻生念头。患者放弃必需的功能锻炼，康复过程延长，结果可导致"小残大废"，使局部的残疾成为背负终身的沉重包袱。

（4）依赖和退缩：久病后患者依赖性增强，始终认为自己不能多活动、不能工作，不愿脱离患者角色，安逸于别人照顾的生活。有些患者有退缩表现，如术后因怕痛而放弃功能锻炼；或怀疑身体尚未痊愈，害怕疾病反复，希望延长住院时间，急危重症患者可能对重症监护病房产生依赖。

2.心理护理

此期的护理重点是提供支持和咨询，帮助患者恢复自主生活，提高适应能力，恢复社会角色功能，使患者从心理、身体和社会三方面获得全面康复。

（1）提供信息和知识：加强健康教育，说明疾病的转归，介绍出院后自我护理、保健常识、学会康复方法，使患者正确领会出院后如何服药、巩固疗效、加强功能锻炼，以减轻因出院而产生的焦虑。

（2）心理支持与疏导：鼓励患者参与制订康复计划，克服依赖性，尽快适应病情生活。对不能恢复病情状况的患者，给予精神上的安慰和疏导，帮助他们面对现实，从焦虑和忧伤中解脱，建立乐观的生活态度，做情绪的主人。

（3）自护行为塑造：运用强化理论，通过赞扬的方式强化患者的自护行为；以奖励的方式消退依赖行为，给予正性行为强化，指导患者在力所能及的范围内承担生活的责任，做力所能及的工作，提高适应生活及社会的能力。

（4）协助认知疗法：对遗留残障、悲观绝望的抑郁患者，特别是烧伤毁容或肢体残缺的年轻未婚者，协助医生实施认知疗法，帮助患者建立正确的认知方式，正确面对目前的健康状态；用模范事例鼓励他们建立正确的认知方式，正确面对目前的健康状态；用模范事例鼓励他们建立信心，克服消极情绪，从绝望中走出，适应新的生活方式；最大限度发挥自己的潜能。避免因身体残疾导致心理障碍甚至精神异常。

（四）临终患者的心理护理

1.心理特点

临终患者由于躯体疾病的折磨，对生的渴望和对死的恐惧会产生一系列复杂的心理变化，甚至行为与人格的改变。美国精神病学家库布勒-罗斯对临终患者心理、行为的研究在世界上具有开拓性意义。她于1969年在《死亡与濒死》一书中将身患绝症的患者从获知病情到临终时期的心理反应和行为改变总结归纳为5个典型阶段：否认期、愤怒期、妥协期、抑郁期和接受期。在不同的阶段，患者有不同的心理需要。护理人员在面对临终患者时，要根据患者所处的不同阶段，给予相应的心理护理，协助患者走向人生的终点。

（1）否认期："不，这不会是我，那不是真的！"当一个人在得知自己患了某种严重疾病时，典型的反应是震惊和否认。否认，是患者应付突降不幸的心理防御。因为我们每个人可以承受的心理压力是有限的。如果突然受到的心理打击超过我们的耐受能力，我们就需要采取措施保护自己。否认正是起到了这种缓冲的作用。

此时，护理人员不宜强求患者面对现实，要采取理解、同情的态度，认真倾听其感受，注意非语言的交流，满足患者心理需要，协助患者逐渐适应和接受即将死亡的现实。

（2）愤怒期："为什么是我？""这太不公平了！"当否认无法再持续下去，患者开始接受患病的现实时，最常见的反应是愤怒。患者抱怨命运的不公平，气愤命运对自己的捉弄。怨恨、嫉妒、无助、痛苦等交织在一起的情绪，使患者常迁怒医护人员和家属，发泄内心不满、苦闷和无奈，责怪上帝的不公平。

护理人员要理解患者的发怒是缘于害怕和无助，并非针对家属和医务人员的。护理人员应当理解患者的内心痛苦，尽可能满足患者的各种要求。不能因为患者"事多"而表现出厌烦情绪，否则患者会感到更加绝望和孤独。同时要做好家属的工作，给予患者宽容、关爱和理解。

（3）妥协期："是的，就是我，但是……"患者的愤怒心理消失，不再抱怨，而是请求医生想尽一切办法治疗疾病，期望奇迹的出现。患者的心情逐渐平静，开始理智地考虑一些现实的问题。他们对生命还怀有希望,开始希望通过采取某些措施而达到延长生存时间的目的。他们常常与医务人员商讨"如果我现在……能不能多活……(时间)"。在这一阶段,他们对治疗态度积极,非常合作和顺从。

此时期的患者对治疗是积极的,应当充分利用这段时间,调动患者的主观能动性,配合治疗,延长患者的生存时间。

(4)抑郁期:"好吧,就是我"。这时患者意识到无论采取什么手段,都已经于事无补了,死亡将不可避免。患者真正绝望了。于是患者表现出来的是一种消沉、抑郁、沮丧的心理情绪。患者体验到一种准备后事的悲哀,变得沉默寡言,情绪极度消沉、压抑,对外界的事物完全丧失了兴趣,甚至不愿同最亲近的人接触。家人难以通过鼓励、劝导和支持来帮助患者改善情绪。患者开始现实地对待死亡,着手安排后事。

这时应当告诉家属不必试图使患者高兴起来。试图使患者高兴是家属的希望而不是患者的希望。患者已经认识到生命即将结束,感到悲哀是正常的。患者也有权表达自己的悲哀。要让患者有机会表达出自己的情绪。当患者谈及死亡等内容时,家属和医护人员应当耐心倾听,给予及时而准确的回应,使患者感到被接纳。如果家属和医护人员不能理解和体会患者的心理要求,有意无意地回避谈论死亡问题,就会使患者感到自己的情感不被他人所接受,感到孤独和疏远,从而关闭了情感交流的通道。这样做不利于患者顺利度过抑郁期。

(5)接受期:"我准备好了"。患者进入到此阶段时,认为自己已完成了人生的一切并准备接纳死亡的到来。患者对死亡采取了接受的态度,能够平静地思考即将到来的死亡,对死亡已经做好了心理准备,以平和的心态迎接死亡的到来。患者对死亡已不再恐惧和悲伤,而有一种"认命"感,表现为比较平静、安详、少言,非常希望自己最亲近的人能够陪伴在身边,伴随自己走过人生的最后阶段。

尊重患者,不要强迫与其交谈,给予临终患者一个安静、明亮、单独的环境,减少外界干扰。告知患者家属尽量陪伴患者,尽可能满足患者的心理需要。在这个阶段,护理人员除了满足患者的基本生理需要外,还应当保持与患者的交往,协助患者实现各种愿望,使患者在安详的气氛中走完人生旅途。

2.心理护理

对临终患者护理已经成为护理领域的一个研究方向,许多研究者对临终患者的护理进行过研究,提出了临终护理应当达到的目标。一般认为,对临终患者进行护理时,应当努力达到以下护理目标。

(1)使患者尽可能享受最后的时光,与亲人相伴,感受家庭的温暖和幸福。

(2)帮助患者尽可能完成未完成的工作或愿望,使患者临终前感到人生无憾,并获得最后的乐趣和满足。

(3)采取有效措施控制患者的疼痛,尽可能减少患者的痛苦和烦恼。

(4)尊重患者的愿望,让患者有尊严地离开人世。

第三节　患者心理健康教育与护理人员心理素养

一、患者心理健康教育

（一）患者心理健康教育的概述

1.心理健康教育的概念

心理健康教育是指专业人员通过有组织、有计划、有评价的教育活动,促使人们认识心理健康与躯体健康的关系,建立有益于心理健康的防御机制和行为应对方式,掌握心理自助和心理保健方法,提高心理健康水平,预防心理疾病。

2.患者心理健康教育的概念

患者心理健康教育是指以医院为基地,以患者为对象,通过有目的、有计划、有评价的教育过程,使患者认识社会心理因素与疾病发生、发展和转归的关系,改变不利于健康的错误思维、观念和行为,建立良好的心理防御机制和应对方式,促进身心健康。

3.心理健康教育的作用

①心理健康教育是患者健康教育的重要组成部分;②心理健康教育为护士实施心理护理提供了方法;③心理健康教育是激发患者潜能的推进器。

4.心理健康教育的原则

①科学性原则;②针对性原则;③尊重性原则;④保密性原则;⑤专业性原则。

5.心理健康教育的主要内容

心理健康教育的内容可以涵盖与人类心理健康相关的诸多方面。

(1)按心理发展的年龄特征可分为幼儿心理健康教育、儿童心理健康教育、青少年心理健康教育、中年心理健康教育、更年期心理健康教育、老年心理健康教育等。

(2)按群体心理问题及心理健康的特点可分为家庭心理健康教育、学校心理健康教育、工矿心理健康教育、机动车驾驶心理健康教育、航海心理健康教育、航空航天心理健康教育、军人心理健康教育、医护人员心理健康教育等。

(3)按与心理健康相关的症状特点可分为情绪障碍心理健康教育、睡眠障碍心理健康教育、人格障碍心理健康教育、疼痛问题心理健康教育和性心理问题心理健康教育。

(4)按心理健康与疾病的特点分为亚健康人群心理健康教育、患者心理健康教育和康复者心理健康教育。

（二）患者心理健康教育的主要内容

1.心理疾病患者的心理健康教育要点

(1)帮助患者认识影响健康的心理社会因素:这些影响因素包括外部因素和内部因素。其中外部因素主要包括生活事件、社会支持与慢性应激性刺激;内部因素主要包括个体易感性和应对方式。心理健康教育的目的是帮助患者认清心理社会因素对健康的影响具有双向性特征,它既是影响健康的致病因素,又可以是促进健康的治疗因素。对于因心理社会因素患病或病情加重的患者,应帮助其建立积极的心理防御机制和社会支持系统,努力消除心理社会因素对患者健康造成的消极影响。

(2)帮助有生活事件的患者减少负面影响:生活事件对人体的影响依事件的性质不同而各不相同。当在对患者评估时发现患者有近期生活事件和慢性应激性刺激时,应进一步评价这些刺激因素对患者健康的影响程度,应用"生活再适应量表"对患者进行测评,根据积分预测患者出现健康问题的可能性。依据评估结果,指导患者理解和认清生活事件对个体的影响,加深对心理社会因素是致病因素的认识,减少个体易感性,减轻心理反应程度,主动消除心理社会因素对患者健康的负面影响。

(3)帮助有不良应对方式的患者建立积极的心理防御机制:人们应对由心理社会因素导致的疾病所采用的应对方式有两种:积极地应对和消极地应对。采用何种方式,与压力的性质、对压力的感知程度、以往应对压力的能力或经验、个体的人格特征、个体的支持系统等有关。

护士在向患者实施心理健康教育之前,需要对这些因素进行评估,对于有严重生活事件打击的、对压力感知程度高、反应敏感、缺乏处理压力经验和社会支持系统的患者,应作为重要的教育对象,帮助其建立积极的心理防御机制。

防御机制的基本功能是:帮助个体延长彻底处理冲突的时间;掩盖真实的感情、害怕和冲突;减轻焦虑;以社会可接受的方式释放内心强烈的感受;将不可接受的行为转化为可接受的方式。

患者常见的防御机制有:①抑制,即将不愉快的想法压抑于潜意识中,不愿释放和表达;②文饰,以自圆其说来解释自己的行为,将自己的真实感受掩盖起来;③投射,将自己不愉快的情绪归因于他人;④退化,个体的行为倒退到早期幼稚的行为阶段;⑤置换,将情绪中的一个目标转移到可以接受的另一个目标,以减轻不良情绪所带来的痛苦;⑥升华,将无意识的冲突以社会能接受的方式表示,使之具有建设性。前四种属于消极防御机制,后两种为积极防御机制。护士在实施心理健康教育时,要注意观察患者对不同情形的行为反应、患者对这些反应的解释,以及这些反应的有效性,从而判断患者的行为属于何种应对方式。以举例的方式向患者解释消极应对方式的弊端,帮助患者学会运用积极的应对方式促进机体的康复,充分发挥患者心理防御机制对机体的保护功能。

(4)帮助无助的患者建立良好的心理社会支持系统:心理社会支持系统是患者可利用的外部资源,包括家庭、亲属、朋友、同事、伙伴、单位、工会等个人或组织所给予患者精神上和物质上的帮助与支持。在进行心理健康教育过程中,要对患者的心理社会支持程度、患者利用心理社会支持资源的情况进行综合评估,判断患者有无心理社会支持系统,支持的来源、数量和利用度,患者对支持的需求和反应等,以便在教育时有目的地调动和利用有效的、患者需要得到的外部资源。在实施教育时,向缺乏社会支持的患者说明心理社会支持系统对促进疾病康复的意义,调动其利用社会支持的积极性,同时向家属说明为患者提供心理社会支持的作用、意义、方法,共同为促进患者康复建立起良好的心理社会支持系统。

2.心身疾病患者的心理健康教育的内容

(1)常见的心身疾病如下。

循环系统疾病:冠心病、原发性高血压、心律失常。

呼吸系统疾病:支气管哮喘、过敏性鼻炎、过度换气综合征、花粉症。

消化系统疾病:消化性溃疡、溃疡性结肠炎、结肠过敏、神经性厌食、神经性呕吐及食管、贲门或幽门痉挛等。

泌尿生殖系统疾病:神经性多尿症、阳痿、月经紊乱、经前紧张征。

内分泌代谢系统疾病:肥胖症、消瘦、糖尿病、甲状腺功能亢进症。

神经系统疾病:偏头痛、紧张性头痛、痛觉过敏、痉挛性疾病。

肌肉骨骼系统疾病:类风湿关节炎、痉挛性斜颈。

皮肤系统疾病:神经性皮炎、慢性荨麻疹、湿疹、银屑病、斑秃、多汗症。

其他:恶性肿瘤、妊娠、毒血症、青光眼、弱视、口腔炎等。

(2)心身疾病具有的主要患病特点:①在患者的躯体上可以查出器质性病变或病理生理过程;②本病是由情绪和人格因素引起的;③躯体变化与正常心理反应时的生理变化相同,但更为强烈和持久;④本病不是神经症和精神病。

(3)心身疾病患者心理健康教育的要点。

帮助患者认识心身疾病的特点,有助于增强患者的防病意识,减少心理因素对机体的不利影响。

帮助患者认识心身疾病的常见症状。向患者说明心身疾病的症状概括起来主要有两大类:躯体症状和心理障碍,如高血压常伴有焦虑状态,溃疡病常伴有紧张、抑郁状态等。躯体症状和心理障碍互为因果关系,致使患者在不同的疾病阶段,表现出不同的躯体症状和心理紊乱症状。最常见的身心症状有注意力不集中、记忆减退、脑力疲劳、易激惹、兴奋性增高、情绪不稳定、焦虑、抑郁、睡眠障碍、头晕、晕厥、性功能减退、胸前区压迫感和刺痛、胸部压迫感、呼吸困难、喉部块状阻塞感、食欲减退、厌食、口干、呕吐、上腹部压痛、胃肠痉挛、颈肩部疼痛、腰痛、肢体痛和痛经等。此外还可见到客观的躯体症状或体征,如血压波动、脉搏易变、心动过速、期前收缩等。护士应指导患者向医生正确描述病情、具体的心身症状的特点,以及引起这些症状的原因,为医生正确诊断和及时治疗提供可靠依据。

帮助患者明确心身疾病治疗的要点:临床上治疗心身疾病的基本原则是在治疗躯体疾病的基础上,积极进行心理干预。护士在进行心理健康教育时,应根据患者所患心身疾病的特点和治疗方法,做好相关治疗知识的宣教和指导。如心理治疗是一个用时较长的过程,需要多次复诊,不可能一次解决所有心理问题,也不可以随意减少或终止;对于用药,要说明用药的注意事项,尽量按医生的要求做到足量、足疗程,不能随意减少药量或自行停药。同时告知患者一般药物的起效期为2周,此期出现的胃肠道症状、焦虑反应和神经系统的反应,均属正常反应,告诉患者不必紧张,不能自行停药,待2周后,这些症状可逐渐减轻或消失。鼓励患者积极配合治疗,提高患者治疗的依从性。

3.躯体疾病患者心理健康教育的要点

许多躯体疾病虽然没有明显的心理社会致病因素,但在患病过程中,疾病的症状始终被大脑所感知着、评价着,会产生相应的心理或行为反应。认识这些反应,对于护士指导患者积极应对疾病、减少心理因素的消极影响,具有十分重要的作用。

(1)躯体疾病患者的反应。

疼痛反应：是临床最常见的症状。

感知过敏反应：当患者感知到疾病原因、疾病痛苦和行为的社会后果时，可以出现感知过敏状态，表现为警觉性增高，对突然发生的轻微声响或动作也易引起惊跳，常因小事吵闹不止，注意力不集中，思维杂乱，做事茫然无序，被动接触等。

躯体转移性反应：由于个体易感性因素，部分患者可出现躯体转移症状，如病变器官心因性功能障碍加剧，出现尿频、里急后重感、心悸、手颤、面部肌肉紧张、多梦、失眠、全身倦怠等。

过度防御反应：正常的防御反应可以在短时间内使患者心理平衡。如果持续存在消极的或过度的、过强的心理防御反应，就有可能将躯体疾病演化为心理障碍。

上述反应可在各类躯体疾病中出现，但有的症状十分隐匿，护士能够及时发现和处理躯体疾病伴随的心理反应，是进行心理健康教育时的重要任务。

（2）心理健康教育要点。

帮助患者认识躯体障碍对心理活动的影响：躯体疾病对患者心理活动或态度的影响取决于疾病的性质、病情的严重程度和患者的个性心理特征、年龄、经验，以及当时的心理状态。患相同疾病的患者，不同的心态会产生不同的求医行为和治疗行为：性格开朗的患者，可表现为理智地承认患病的现实，主动地要求就医治疗；而谨慎、内向性格的患者，可能会出现怀疑、多虑、烦躁不安等情绪反应，脱离现实的处理问题，如采取轻视病情，不按时就医等行为，极有可能会延误疾病的治疗。因此，护士在实施心理健康教育时，应帮助患者认识心理活动产生的原因和对疾病的影响，指导患者在疾病发生、发展和转归的过程中，始终保持积极向上的心态，客观地处理好躯体疾病带来的心理问题。

帮助患者认识躯体疾病引起的心理行为异常现象：躯体疾病常常导致器官功能的丧失、活动的异常、疼痛或继发该系统功能失调，它的性质、部位、程度、持续时间和生物学后果会严重影响患者的认知、情绪、行为方式和态度，使患者出现不同的心理应激反应、情绪反应和心理防御反应。躯体疾病所致的心理行为异常主要表现如下。

意识障碍：意识障碍的症状多数为一过性的或暂时性的，会随着病情的好转和稳定逐渐减退或消失。

认知障碍：对有认知障碍的患者，护士在实施心理健康教育时，一定要向家属说明认知功能障碍的危害，帮助家属增强安全防护意识，加强对患者的监护和关爱，随时防止意外事件的发生。

情绪障碍：躯体疾病所致的情绪障碍多数为消极反应，这种负性情绪往往成为影响患者心身康复的重要因素，如果得不到及时有效的调整则会增加并发症发生的概率，加重病情，甚至危及生命。临床常见的负性情绪有 3 种：反应性焦虑、反应性抑郁和抑郁焦虑的混合状态。对于外科手术患者的情绪反应，护士在实施心理健康教育时，应针对其情绪反应特点，做好围术期的心理健康指导，利用术前准备、术前访视和术后监护的时机对患者进行情绪疏导和手术适应行为训练，努力减少负性情绪对手术效果的影响。对于内科患者，尤其是长期患病导致的抑郁情绪，若得不到及时发现并得到有效的干预，会影响疾病的康复，而且严重的抑郁发作会使患者产生自杀观念或自杀行为。因此，护士在进行心理健康教育时，对于易产生抑郁障碍的躯体疾病患者应给予高度重视，发现情绪障碍的迹象，应及时进行心理疏导，分析引起抑郁的原因,同时利用患者的社会支持系统对患者给予感情支持,帮助家属认识抑郁发作的症状和引起自杀的危害,并加强对患者的安全监护。

行为异常:某些躯体疾病还会伴随一些行为异常的表现,如兴奋、躁狂、呆滞、淡漠、行为迟缓等表现,重者可出现重性精神病的行为表现,如人格改变、不修边幅,甚至丧失工作能力。某些隐私性疾病、传染性疾病患者,心理上有被歧视、恐惧的感觉,会产生退缩行为或报复行为。因此,护士在为易于发生行为异常的患者实施心理健康教育时,应注意观察患者行为异常的特征,判断患者的行为表现可能引起的不安全因素,教会家属识别患者的异常行为,并在发生异常行为时采取及时有效的措施加以防护。

4.康复患者心理健康教育的要点

现代康复观强调全面的康复,除机体康复外,还注重心理康复和重返社会。心理康复在全面康复中扮演着极其重要的角色,它对机体康复、恢复社会功能、预防疾病和防止疾病复发,起着积极的促进作用。心理康复的过程就是将患者在患病期间出现的心理紊乱现象调整到心理平衡状态,促进患者向着全面康复的方向发展。

康复患者的心理健康教育主要有两大任务:一是促进患者的心理健康,使其达到全面康复的水平;二是减少不良心理因素对康复过程的影响,提高患者对执行康复计划的依从性。其目的是使患者充分认识心理康复对促进康复和重返社会的意义和作用,积极调整因躯体疾病引起的心理紊乱状态,以积极的心态主动进行康复治疗。其心理健康教育的要点主要包括以下两种。

(1)帮助患者认识心理康复在全面康复中的作用:通过心理健康教育,帮助患者树立全面的康复观,使患者能积极参与心理康复活动,主动改变不利于疾病康复的行为模式,努力达到全面康复。

(2)帮助患者认识康复过程中的心理问题,及时予以疏导和纠正。在疾病康复中,有些因素会影响康复治疗的进程和效果,较常见的情况有以下几种。

a.错误认知对康复过程的阻碍与干预:康复过程中的一些错误认知,如否认作用、认同延迟、失能评价、不合理信念等,都会阻碍患者心理康复的进程。

对于持否定态度的患者,在实施心理健康教育时,教育重点是说明持久性康复的意义,鼓励患者积极参与制订康复计划,并努力配合和完成计划,避免一味地纠正否定态度。

认同延迟的患者往往采取逃避的方式,拒绝治疗或不配合治疗。护士在教育中应注意评估者的行为表现,判断逃避的原因,及时修订康复计划,循序渐进地增加康复内容,以减少训练中的负面影响,指导家属对于患者的配合行为及时给予鼓励,使患者能够坚定信心,积极进行康复训练。

由于躯体疾病可能会导致患者机体的某些功能丧失,有的患者终生需要别人照顾。这将会导致患者抑郁、焦虑、失望,甚至产生自杀意念或行为,拒绝治疗、绝食,甚至有攻击行为,加之大多数患者和家属不十分了解疾病发展的医学知识,对失能做出不正确的评价,有的过分夸大或看轻事实,有的歪曲事实。由此而导致的后续行为将严重影响对残疾的适应以及对康复计划的执行。因此,护士在实施心理健康教育时,其教育的重点是向患者及家属解释躯体疾病病残的部分失能是客观现实,以免患者认为"残疾是暂时的",抱有不现实的幻想或导致否认躯体病残的事实;其次,病前适应能力较好的患者,可以明确向患者公开病残的失能程度和可以恢复的程度,使患者明确康复的目标,激发患者的行为动力。

由于社会文化背景的差异,而导致一些患者对某些躯体疾病产生不合理信念,多见于因残疾引起的性功能丧失的患者。护士在进行心理健康教育时的重要任务是帮助患者改变不合理信念,告诉患者人类的性行为是取决于生物和心理两方面因素,性问题不仅是生理现象,还是一种情绪体验,生物方面的损伤可以通过情绪体验来弥补。通过科学知识的学习,消除患者因性问题所带来的焦虑和抑郁情绪,鼓励患者积极采取医学措施加以改善,从而提高生活质量。

b.不良情绪对康复的影响与干预:病残对患者的影响主要体现在自尊的丧失和因不能自理而产生的负性情绪,影响康复最常见的负性情绪是焦虑、抑郁、愤怒和过分依赖。患者情绪不稳定,易激惹,充满敌意和攻击性,缺乏动力,对前途悲观失望,甚至因绝望而自杀。在心理健康教育中,护士要善于观察这些负性情绪的行为表现,及时发现和处理不良情绪的发作,如患者情绪突然由阴转晴,假装愉快来麻痹亲人或医务人员,以寻求自杀的机会;过度依赖的患者其行为会像儿童一样,希望得到额外的照顾,不愿意接受自理能力的训练等,护士在进行心理健康教育的同时,要将这些负性情绪特点告诉家属,取得家属的配合,使患者出现这些情绪反应时,能够及时得到积极的心理支持和疏导,帮助患者建立康复的信心,对于康复过程中取得的微小进步要及时给予肯定和鼓励,当出现焦虑、抑郁情绪和攻击行为时,要指导患者运用放松技术缓解情绪压力。

c.不健全人格对康复的影响和干预:不健全的人格特征在疾病的发生、发展和转归中起重要的作用,可能成为影响疾病康复的重要因素。如偏执型人格患者,在遇到挫折时容易将病残的责任推给别人,视别人的好意为动机不良,甚至怀疑治疗效果,因此严重阻碍了康复的进程。对于此类患者应向患者做好人格与疾病关系的解释工作,使患者能够意识到不良人格给康复治疗带来的负面影响,消除患者的多疑心理,以科学的态度对待治疗。对于暗示心理较强的患者,护士可利用此特点,采用积极的暗示,提高康复的依从性。对于冲动型人格患者,要积极稳定情绪,减少刺激,避免因冲动而做出不利于康复的行为。

d.不良社会因素对康复的影响与干预:不良社会因素对康复的影响,主要表现在家庭成员、工作单位、社会对患者的态度和社会支持系统的保障力度上。同情、理解、支持、接纳、关心、鼓励的态度对患者建立康复信心、努力重返社会的目标具有积极的促进作用。相反,如果对患者采取厌恶、遗弃、歧视、嘲弄、侮辱,以致把他们当作累赘的态度,将会对患者的心理造成致命的打击,不仅影响患者的康复进程,还有可能导致患者放弃治疗,甚至采取自杀的恶性后果。护士在对这类患者进行心理健康教育时,应对影响患者康复的社会因素进行评价,向患者家属及单位领导等说明积极的社会支持系统的意义和作用,帮助建立完善的社会支持系统,使患者对回归社会充满信心。

e.医源性因素对康复的影响和干预:医护人员在与患者的密切接触过程中,各种医源性因素必然会对患者心理产生某些影响,最常见的因素有医护人员的态度、语言、操作水平、治疗程序的复杂程度、治疗过程中的痛苦程度、治疗时间的长短以及治疗费用等。疾病康复是一个缓慢的过程,要使患者在整个缓慢的过程中始终保持良好的治疗心态,医护人员也必须调整良好的心态,做好长期作战、付出艰辛努力的准备,与患者和家属达成同盟,共同克服康复过程中遇到的障碍,为患者的康复各尽其责,促使患者早日康复回归社会。

二、心理健康促进的原则

(一)心理健康促进的基本概念

1.定义

第三届国际心理卫生大会将心理健康定义为:所谓心理健康,是指在身体、智能以及情感上与他人的心理健康不相矛盾,将个人的心境发展成最佳状态。心理健康包括两层含义:一是与绝大多数人相比,其心理功能正常,无心理疾病;二是能积极调节自己的心理状态,顺应环境,建设性地发展完善自我,充分发挥自己的能力,过有效率的生活。也就是说,心理健康不仅意味着没有心理疾病,还意味着个人的良好适应和充分发展。

2.心理健康的一般标准

综合国内外心理学家的观点,参照现实社会生活及人们的心理和行为表现,现代人的心理健康标准应从以下 7 个方面来判断。

(1)智力正常:智力正常是人正常生活最基本的心理条件,是心理健康的首要标准。世界卫生组织(WHO)提出的国际疾病分类体系,把智力发育不全或阻滞视为一种心理障碍和变态行为。一般地讲,智商在 130 以上,为超常;智商在 90 以上,为正常;智商为 70~89,为亚中常;智商在 70 以下,为智力落后。智力落后的人较难适应社会生活,很难完成学习或工作任务。衡量一个人的智力发展水平要与同龄人的智力水平相比较,及早发现和防止智力的畸形发展。例如,对外界刺激的反应过于敏感或迟滞、知觉出现幻觉、思维出现妄想等,都是智力不正常的表现。

(2)情绪适中:情绪适中是指情绪是由适当的原因所引起;情绪的持续时间随着客观情况的变化而变化;情绪活动的主流是愉快的、欢乐的、稳定的。有人认为,快乐表示心理健康如同体温表示身体健康一样的准确。一个人的情绪适中,就会使整个身心处于积极向上的状态,对一切充满信心和希望。

(3)意志健全:一个人的意志是否健全主要表现在意志品质上,意志品质是衡量心理健康的主要标准,其中行动的自觉性、果断性和顽强性是意志健全的重要标志。行动的自觉性是对自己的行动目的有正确的认识,能主动支配自己的行动,以达到预期的目标;行动的果断性是善于明辨是非,适当而又当机立断地采取决定并执行决定;行动的顽强性是在做出决定、执行决定的过程中,克服困难、排除干扰、坚持不懈的奋斗精神。

(4)人格统一:心理健康的人,其人格结构包括气质、能力、性格和理想、信念、动机、兴趣、人生观等各方面能平衡发展,人格在人的整体的精神面貌中能够完整、协调、和谐地表现出来。思考问题的方式是适中和合理的,待人接物能采取恰当灵活的态度,对外界刺激不会有偏颇的情绪和行为反应,能够与社会的步调合拍,能与集体融为一体。

(5)人际关系和谐:人际关系和谐是心理健康的重要标准,也是维持心理健康的重要条件之一。人际关系和谐具体表现为:在人际交往中,心理相容,互相接纳、尊重,而不是心理相克,相互排斥、贬低;对人情感真诚、善良,而不是冷漠无情、施虐、害人;以集体利益为重,关心、奉献,而不是私字当头,损人利己等。

（6）与社会协调一致：心理健康的人,应与社会保持良好的接触,认识社会,了解社会,使自己的思想、信念、目标和行动跟上时代发展的步伐,与社会的进步与发展协调一致。如果与社会的进步和发展产生了矛盾和冲突,应及时调节,修正或放弃自己的计划和行动,顺历史潮流而行,而不是逃避现实,悲观失望,或妄自尊大、一意孤行,逆历史潮流而动。

（7）心理特点符合年龄特点：在人的生命发展的不同年龄阶段,都有相对应的不同的心理行为表现,从而形成不同年龄独特的心理行为模式。心理健康的人应具有与同年龄段大多数人相符合的心理行为特征。如果一个人的心理行为经常严重偏离自己的年龄特征,一般都是心理不健康的表现。

3.心理健康促进定义

心理健康促进,是指提高人们心理耐受性和适应水平,预防心理障碍的发生;提高社会识别、理解精神疾病的水平,减少精神疾病的复发。

（二）心理健康促进的原则

要培养良好的心理素养,心理健康是基础。社会变革常常引起人们心态的起伏变化。20世纪人类社会的政治、经济、科技、文化和自然环境的巨大变化,给人类带来了狂热、欢悦、振奋和希望,也同时带来了某些人的消沉、痛苦、失意和迷惘。心理健康的促进奏出了现代人生活的一支"主旋律"。

1.认识自己,悦纳自己

德国的一位学者说："一个人真正伟大之处,就在于他能够认识自己"。悦纳自己是发展健康的自我体验的关键与核心。一个心理健康的人能体验到自己的存在价值,既能了解自己,又能接受自己,具有自知之明,即对自己的能力、性格、情绪和优缺点做出恰当、客观的评价,对自己不会提出苛刻的非分期望与要求;对自己的生活目标和理想也能制定得切合实际,因而对自己总是满意的,同时,努力发展自身的潜能,即使对自己无法补救的缺陷,也能安然处之。

2.面对现实,适应环境

心理健康的人能够面对现实、接受现实,并能够主动地去适应现实,进一步地改造现实,而不是逃避现实。对周围事物和环境能做出客观的认识和评价并能与现实环境保持良好的接触,既有高于现实的理想,又不会沉湎于不切实际的幻想与奢望。对自己的能力有充分的信心,对生活、学习、工作中的各种困难和挑战都能妥善处理。心理健康才能与现实保持良好的接触。一则让他们能发挥自己最大的能力去改造环境,治愈或减轻患者痛苦,以求外界现实符合自己的主观愿望;另则在力所不能及的情况下,他们又能另择目标或重选方法以适应环境,让患者以良好的心态去面对顽症。

3.结交知己,与人为善

心理健康的人乐于与他人交往,和他人建立良好的关系,是心理健康的必备条件。不仅能接受自我、也能接受他人,能认可他人存在的重要作用,能为他人所理解,为他人和集体所接受,能与他人相互沟通和交往,人际关系协调和谐,在生活小集体中能融为一体,乐群性强。在与人相处时,积极的态度（如同情、友善、信任、尊敬等）总是多于消极的态度（如猜疑、嫉妒、敌视等）,在社会生活中有较强的适应能力和较充足的安全感。与他人在一起,不仅可得到帮助和获得信息,还可使自身的苦痛、快乐和能力得到宣泄、分享和体现,从而促使自己保持心理平衡与健康。

4.挫折磨砺,积极进取

成功的机会往往存在于挫折之中。强者的奥秘就在于自觉运用这个哲理处理生活道路上的困境。遇事退一步,海阔天空;凡事论曲直,路窄林深。请体会一下郑板桥"吃亏是福""难得糊涂"的宽大胸怀吧!

医护人员只有将自身的心理健康达到一个更高的境界与水准,才能将现代医学模式所要求的临床工作做好。

三、护理人员心理素养的培养

(一)护理人员应具备的心理素养

护理人员应具备的心理素质和特点,从广义来说,就是要医德高尚、大公无私、全心全意为患者服务的品德。从狭义来说,护理人员的心理素养则主要体现在情感、能力、意志、兴趣、性格等几个方面。

1.情感

情感是人对客观事物是否符合需要而产生的内心体验与外部表现。作为负有救死扶伤责任的护士,应具有高尚的心理品格,忠于职守,对患者具有责任心、同情心和爱心,对患者如亲人,将患者的病痛当作自己的病痛,事事处处为患者着想,一心一意为患者解除疾苦。如果缺乏这种真挚的情感,就不是一名合格的护士。

护士的情感对患者有直接的感染作用,特别是对于暗示性强的患者,这种感染作用更为突出。我们应以良好的情感去影响患者的心理状态,去唤起患者对生活的热爱,增强战胜疾病的信心,积极配合治疗。一名优秀的护士,不但要善于应用良好的情感鼓励患者,同时也要学会控制自己的某些不良情绪,以免带给患者消极的影响和暗示。对不同疾病、心理状态的患者,恰当地运用表情动作、体态姿势、言语等,这是护理人员应该掌握的艺术。

2.能力

能力是人能够顺利地完成某种活动的个性心理特征。人要顺利地、成功地完成任何一种活动,总要有一定的心理和行动方面的条件作保证,它直接影响活动的效率。能力可分为一般能力和特殊能力两类。

一般能力是指完成各种活动都需要的共同能力,它是有效地掌握知识和顺利地完成活动所必不可少的心理条件,一般能力大致包括有观察力、记忆力、想象力、思维能力、语言能力、操作能力、自学能力和科研能力等。特殊能力是指从事某种特殊活动或专业活动所必需的能力。任何一种专业活动都是与该专业内容相符合的几种能力的结合。

一般能力是特殊能力发展的基础和内部条件,一般能力在活动中具体化和专门化,在各种活动中发展相应的特殊能力的同时,也发展了一般能力。能力是在人的先天素质的基础上通过后天的学习和锻炼而形成发展起来的。素质本身不是能力,只是能力发展必要的物质基础。在同样素质基础上可以形成各种不同的能力,这完全取决于后天条件,如营养、社会实践、早期教育以及个人的勤奋努力等都起着重要的作用,护士需要具备以下能力。

(1)敏锐的观察力:观察是一种有目的、有计划的有意知觉,是人对现实认识的一种主动形式。当有意知觉探索和了解客观事物的矛盾和变化,并有系统地、独立地进行,就是观察。观察力是发现事物典型特征的能力,是一种稳定的心理特征。

护理人员需要有敏锐的观察力,善于从患者的言语、行为特点去发现他们的内心活动。敏锐的观察力是护理人员工作质量优劣的重要标志。在疾病的过程中把握各复杂因素的变化,对于诊断、治疗和护理的效果及预计可能发生的问题等,都是非常重要的。观察必须具有科学性和系统性。护理人员除了观察患者的生命体征,还应观察患者细微的肌肉运动,如面部表情、眼神、举止、体态、手势以及言语的声调等,以便了解患者的内心活动和躯体的情况。仔细地观察往往能得到较之询问更为可靠的初步信息,如想了解患者喜欢哪种食物,只要认真观察剩下饭菜的数量、品种,就可以清楚地了解这个问题。又如某些患者由于治疗效果不佳,他们的焦虑情绪随着病程的延长而加重,表现为吃不下、睡不好,本来开朗健谈的人变得沉默寡言了。

(2)准确的记忆力:记忆力是指人脑对经历过的事物的识记、保持、再认和重现(回忆)。记忆是人脑对外界信息的编码、存储和提取的过程。记忆是一种积极能动的心理活动。护士要熟悉各种药物的配伍禁忌、对病房中每一个患者的病情需要有较详细的了解,以及手术室的护士在不同手术步骤中正确无误地传递器械等,都需要护理人员具有良好的记忆力和科学的记忆术,否则是难以完成治疗、护理任务的。

(3)丰富的想象力:想象力是在头脑中改造记忆的表象而创造新形象的过程,也是对过去经验中已经形成的那些暂时联系进行新的结合过程。人的任何心理过程都离不开想象力。想象力能丰富情感,激起情绪,促进行动。爱因斯坦曾说:"想象力比知识更重要,因为知识是有限的,而想象力概括着世界上一切,推动着进步,并且是知识的源泉。严格地说,想象力是科学研究中的实在因素。"具有丰富想象力的护士,不仅能了解患者的病情、心理状态,而且能根据患者的特点,预料他们的发展动向,给予某些护理的措施,使其获得预期的效果。

(4)独立的思维力:思维是人脑对客观事物的一般特性和规律性的一种概括、间接的反映过程。概括性、间接性是思维的主要特征。思维力是能力结构的核心,是能力水平的标志。例如,医生通过看见描记 ST 段下移和 T 波倒置,凭借对人体正常知识的掌握和认识,进行推理,可间接地诊断患者有心肌缺血。临床上疾病的诊断,治疗方案的选用,护理计划的制订,都是思维的结果。思维的任务在于解决问题。这需要护理人员培养自己创造性思维的能力。创造是更高一层的解决问题。创造性,思维的特点是新颖性、奇特性和创造性。它的形式有两种,即发散性思维和复合性思维。没有两个患者的病情是完全一样的。因此,护理工作不能千篇一律,必须因人因时而异,对不同的患者采取不同的护理措施。工作中要不断探索新的途径和新的方法,创造性地去解决问题。

(5)善于沟通的能力:语言是思维的外壳,思维概括和间接的反映客观事物,均凭借语言来实现。语言是人们在社会生活中广泛运用的交际工具,它好像一面镜子,反映了一个人的思想、情操、道德、文化修养等状况。它对于协调医护人员与患者、社会的关系起着重要作用。医护人员的一句话,一个表情,对于患者的心理状态、情绪变化、健康恢复有很大影响。良好的言语能使患者感到温暖和力量,能鼓舞患者战胜疾病的信心,能使患者的某些不利于治疗的心理反应,转化为接受治疗的良好的心理状态。然而因言语不当,会引起患者精神负担,导致病情加重,甚至引起新的心因性疾患。因此,护理人员要加强语言修养,充分认识语言的精神力量。

(6)良好的社会适应能力:护士职业的社会属性,要求护士必须具备良好的环境适应能力,无论在急诊室、手术室、ICU 或一般病房护士都应尽快适应,全身心地投入工作;无论在进行常规护理操作,还是抢救患者,护士都能沉着镇定,应对自如。

(7)娴熟的操作能力:经过反复练习而达到或接近自动化的动作称为技能。技能可分为动作技能和心智技能两种。前者主要是肌肉运动,它表现在外部行动上,表现在对事物的直接行动中。心智技能主要是认识活动,思维是它的核心成分。所有的护理人员都应该熟练地掌握与自己职业或专业相关的操作技能。操作技能的熟练程度在某种意义上标志着医疗、护理水平的高低。因此,娴熟的操作技能是护理人员的重要心理素养之一,也是完成医疗、护理任务的关键因素。

(8)自学能力:自学能力是以主观定向设计的方式寻觅知识的能力,这在现代科学知识急剧增长的情况下尤为必要。护士从学校毕业后,一般较少有机会进行理论上系统的进修,所以自学也是终生教育的主要途径。

(9)科研能力:护理人员不但要能胜任各项护理工作,而且也要具有一定的科研能力。科研能力主要指能顺利地完成如下的研究步骤:合理选择科研课题、制订周密的科研计划及课题设计、合理组织实施、熟练地掌握实验操作、科学地做出总结、写成论文等。

3.意志

意志是自觉地确定目的,并根据目的来支配、调节行动,克服各种困难,从而实现目的的心理过程。护理人员在进行护理活动过程中,主观和客观的困难很多,如果没有克服困难的坚强意志,就难以很好地完成任务。护理人员完成任务的明确目的和力求达到这一目的的坚定意向,是克服困难的内在动力。这种坚定的意向表现在精力和毅力方面。能够精神饱满地从事护理工作,坚持长期努力,遇到困难时仍勇往直前,抢救患者时争分夺秒,连续操作,夜以继日,不顾疲劳,战胜困难完成任务。

此外,护理人员的沉着、自制、耐心和坚韧也是有效地影响患者意志的重要素养。倾听患者的诉说尤其需要耐心,倾听患者诉说的过程是心理治疗和心理咨询的过程。患者诉说自己的痛苦、积怨和愤懑,是一种宣泄和疏发。护理人员给予适当的解释和诱导,可使之得到安慰和解脱。顺畅的倾诉,甚至可以减轻一半病痛。所以在听取患者诉说时,不可漫不经心,更不应表现出不耐烦或打断和阻止患者的叙述。

4.兴趣

兴趣是人们力求认识或掌握某种事物,力求参与某种活动,并具有积极情绪色彩的心理倾向,兴趣也是在需要的基础上,在生活、实践过程中形成和发展起来的。兴趣对一个人知识的获得,眼界的开阔,心理生活内容的丰富具有重要意义。兴趣是取得各项工作成就的重要动力之一。作为护理人员,应在广泛兴趣的基础上,突出一种中心兴趣,这样的兴趣才有深度。护士的中心兴趣应当是事业和信念相结合的护理工作。这种兴趣不仅促使他们更好地关心患者,研究患者的需要,解决患者的疾苦,而且促使他们去刻苦钻研,努力创新。同时,还应使兴趣保持长期稳定,持之以恒,切不可朝三暮四、见异思迁,不然将一事无成。

5.气质和性格

气质:气质是不依活动目的和内容为转移的典型、稳定的心理活动的动力特性,也就是性情、秉性和脾气。气质特征既有稳固性,又有可塑性。大量实验结果表明,经外界环境影响和主观意志努力,原来的气质可被掩盖或转换。因此护理人员在工作实践中应吸取自己气质的优点,塑造成热情、开朗、耐心、充满朝气、自制、镇静等良好的品质。此外,我们在工作中,还要重视观察了解和分析患者的气质倾向,以便因势利导,因人施治。

性格:性格是个人对客观现实稳定的态度及与之相适应的习惯化的行为方式。性格是个性特征的核心,受意识倾向性的制约,能反映一个人的生活经历及本质属性。在生活过程中形成的对现实稳固态度,以及与之相适应的习惯化的行为方式。人的性格特征不是先天具有,而是由后天生活条件、教育,特别是个人的实践活动所决定的。人的性格还和他的理想、信念、世界观等有着密切关系。一名合格的护理人员应该具有认真负责、热情理智、勤奋坚毅、耐心细致、灵活果断、沉着镇定、任劳任怨等良好的性格。

(二)护理人员心理素养的培养

护理人员的优良心理素养不是天生的,而是在教育、生活、工作实践中依靠渐强的意志逐渐形成和发展起来的,培养良好的心理素养应做到以下几方面。

1.树立职业理想,培养职业兴趣

要想成为一名优秀的护理人员,首先必须树立热爱护理事业并为护理事业献身的崇高理想,这是对护理人员最基本的、最首要的职业素质要求。只有这样,护理人员才会主动、自觉地加强优良心理素质的培养,以满足职业需求;才能真正爱护并尊重自己的工作对象,把解除患者痛苦视为己任;才会对护理工作产生浓厚兴趣,愉快、积极地投身于护理工作,发现问题、解决问题,工作中精益求精,并从中获得使命感和自豪感。

2.学习相关知识

护理是一门以人为研究对象的工作。要想取得良好的护理效果,除了学习自然学科外,还必须学习如社会学、伦理学、人际关系学等社会人文学的知识,尤其要注重对心理学的深入研究。这样做一方面是为了更好地掌握良好心理素质的形成和发展规律,指导护理人员心理素质的培养,加强心理健康意识,为正确对待工作压力、了解自我心理健康方面的不足、学会自我调适技术与方法提供了必要的知识储备;另一方面也是为了更好地理解和预见患者的身心反应,为其提供有效的整体护理,促进其身心康复。

3.加强实践锻炼

优良的心理素质是在实践中形成的,并通过实践得以体现。为使心理素质得到更快、更好的锻炼,应注意以下几点。①目的明确:把实践视为培养锻炼心理素质的良好机会和场所,通过各种活动有意识地培养心理素质。②经常评价:经常将自身情况与护理人员应有的优良素质对比,与自己的过去比,与同行比,与患者及其家属的期望值比,通过比较,巩固已取得的成绩,克服尚存在的不足。③自觉严格地遵守制度:临床上各项规章制度的制订都是为了保证护理工作的质量。护士应力争把制度上的要求变成自己习惯化了的行为方式,这本身也是对优良心理品质的培养。

4.加强自身修养,提高自我控制能力

修养是指经过自我教育、勤奋学习、自我陶冶和锻炼,养成良好素质的过程。护理人员在工作过程中面临很多的应激源,如长期的超负荷工作,与形形色色的患者及其家属接触,高度紧张甚至危险的工作环境,"三班倒"的工作制度等,如何积极适应是对护理人员自身素质的一种考验。为此,护理人员应加强自身修养,培养稳定的情绪、良好的性格、敏锐的观察、坚强的意志、善于沟通的能力以及自我控制能力。

护理人员良好心理素质的培养,除了接受学校教育和社会磨炼外,还必须加强道德、语言、性格等方面的自身修养。要善于进行自我调解,运用理智的力量,自觉地用意志来指导自己的行为,变工作压力为动力,提高自我控制能力,处理好护理工作中遇到的各种问题。

四、护理人员心理健康的维护

护士心理健康状况不但直接影响工作业绩,而且影响职业心态,因此护士心理健康的维护是十分重要的。维护护士心理健康的主要对策有以下几方面。

(一)加强护士的社会支持

社会支持不但能对应激状态下的个体提供保护,即对应激起到缓冲作用,而且对维护良好的情绪体验具有重要意义。社会支持包括来自家庭、朋友和上级领导的支持、认同和鼓励。各级领导应给予护士群体关心和重视,鼓励护士正确面对工作中的问题,以积极乐观的心态去适应环境。

各级护理管理者应重视公共关系工作,充分利用新闻媒体宣传护士工作的重要性、科学性和艺术性,这不仅对社会公众了解、认识护士行业起到重要作用,而且还能在全社会形成尊重护士的良好风尚,提高护士的社会地位。

同时,建立良好的护患关系,同情、理解、体贴患者,为患者提供正确的信息、纠正患者错误的认知、帮助患者尽快适应病房生活,其本身就是一种有效的社会支持。

此外,还应强化护士职业意识和知识技能的教育与培养,提高护士整体素质,塑造良好的职业形象;科学培养和使用护士,改善医院和社会环境,拓宽护士的服务范围,真正使护理成为终生职业;建立健全各项法律法规,促进护理事业持续健康地发展。

(二)提高护士的心理调适能力

护士的职业特点决定了她的一生都要把患者的利益和人类的健康放在第一位。为此,护士应对自己所从事的工作有充分的认识,培养良好的心理素质,加强自我心理调适能力。

护理管理者为了解护士心理健康存在的问题,可建立护士档案,从人力资源管理的角度,对每一位护士的性格特征、心理健康水平、能力、兴趣爱好等方面有所了解,才能知人善用;心理档案可以作为使用、培养、选拔护士的基础资料。

举办心理健康教育方面的讲座,提高护士自我护理意识,正确对待工作压力,提高护士感知自我和他人情绪的能力,掌握疏导负性情绪的方法,如有氧运动、听音乐、肌肉放松、旅游、购物、散步、看喜剧等。

（三）营造人性化工作化环境,解除护士的心理压力

管理者应为护士营造宽松、愉悦、团结、奋进的工作氛围,培养缜密、热情、精细、顽强、幽默的工作团队。通过具体的心理减压措施,如定期组织运动比赛、郊游、文艺表演等活动,协助护士放松心情,缓解压力。

（四）养成良好的生活习惯

1.常规运动锻炼

可以增强个体心肺功能,增加血液循环,改善肌肉张力和姿势,控制体重,减轻紧张,促进肌肉放松,从而达到缓解应激反应和提高护士应对应激的能力。

2.饮食与营养

不良饮食习惯和摄入不当均可增强应激反应,使个体易激惹、多动、焦虑,加重应激对机体的损害。因此,保持良好的饮食习惯,注意饮食平衡搭配,多进食含丰富维生素、矿物质及营养丰富的食物。

3.休息

养成良好的休息和睡眠习惯,安排足够的休息和睡眠时间,这样才能消除疲劳,放松精神,有足够的精力解决面临的问题。

（五）建立心理督导机构

可组织心理咨询小组或借助心理咨询机构对护士的心理健康进行维护,可采取个人、小组、团体等形式,定期咨询,对突发事件引发的心理危机应有心理干预方案。

第三章　内科护理实践指导

第一节　咯　　血

咯血是指喉及喉部以下的呼吸道任何部位的出血经口咯出者,少量咯血可仅表现为痰中带血。大咯血时血液自口鼻涌出,常阻塞呼吸道,造成窒息死亡。

一、评估

(一)一般评估
生命体征,精神状态,意识。

(二)专科评估
咯血的量、颜色、性状的评估,咯血的先兆,窒息的先兆及表现。

二、护理要点

(一)一般护理

1.环境

病室安静通风,避免探视,减少不必要的交谈,保证患者有良好的休息环境。

2.饮食护理

大咯血期间暂禁食,咯血停止后或小量咯血的患者可给予清淡、富有营养、易消化的流食或半流温凉食物;忌生冷辛辣食品;戒烟酒;避免饮用浓茶、咖啡等刺激性较强的饮料。保持二便通畅,以防排便用力引起咯血加重,便秘者可给予缓泻药或开塞露。

3.休息及卧位

咯血患者应卧床休息,取患侧卧位,减少患侧活动度,防止病灶向健侧扩散,同时有利于健侧肺通气。不能明确出血部位者,可取仰卧位,头偏向一侧,颈部倾斜于床边,利于血液的咯出。禁止患者下床活动,止血3天后患者方可起床,如痰中不带血,可适当在室内活动,尽量避免搬动患者。

4.基础护理

做好口腔护理,取出活动义齿;及时更换污染的被服,倾倒容器中的血液,避免不良刺激。

5.保持呼吸道通畅

(二)病情观察

1.观察咯血的先兆

(1)咯血前兆:喉痒,患者恐惧不安;突然胸闷,挣扎坐起;呼吸困难加重,面色青紫,继而发生窒息、昏迷。

(2)窒息先兆征象:大咯血过程突然停止,随即出现胸闷、极度烦躁、表情恐惧、精神呆滞、呼吸暂停、双眼凝视、唇甲发绀、大汗淋漓、双手乱抓、大小便失禁等。

2.观察生命体征,及时记录病情变化,观察咯血的颜色、量及患者的精神和意识状态

咯血量的估计:①小量咯血,24 小时咯血量<100mL;②中等量咯血,24 小时咯血量100~500mL;③大咯血,24 小时咯血量>500mL 或一次咯血量超过 300mL。

咯血与呕血的区别:见表 3-1。

表 3-1 咯血与呕血的区别

项目	咯血	呕血
病因	肺、心脏疾病	胃、肝胆疾病
出血前症状	喉痒、胸闷、咳嗽	上腹不适、恶心、呕吐
出血方式	咯出	呕出,可为喷射状
血色	鲜红	咖啡、暗红,有时鲜红
血中混有物	痰、泡沫	食物残渣、胃液
血液反应	碱性	酸性
黑粪	无,咽下可有	有,可柏油样
出血后痰状	常有血痰数日	无痰

3.咯血多发生于深夜及凌晨熟睡时

护士要加强巡视,特别是在夜间,要防止因患者身体衰弱,反应能力差,熟睡时发生咯血不觉醒造成窒息而死。

4.记录 24 小时出入量

(三)用药护理

(1)患者咳嗽剧烈易加重出血,要及时给予祛痰镇咳药,禁用吗啡和呼吸抑制药,夜间慎用催眠药,以防熟睡中咯血不能及时排出而发生窒息。

(2)止血药种类繁多,以垂体后叶素为主,掌握药物的疗效、用法、剂量和不良反应。

垂体后叶素:①禁忌证,高血压、冠心病、妊娠患者禁用。②不良反应,患者可出现血压升高、心悸、胸闷、心绞痛等心血管系统症状,也可出现恶心、腹痛、腹泻等消化系统不适及电解质紊乱。

(四)降温止血

大咯血伴高热者,患者胸部可放置冰袋,使局部体温下降,反射性引起肺部血管收缩。

（五）急救

准备好急救物品,做好窒息的预防和抢救准备。

（六）心理护理

由于咯血量较大,患者及其家属都非常紧张,患者多有恐惧、绝望、求救心理。不良的情绪会加重出血,所以做好咯血患者的心理护理尤为重要,当患者咯血时护士要床旁守护,安慰患者,给患者以安全感。出血停止后护士要积极做好相关知识宣教,消除紧张恐惧心理,同时做好家属的思想工作,要求家属保持情绪稳定,及时安慰患者。对于过度紧张患者可适当给予镇静药物。

三、健康教育

（一）饮食指导

大咯血时禁食;小量咯血者宜进少量温、凉流质饮食,因过冷、过热及刺激性饮食均易诱发或加重咯血;多饮水,多食富含纤维素食物,以保持排便通畅,避免排便时腹压增加而引起再次咯血。咯血停止后,指导患者进食高热量、高蛋白、高维生素饮食。

（二）休息

小量咯血者以静卧休息为主;大量咯血患者应绝对卧床休息。嘱患者取患侧卧位,以可减少患侧活动度。

（三）用药指导

告知患者止血药物的不良反应,如垂体后叶素,可收缩小动脉,减轻咯血,但能引起子宫、肠道平滑肌、冠状动脉收缩,故高血压、冠心病、孕妇忌用。静脉滴注时速度不宜过快,以免引起呕心、便意、心悸、面色苍白等。

（四）疾病相关知识指导

指导患者咯血时将血轻轻咳出,勿咽下,勿屏气,以防血液凝固而引起窒息。戒除烟酒,勿进辛辣刺激性饮食,以免引起呛咳而诱发咯血。

第二节 支气管哮喘

支气管哮喘是由多种细胞(如嗜酸性粒细胞、肥大细胞、T 淋巴细胞、中性粒细胞、气道上皮细胞等)和细胞组分参与的气道慢性炎性疾病。这种慢性炎症与气道高反应性相关,通常出现广泛多变的可逆性气流受限,并引起反复发作性的喘息、气急、胸闷或咳嗽等症状,常在夜间和(或)清晨发作、加剧,多数患者可自行缓解或经治疗缓解。

一、病因与发病机制

（一）病因

哮喘的病因还不十分清楚,患者个体过敏体质及外界环境的影响是发病的危险因素。环境因素中主要包括某些激发因素,如尘螨、花粉、真菌、动物毛屑、二氧化硫、氨气等各种特异和非特异性吸入物;感染,如细菌、病毒、原虫、寄生虫等;食物,如鱼、虾、蟹、蛋类、牛奶等;药物,如普萘洛尔(心得安)、阿司匹林等;气候变化、运动、妊娠等都可能是哮喘的激发因素。

(二)发病机制

哮喘的发病机制不完全清楚,可概括为免疫-炎症反应、神经机制和气道高反应性及其相互作用。

二、临床表现

(一)症状

为发作性伴有哮鸣音的呼气性呼吸困难或发作性胸闷和咳嗽。严重者被迫采取坐位或呈端坐呼吸,干咳或咳大量白色泡沫痰,甚至出现发绀等,有时咳嗽可为唯一的症状(咳嗽变异型哮喘)。哮喘症状可在数分钟内发作,经数小时至数天,用支气管舒张药或自行缓解。某些患者在缓解数小时后可再次发作。在夜间及凌晨发作和加重常是哮喘的特征之一。

(二)体征

发作时胸部呈过度充气状态,有广泛的哮鸣音,呼气音延长。但在轻度哮喘或非常严重哮喘发作,哮鸣音可不出现。心率增快、奇脉、胸腹反常运动和发绀常出现在严重哮喘患者中。非发作期体检可无异常。

三、辅助检查

(一)痰液检查

涂片在显微镜下可见较多嗜酸性粒细胞。

(二)呼吸功能检查

1.通气功能检测

在哮喘发作时呈阻塞性通气功能改变,呼气流速指标均显著下降,1秒用力呼气容积(FEV_1)、1秒率[1秒钟用力呼气量占用力肺活量比值($FEV_1/FVC\%$)]以及最高呼气流量(PEF)均减少。肺容量指标可见用力肺活量减少、残气量增加、功能残气量和肺总量增加,残气占肺总量百分比增高。缓解期上述通气功能指标可逐渐恢复。病变迁延、反复发作者,其通气功能可逐渐下降。

2.支气管激发试验(BPT)

用以测定气道反应性。吸入激发剂后其通气功能下降、气道阻力增加。运动亦可诱发气道痉挛,使通气功能下降。一般适用于通气功能在正常预计值的70%以上的患者。如FEV_1下降≥20%,可诊断为激发试验阳性。

3.支气管舒张试验(BDT)

用以测定气道可逆性。有效的支气管舒张药可使发作时的气道痉挛得到改善,肺功能指标好转。常用吸入型的支气管舒张药如沙丁胺醇、特布他林及异丙托溴铵等。舒张试验阳性诊断标准：①FEV_1较用药前增加 12％或以上，且其绝对值增加 200mL 或以上；②PEF 较治疗前增加每分钟 60L 或增加≥20％。

4.呼气峰流速（PEF）及其变异率测定

PEF 可反映气道通气功能的变化。哮喘发作时 PEF 下降。此外，由于哮喘有通气功能时间节律变化的特点，常于夜间或凌晨发作或加重，使其通气功能下降。若 24 小时内 PEF 或昼夜 PEF 波动率≥20％，也符合气道可逆性改变的特点。

（三）动脉血气分析

哮喘发作时由于气道阻塞且通气分布不均，通气/血流比值失衡，可致肺泡气-动脉血氧分压差（$PA-aDO_2$）增大；严重发作时可有缺氧，PaO_2降低，由于过度通气可使$PaCO_2$下降，pH值上升，表现呼吸性碱中毒。若重症哮喘，病情进一步发展，气道阻塞严重，可有缺氧及CO_2潴留，$PaCO_2$上升，表现呼吸性酸中毒。若缺氧明显，可合并代谢性酸中毒。

（四）胸部 X 线检查

早期在哮喘发作时可见两肺透亮度增加，呈过度通气状态；在缓解期多无明显异常。如并发呼吸道感染，可见肺纹理增加及炎性浸润阴影。同时要注意肺不张、气胸或纵隔气肿等并发症的存在。

（五）特异性变应原的检测

哮喘患者大多数伴有过敏体质，对众多的变应原和刺激物敏感。测定变应性指标结合病史有助于对患者的病因诊断和脱离致敏因素的接触。

四、治疗原则

目前尚无特效的治疗方法，但长期规范化治疗可使哮喘症状能得到控制，减少复发乃至不发作。

（一）脱离变应原

（二）药物治疗

1.缓解哮喘发作

此类药物主要作用为舒张支气管，故也称支气管舒张药。

（1）β_2肾上腺素受体激动药（简称β_2激动药）：β_2激动药是控制哮喘急性发作的首选药物。常用的短效β受体激动药有沙丁胺醇、特布他林和非诺特罗，作用时间为 4～6 小时。长效β_2受体激动药有福莫特罗、沙美特罗及丙卡特罗，作用时间为 10～12 小时。

（2）抗胆碱药：吸入抗胆碱药如异丙托溴胺，为胆碱能受体（M 受体）拮抗药，可以阻断节后迷走神经通路，降低迷走神经兴奋性而起舒张支气管作用，并有减少痰液分泌的作用。与β_2受体激动药联合吸入有协同作用，尤其适用于夜间哮喘及多痰的患者。

（3）茶碱类：是目前治疗哮喘的有效药物。茶碱与糖皮质激素合用具有协同作用。口服给药：包括氨茶碱和控（缓）释茶碱，后者且因其昼夜血药浓度平稳，不良反应较少，且可维持较好的治疗浓度，平喘作用可维持 12～24 小时，可用于控制夜间哮喘。最好在用药中监测血浆氨茶碱浓度，其安全有效浓度为 6～15μg/mL。

2.控制或预防哮喘发作

此类药物主要治疗哮喘的气道炎症,亦称消炎药。由于哮喘的病理基础是慢性非特异性炎症,糖皮质激素是当前控制哮喘发作最有效的药物。可分为吸入、口服和静脉用药。

(1)吸入治疗是目前推荐长期消炎治疗哮喘的最常用方法。常用吸入药物有倍氯米松、布地奈德、氟替卡松、莫米松等,后两者生物活性更强,作用更持久。吸入治疗药物全身性不良反应少,少数患者可引起口咽念珠菌感染、声音嘶哑或呼吸道不适,吸药后用清水漱口可减轻局部反应和胃肠吸收。

(2)口服剂:有泼尼松(强的松)。

(3)静脉用药:重度或严重哮喘发作时应及早应用琥珀酸氢化可的松,注射后 4～6 小时起作用,常用量为每日 100～400mg,或甲泼尼龙(甲基强的松龙,每日 80～160mg)起效时间更短(2～4 小时)。地塞米松因在体内半衰期较长、不良反应较多,宜慎用,一般为每日 10～30mg。

(4)LT 调节剂:通过调节 LT 的生物活性而发挥消炎作用,同时具有舒张支气管平滑肌的作用,可以作为轻度哮喘的一种控制药物的选择。常用半胱氨酰 LT 受体拮抗药,如孟鲁司特 10mg。

(三)免疫疗法

分为特异性和非特异性两种。采用特异性变应原(如螨、花粉、猫毛等)做定期反复皮下注射,剂量由低至高,以产生免疫耐受性,使患者脱(减)敏。除常规的脱敏疗法外,季节前免疫法对于一些季节性发作的哮喘患者(多为花粉致敏),可在发病季节前 3～4 个月开始治疗。非特异性疗法,如注射卡介苗、转移因子、疫苗等生物制品抑制变应原反应的过程,有一定辅助的疗效。

五、护 理

(一)评估

1.病史

(1)患病及治疗经过:询问患者发病时的症状,如喘息、呼吸困难、胸闷或咳嗽的程度、持续时间、诱发和缓解因素。了解既往和目前的检查结果、治疗经过和患者的病情程度。了解患者对所用药物的名称、剂量、用法、疗效、不良反应等知识的掌握情况,尤其是患者能否掌握药物吸入技术,是否进行长期规律的治疗,是否熟悉哮喘急性发作先兆和正确处理方法,急性发作时有无按医嘱治疗等。评估疾病对患者日常生活和工作的影响程度。

(2)评估与哮喘有关的病因和诱因:①有无接触变应原:室内是否密封窗户,是否使用毛毯、尼龙饰品,或使用空调等而造成室内空气流通减少;室内有无尘螨滋生、动物的皮毛和排泄物、花粉等。②有无主动或被动吸烟,吸入污染空气如臭氧、杀虫剂、油漆和工业废气等。③有无进食虾蟹、鱼、牛奶、蛋类等食物。④有无服用普萘洛尔、阿司匹林等药物史。⑤有无受凉、气候变化、剧烈运动、妊娠等诱发因素。⑥有无易激动、紧张、烦躁不安、焦虑等精神因素。⑦有无哮喘家族史。

（3）心理-社会状况：哮喘是一种气道慢性炎症性疾病，患者对环境多种激发因子易过敏，发作性症状反复出现，严重时可影响睡眠、体力活动。应注意评估患者有无烦躁、焦虑、恐惧等心理反应。由于哮喘需要长期甚至终身防治，可加重患者及家属的精神、经济负担。注意评估患者有无忧郁、悲观情绪，以及是否对疾病失去信心等。评估家属对疾病知识的了解程度、对患者关心程度、经济情况和社区医疗服务状况等。

2.身体评估

（1）一般状态：评估患者的生命体征和精神状态；有无失眠，有无嗜睡、意识模糊等意识状态改变，有无痛苦面容。观察呼吸频率和脉率的情况，有无奇脉。

（2）皮肤和黏膜：观察口唇、面颊、耳郭等皮肤有无发绀，唇舌是否干燥，皮肤弹性是否降低。

（3）胸部体征：胸部有无过度膨胀，观察有无辅助呼吸肌参与呼吸和三凹征出现。听诊肺部有无哮鸣音、呼吸音延长，有无胸腹反常运动。但应注意轻度哮喘或非常严重哮喘发作时，可不出现哮鸣音。

3.实验室及其他检查

（1）血常规：有无嗜酸性粒细胞增高、中性粒细胞增高。

（2）动脉血气分析：有无 PaO_2 降低，$PaCO_2$ 是否增高，有无呼吸性酸中毒、代谢性碱中毒。

（3）特异性变异原的检测：特异性 IgE 有无增高。

（4）痰液检查：涂片有无嗜酸性粒细胞，痰培养有无致病菌。

（5）肺功能检查：有无 FEV_1、$FEV_1/FVC\%$、VC 等下降，有无残气量、功能残气量、肺总量增加，有无残气/肺总量比值增高。

（6）X 线检查：有无肺透亮度增加。若出现肺纹理增多和炎性浸润阴影，提示并发现感染。注意观察有无气胸、纵隔气肿、肺不张等并发症的征象。

（二）护理要点及措施

1.病情观察

观察患者意识状态，呼吸频率、节律、深度及辅助呼吸肌是否参与呼吸运动等，监测呼吸音、哮鸣音变化，监测动脉血气分析和肺功能情况，了解病情和治疗效果。哮喘严重发作时，如经治疗病情无缓解，做好机械通气准备工作。加强对急性期患者的监护，尤其是夜间和凌晨哮喘易发作，严密观察有无病情变化。

2.环境与体位

有明确过敏原者，应尽快脱离。提供安静、舒适、温湿度适宜的环境，保持室内清洁、空气流通。根据病情提供舒适体位，如为端坐呼吸者提供床旁桌支撑，以减少体力消耗。病室不宜摆放花草，避免使用皮毛、羽绒或蚕丝织物。

3.氧疗护理

重症哮喘患者常伴有不同程度的低氧血症，应遵医嘱给予鼻导管或面罩吸氧，吸氧流量为每分钟 1～3L，吸入浓度一般不超过 40%。为避免气道干燥和寒冷气流的刺激而导致气道痉挛，吸入的氧气应尽量温暖湿润。在给氧过程中，检测动脉血气分析。如哮喘严重发作，经一般药物治疗无效，或患者出现神志改变，$PaO_2<60mmHg$，$PaCO_2>50mmHg$ 时，应准备进行机械通气。

4.饮食护理

约 20% 的成年患者和 50% 的患儿可因不适当饮食而诱发或加重哮喘,应提供清淡、易消化、足够热量的饮食,避免进食硬、冷、油煎食物,若能找出与哮喘发作有关的食物,如鱼、虾、蟹、蛋类、牛奶等,应避免食用。某些食物添加剂如酒石黄、亚硝酸盐(制作糖果、糕点中用于漂白或防腐)也可诱发哮喘发作,应当引起注意。戒酒、戒烟。哮喘急性发作时,患者呼吸增快、出汗,常伴脱水、痰液黏稠,形成痰栓阻塞小支气管加重呼吸困难。应鼓励患者每天饮水 2500～3000mL,以补充丢失的水分,稀释痰液。重症者应建立静脉通道,遵医嘱及时、充分补液,纠正水、电解质和酸碱平衡紊乱。

5.口腔与皮肤护理

哮喘发作时,患者常会大量出汗,应每天以温水擦浴,勤换衣服和床单,保持皮肤的清洁、干燥和舒适,协助并鼓励患者咳嗽后用温水漱口,保持口腔清洁。

6.用药护理

观察药物疗效和不良反应。

(1)β_2 受体激动药:指导患者按医嘱用药,不宜长期、规律、单一、大量使用。因为长期应用可引起 β_2 受体功能下降和气道反应性增高,出现耐药性。指导患者正确使用雾化吸入器,以保证药物的疗效。静脉滴注沙丁胺醇时应注意控制滴速(每分钟 $2\sim4\mu g$)。用药过程观察有无心悸、骨骼肌震颤、低血钾等不良反应。

(2)糖皮质激素:吸入药物治疗,全身性不良反应少,少数患者可出现口腔念珠菌感染、声音嘶哑或呼吸道不适,指导患者喷药后必须立即用清水充分漱口以减轻局部反应和胃肠吸收。口服用药宜饭后服用,以减少对胃肠道黏膜的刺激。气雾吸入糖皮质激素可减少其口服量,当用吸入剂时,通常需同时使用 2 周后再逐步减少口服量,指导患者不得自行减量或停药。

(3)茶碱类:静脉注射时浓度不宜过高、速度不宜过快、注射时间宜在 10 分钟以上,以防中毒症状发生,其不良反应有恶心、呕吐等胃肠道症状,心律失常、血压降低和兴奋呼吸中枢作用,严重者可致抽搐甚至死亡,用药时监测血药浓度可减少不良反应发生,其安全浓度为 $6\sim15ph/mL$,发热、妊娠、小儿或老年有心、肝、肾功能障碍及甲状腺功能亢进症者不良反应增加。合用西咪替丁(甲氰咪胍)、喹诺酮类、大环内酯类药物等可影响茶碱代谢而使其排泄减慢,应加强观察。茶碱缓(控)释片有控释材料,不能嚼服,必须整片吞服。

(4)其他:色甘酸钠及尼多酸钠,少数患者吸入后可有咽喉不适、胸闷、偶见皮疹,孕妇慎用。抗胆碱药吸入后,少数患者可有口苦或干感。酮替芬有镇静、头晕、口干、嗜睡等不良反应,对高空作业人员、驾驶员、操控精密仪器者应予以强调。

7.促进排痰

痰液黏稠者可定时给予蒸汽或氧气雾化吸入。指导患者进行有效咳嗽、协助叩背有利于痰液排出,无效者可用负压吸引器吸痰。

8.心理护理

缓解紧张情绪:哮喘新近发生和重症发作的患者,通常感到情绪紧张,甚至惊恐不安,应多巡视患者,耐心解释病情和治疗措施,给予心理疏导和安慰,消除过度的紧张状态,对减轻哮喘发作的症状和控制病情有重要意义。

（三）健康教育

1.疾病知识指导

指导患者增加对哮喘的激发因素、发病机制、控制目的和效果的认识，以提高患者在治疗中的依从性。通过教育使患者懂得哮喘虽不能彻底治愈，但只要坚持充分的正规治疗，完全可以有效控制哮喘的发作，即患者可达到没有或仅有轻度症状，能坚持日常工作和学习。

2.避免诱发因素

针对个体情况，指导患者有效控制可诱发哮喘发作的各种因素，如避免摄入引起过敏的食物；避免强烈的精神刺激和剧烈运动；避免持续的喊叫等过度换气动作；不养宠物；避免接触刺激性气体及预防呼吸道感染；戴围巾或口罩避免冷空气刺激；缓解期应加强体育锻炼、耐寒锻炼及耐力训练，以增强体质。

3.自我检测病情

指导患者识别哮喘发作的先兆表现和病情加重的征象，学会哮喘发作时进行简单的紧急自我处理方法。学会利用峰流速仪来检测最大呼气峰流速（PE-FR），做好哮喘日记，为疾病预防和治疗提供参考资料。峰流速仪的使用方法：取站立位，尽可能深吸一口气，然后用唇齿部分包住口含器后，以最快的速度，用1次最有力的呼气吹动游标滑动，游标最终停止的刻度，就是此次峰流速值。峰流速测定是发现早期哮喘发作最简便易行的方法，在没有出现症状之前，PEFR下降，提示早期哮喘的发生。临床试验观察证实，每天测量的PEFR与标准的PEFR进行比较，不仅能早期发现哮喘的发作，还能判断哮喘控制的程度和选择治疗措施。如果PEFR经常地、有规律地保持在80%～100%，为安全区，说明哮喘控制理想，如果PEFR为50%～80%，为警告区，说明哮喘加重需要及时调整治疗方案；如果PEFR<50%，为危险区，说明哮喘严重，需要立即到医院就诊。

4.用药指导

哮喘患者应了解自己所用各种药物的名称、用法、用量及注意事项，了解药物的主要不良反应及如何采取相应的措施来避免。指导患者或家属掌握正确的药物吸入技术，遵医嘱使用 β_2 受体激动药和（或）糖皮质激素吸入剂。与患者共同制订长期管理、防止复发的计划。

5.心理-社会指导

精神-心理因素在哮喘的发生发展过程中起重要作用，培养良好的情绪和战胜疾病的信心是哮喘治疗和护理的重要内容。哮喘患者的心理反应可有抑郁、焦虑、恐惧、性格改变等，应给予心理疏导，使患者保持规律的生活和乐观情绪，积极参加体育锻炼，最大程度保持劳动能力，可有效减轻患者的不良心理反应。此外，患者常有社会适应能力下降（如信心及适应能力下降、交际减少等）的表现，应指导患者充分利用社会支持系统，动员与患者关系密切的家人和朋友参与对哮喘患者的管理，为其身心健康提供各方面的支持。

第三节 肺　脓　肿

肺脓肿是肺部的局限性化脓性病变,早期为化脓性肺炎,继而组织坏死、液化,形成脓肿。主要临床特征为急骤起病的高热、咳嗽、咳大量脓臭痰,X线显示一个或数个含气液平的空洞。多为混合感染,其中厌氧菌感染占重要地位。多发生于壮年,男多于女。自抗生素广泛应用以来,本病的发生率已大为减少。

一、病因与发病机制

病原体常为上呼吸道、口腔的定植菌,包括需氧、厌氧和兼性厌氧菌。90％肺脓肿患者合并有厌氧菌感染,毒力较强的厌氧菌在部分患者可单独致病。常见的其他病原体包括金黄色葡萄球菌、化脓性链球菌、肺炎克雷伯菌和铜绿假单胞菌。大肠埃希菌和流感嗜血杆菌也可引起坏死性肺炎。根据感染途径,肺脓肿可分为以下类型:

(一)吸入性肺脓肿

这是最常见的一种肺脓肿,又称原发性肺脓肿。因口鼻咽腔寄居菌经口咽吸入致病,是急性肺脓肿的最主要原因。病原体多为厌氧菌。正常情况下,吸入物经气道黏液-纤毛运载系统、咳嗽反射和肺巨噬细胞可迅速清除。但当有意识障碍如麻醉、醉酒、药物过量、癫痫、脑血管意外时,或存在受寒、极度疲劳等诱因,全身免疫力与气道防御清除功能降低,由于扁桃体炎、鼻窦炎、牙槽脓肿等脓性分泌物、口鼻咽部手术后的血块、齿垢或呕吐物等被吸入肺内,造成细支气管阻塞,病原菌在局部繁殖致病。病灶常为单发性,其部位与支气管解剖和体位有关,右肺居多,仰卧位时,好发于上叶后段或下叶背段;坐位时好发于下叶后基底段,右侧卧位时,则好发于右上叶前段或后段。

(二)继发性肺脓肿

多继发于其他肺部疾病。支气管扩张、支气管囊肿、支气管肺癌、空洞型肺结核等继发感染,可导致肺脓肿。肺部邻近器官化脓性病变,如膈下脓肿、肾周围脓肿、脊柱脓肿或食管穿孔等波及肺也可引起肺脓肿。阿米巴肝脓肿好发于右肝顶部,易穿破膈肌至右肺下叶,形成阿米巴肺脓肿。支气管异物阻塞,也是导致肺脓肿特别是小儿肺脓肿的重要因素。

(三)血源性肺脓肿

皮肤外伤感染、疖痈、中耳炎或骨髓炎、腹腔感染、盆腔感染、右心细菌性心内膜炎等所致的菌血症,菌栓经血行播散到肺,引起小血管栓塞、进而肺组织出现炎症、坏死,形成脓肿。此型病变常为多发性,叶段分布无一定规律,但常为两肺边缘部的多发性中小脓肿。致病菌以金黄色葡萄球菌和链球菌常见。

二、病理

肺脓肿发生的必备条件是有细支气管阻塞及足够量的致病菌。早期吸入部位细支气管阻塞,细菌在局部快速繁殖,肺组织发生炎症,小血管炎性栓塞,肺组织化脓、坏死,约1周后液化成脓肿,脓肿破溃到支气管内,出现咳大量脓痰。若空气进入脓腔,则形成气液平面。炎症病变可向周围肺组织扩展,形成一个至数个脓腔。若脓肿靠近胸膜,可发生局限性纤维蛋白性胸膜炎,发生胸膜黏连;如为张力性脓肿,破溃到胸膜腔,则可形成脓胸、脓气胸或支气管胸膜瘘。在急性期如引流通畅,脓顺利排出,加上药物治疗,病变可完全吸收或仅剩少量纤维瘢痕。若支气管引流不畅,导致大量坏死组织残留在脓腔内,炎症持续存在3个月以上,则转为慢性肺脓肿。此时脓腔周围纤维组织增生,脓腔壁增厚,周围细支气管受累而致变形或扩张。

三、临床表现

(一)症状

急性吸入性肺脓肿以高热、胸痛、咳大量脓臭痰为突出表现。起病急骤,患者畏寒、高热,体温达39～40℃,伴有咳嗽、咳黏液痰或黏液脓性痰。炎症累及胸膜可引起胸痛,且与呼吸有关。病变范围大时可出现气促。此外还有精神不振、全身乏力、食欲减退等全身中毒症状。约10～14天后,咳嗽加剧,脓肿破溃于支气管,咳出大量脓痰,每日可达300～500mL,痰静置后分为3层,由上而下为泡沫、黏液及脓渣。由于病原菌多为厌氧菌,故痰带腥臭味。有时痰中带血或中等量咯血。脓排出后,全身症状好转,体温下降,如能及时应用有效抗生素,则病变可在数周内渐好转,体温趋于正常,痰量减少,一般情况恢复正常。血源性肺脓肿多先有原发病灶引起的畏寒、高热等感染中毒症的表现,数日或数周后才出现咳嗽、咳痰,通常痰量不多,极少咯血。慢性肺脓肿患者有慢性咳嗽、咳脓痰、反复咯血、继发感染和不规则发热等,常有贫血、消瘦等消耗状态。

(二)体征

肺部体征与肺脓肿的大小和部位有关。早期病灶较小或位于肺脏深部,常无异常体征;脓肿形成后病变部位叩诊浊音或实音,听诊呼吸音减低,数天后可闻及支气管呼吸音、湿啰音;随着肺脓肿增大,可出现空瓮音;病变累及胸膜可闻及胸膜摩擦音或呈现胸腔积液体征。血源性肺脓肿肺部多无阳性体征。慢性肺脓肿因肺组织纤维化而收缩,患侧胸廓略塌陷,叩诊浊音,呼吸音减低,常有杵状指(趾)。

四、辅助检查

(一)血常规

急性肺脓肿血白细胞总数可达$(20～30)×10^9/L$,中性粒细胞在90%以上。核明显左移,常有中毒颗粒。慢性患者的血白细胞可稍升高或正常,红细胞和血红蛋白减少。

（二）病原学检查

对病情的诊断和治疗极有意义。由于口腔内存在大量厌氧菌，因此普通痰培养的可靠性差，较理想的方法是避开上呼吸道直接在肺脓肿部位或引流支气管内采样。怀疑血源性肺脓肿者血培养可发现病原菌。伴有脓胸或胸腔积液时进行胸腔积液检查可有效确定病原体。

（三）胸部 X 线检查

早期炎症表现为大片浓密模糊浸润阴影，边缘不清，或为团片状浓密阴影，分布在一个或数个肺段。肺脓肿形成后，大量脓痰经支气管排出，胸片上可见带有含气液平面的圆形空洞，内壁光滑或略有不规则。痊愈后可残留纤维条索影。慢性肺脓肿，空洞壁厚，脓腔不规则，大小不一，可呈蜂窝状，周围有纤维组织增生及邻近胸膜增厚。血源性肺脓肿表现为肺周边有散在小片状阴影，或呈边缘较整齐的球形病灶，其中可见空腔及平面或液化灶。

（四）胸部 CT 检查

对于临床上不易明确诊断的患者应进一步做此项检查。可用于区别肺脓肿和有气液平的局限性脓胸、发现体积较小的脓肿和葡萄球菌肺炎引起的肺气囊腔。

（五）纤维支气管镜检查

有助于明确病因和病原学诊断，并可用于治疗。如有气道内异物，可取出异物使气道引流通畅。如疑为肿瘤阻塞，则可取病理标本。

五、诊断要点

根据典型临床表现，如起病急骤、恶寒高热、胸痛和咳大量脓臭痰。结合血常规白细胞和中性粒细胞显著增高、胸部 X 线含有液平的空腔以及有相关诱因，如吸入性肺脓肿常有意识障碍史，血源性者易有疖痈、创伤感染史。可确立临床诊断。

六、治疗要点

抗菌药物治疗和脓液引流是主要的治疗原则。

（一）抗菌药物治疗

1.吸入性肺脓肿

多为厌氧菌感染，治疗可选用青霉素、克林霉素和甲硝唑。青霉素 G 最常用，可根据病情严重程度每天 640 万～1000 万 U 静脉滴注，分 4 次给予。有效治疗下体温 3～10 天可下降至正常，此时可将静脉给药转为口服。如青霉素疗效不佳，可予林可霉素或克林霉素治疗。

2.血源性肺脓肿

多为葡萄球菌和链球菌感染，可选用青霉素或头孢菌素。如为耐甲氧西林的葡萄球菌，应选用万古霉素、替考拉宁或利奈唑胺。

3.其他

如为阿米巴原虫感染，则用甲硝唑治疗。如为革兰阴性杆菌，则可选用第二代或第三代头孢菌素、氟喹诺酮类（如莫西沙星），可联用氨基糖苷类抗菌药物。

抗菌药物疗程 8～12 周,直至 X 线胸片示脓腔和炎症消失,或仅有少量的残留纤维化。

(二)脓液引流

脓液引流为提高疗效的有效措施。患者一般情况较好且热度不高时应采取体位引流排痰。痰液稠不易咳出者可用祛痰药或雾化吸入生理盐水、祛痰药或支气管舒张剂以利痰液引流。但对脓液甚多而身体虚弱者则应慎用体位引流,以免大量脓痰涌出而来不及咳出,造成窒息。有明显痰液阻塞征象时可经纤维支气管镜冲洗及吸引。合并脓胸时尽早胸腔抽液、引流。

(三)手术治疗

广泛应用抗生素后,肺脓肿绝大多数可在内科治愈。手术指征为:肺脓肿病程超过 3 个月,经内科治疗脓腔不缩小,或脓腔过大(5cm 以上)估计不易闭合者。或存在大咯血、恶性肿瘤、脓胸伴支气管胸膜瘘及不愿经胸腔引流者。

七、护理要点

(一)一般护理

急性期高热等毒血症状明显者应安静卧床休息,以减少体力和能力消耗,当毒血症状消退后,可适当下床活动,以利于炎症吸收和组织修复。注意室内温湿度的调节,保持室内空气流通,祛除痰液臭味。做好口腔护理,协助患者使用碳酸氢钠溶液和生理盐水漱口,清洁口腔,减轻口臭。加强营养,提高机体免疫力,宜给予高热量、高蛋白、多维生素饮食,以流质或半流质为主,鼓励患者多饮水。

(二)病情观察

细心观察痰液的颜色、性质、量及气味,准确记录 24h 排痰量并了解痰液静置后有无分层。出现血痰应立即告知医生,若痰中血量增多且新鲜时则提示大咯血即至,要特别加强监护,床旁准备纤维支气管镜,以便气道被血块阻塞时及时进行插管抽吸血液,防止窒息。

(三)促进排痰

鼓励患者有效咳嗽,经常翻身,变换体位,以利于痰液咳出。痰液黏稠者可遵医嘱予以雾化吸入稀释痰液治疗。对支气管通畅,咳痰顺利者,可根据脓肿位置采取适当体位进行脓液引流,但对脓液甚多且身体虚弱者应加强监护,有大咯血、明显呼吸困难、高热和极度衰弱者则不宜进行体位引流,以免造成窒息。

(四)用药护理

早期充分、敏感抗菌药物治疗是肺脓肿痊愈的关键。护士应严格遵医嘱按时按量予以静脉抗菌药物治疗,并观察药物疗效及副作用。告知患者坚持抗菌治疗的重要性,使患者遵从治疗计划,避免病情反复转为慢性肺脓肿。

(五)预防护理

凡因各种病因导致意识障碍,如有神志恍惚或昏迷患者,应防止胃内容物误吸入气管。对口腔和胸腹手术病例,要认真细致做好术前准备,术中注意麻醉深度,及时清除口腔、呼吸道血块和分泌物。加强术后口腔呼吸道护理,如慎用镇静、镇痛止咳药物,重视呼吸道湿化、稀释分泌物、鼓励患者咳嗽,保持呼吸道的引流通畅,从而有效防止呼吸道吸入性感染。

(六)健康教育

向患者及家属讲解本病的发病原因及感染途径,预防疾病的发生。有口腔、上呼吸道感染灶及早治疗,平素注意口腔卫生,以杜绝污染分泌物误吸入下呼吸道的机会。积极治疗皮肤痈疖或肺外化脓性病灶,不挤压痈疖,可以防止血源性肺脓肿的发病。加强营养,养成良好的生活习惯,不酗酒,防止过度疲劳。

第四节 心力衰竭

一、概述

心力衰竭是由于各种心脏疾病导致心功能不全的临床综合征。心力衰竭通常伴有肺循环和(或)体循环的充血,故又称之为充血性心力衰竭。

心功能不全分为无症状和有症状两个阶段,无症状阶段是有心室功能障碍的客观指标如射血分数降低,但无充血性心力衰竭的临床症状,如果不积极治疗,将会发展成有症状心功能不全。

(一)临床类型

1.发展速度分类

按其发展速度可分为急性和慢性两种,以慢性居多。急性心力衰竭常因急性的严重心肌损害或突然心脏负荷加重,使心排血量在短时间内急剧下降,甚至丧失排血功能。临床以急性左心衰竭为常见,表现为急性肺水肿、心源性休克。

慢性心力衰竭病程中常有代偿性心脏扩大、心肌肥厚和其他代偿机制参与的缓慢的发展过程。

2.发生部位分类

按其发生的部位可分为左心、右心和全心衰竭。左心衰竭临床上较常见,是指左心室代偿功能不全而发生的,以肺循环淤血为特征的心力衰竭。

右心衰竭是以体循环淤血为主要特征的心力衰竭,临床上多见于肺源性心脏病、先天性心脏病、高血压、冠心病等。

全心衰竭常是左心衰竭使肺动脉压力增高,加重右心负荷,长此以往,右心功能下降、衰竭,即表现出全心功能衰竭症状。

3.功能障碍分类

按有无舒缩功能障碍又可分为收缩性和舒张性心力衰竭。收缩性心力衰竭是指心肌收缩力下降,心排出量不能满足机体代谢的需要,器官、组织血液灌注不足,同时出现肺循环和(或)体循环淤血表现。

舒张性心力衰竭见于心肌收缩力没有明显降低,可使心排血量正常维持,心室舒张功能障碍以致左心室充盈压增高,使肺静脉回流受阻,而导致肺循环淤血。

（二）心力衰竭分期

心力衰竭的分期可以从临床上分清心力衰竭的不同时期,从预防着手,在疾病源头上给予干预,减少和延缓心力衰竭的发生,减少心力衰竭的发展和死亡。

心力衰竭分期分为四期。

A 期:心力衰竭高危期,无器质性心脏、心肌病变或心力衰竭症状,如患者有高血压、代谢综合征、心绞痛,服用心肌毒性药物等,均可发展为心力衰竭的高危因素。

B 期:有器质性心脏病如心脏扩大、心肌肥厚、射血分数降低,但无心力衰竭症状。

C 期:有器质性心脏,病程中有过心力衰竭的症状。

D 期:需要特殊干预治疗的难治性心力衰竭。

心力衰竭的分期在病程中是不能逆转的,只能停留在某一期或向前发展,只有在 A 期对高危因素进行有效治疗,才能减少发生心力衰竭,在 B 期进行有效干预,可以延缓发展到有临床症状心力衰竭。

（三）心脏功能分级

1.根据患者主观症状和活动能力,心功能分为四级

Ⅰ级:患者表现为体力活动不受限制,一般活动不出现疲乏、心悸、心绞痛或呼吸困难等症状。

Ⅱ级:患者表现为体力活动轻度受限制,休息时无自觉症状,但日常活动可引起气急、心悸、心绞痛或呼吸困难等症状。

Ⅲ级:患者表现为体力活动明显受限制,稍事活动可气急、心悸等症状,有脏器轻度淤血体征。

Ⅳ级:患者表现为体力活动重度受限制,休息状态也气急、心悸等症状,体力活动后加重,有脏器重度淤血体征。

此分级方法多年来在临床应用,优点是简便易行,缺点是仅凭患者主观感觉,常有患者症状与客观检查有差距,患者个体之间差异比较大。

2.根据客观评价指标,心功能分为 A、B、C、D 级

A 级:无心血管疾病的客观依据。

B 级:有轻度心血管疾病的客观依据。

C 级:有中度心血管疾病的客观依据。

D 级:有重度心血管疾病的客观依据。

此分级方法对于轻、中、重度的标准没有具体的规定,需要临床医师主观判断。但结合第一个根据患者主观症状和活动能力进行分级的方案,是能弥补第一分级方案的主观症状与客观指标分离情况的。如患者心脏超声检查提示轻度主动脉瓣狭窄,但没有体力活动受限制的情况,联合分级定为Ⅰ级 B。又如患者体力活动时有心悸、气急症状,但休息症状缓解,心脏超声检查提示左心室射血分数(LVEF)为<35％,联合分级定为Ⅱ级 C。

3.6 分钟步行试验

要求患者 6 分钟之内在平直走廊尽可能地快走,测定其所步行的距离,若 6 分钟步行距离<150m,表明为重度心功能不全,150～425m 为中度,426～550m 为轻度心功能不全。

此试验简单易行、安全、方便,用于评定慢性心力衰竭患者的运动耐力,评价心脏储备能力,也常用于评价心力衰竭治疗的效果。

二、慢性心力衰竭

慢性心力衰竭是多数心血管疾病的终末阶段,也是主要的死亡原因。心力衰竭是一种复杂的临床综合征,特定的症状是呼吸困难和乏力,特定的体征是水肿,这些情况可造成器官功能障碍,影响生活质量。主要表现为心脏收缩功能障碍的主要指标是 LVEF 下降,一般＜40%;而心脏舒张功能障碍的患者 LVEF 相对正常,通常心脏无明显扩大,但有心室充盈指标受损。

我国引起慢性心力衰竭的基础心脏病的构成比与过去有所不同,过去我国以风湿性心脏病为主,近十年来其所占比例趋于下降,而冠心病、高血压的所占比例明显上升。

(一)病因及发病机制

1.病因

各种原因引起的心肌、心瓣膜、心包或冠脉、大血管的结构损害,导致心脏容量负荷或压力负荷过重均可造成慢性心力衰竭。

冠心病、高血压、瓣膜病和扩张性心肌病是主要的病因;心肌炎、肾炎、先天性心脏病是较常见的病因;而心包疾病、贫血、甲状腺功能亢进与减退、脚气病、心房黏液瘤、动静脉瘘、心脏肿瘤和结缔组织病、高原病及少见的内分泌病等,是比较少见易被忽视的病因。

2.诱因

(1)感染:是最主要的诱因,最常见的呼吸道感染,其次是风湿热,在幼儿中风湿热则占首位。女性患者泌尿系统感染的诱发亦常见,感染性心内膜炎、全身感染均是诱发因素。

(2)心律失常:特别是快速心律失常如房颤等。

(3)生理、心理压力过大:如劳累过度、情绪激动、精神紧张。

(4)血容量增加:液体摄入过多过快、高钠饮食。

(5)妊娠与分娩。

(6)其他:大量失血、贫血;各种原因引起的水、电解质及酸碱平衡紊乱;某些药物应用不当等。

3.发病机制

慢性心力衰竭的发病机制是很复杂过程,心脏功能大致经过代偿期和失代偿期。

(1)心力衰竭代偿期:心脏受损初始引起机体短期的适应性和代偿性反应,启动了 Frank-Star-ling 机制,增加心脏的前负荷,使回心血量增加,心室舒张末容积增加,心室扩大,心肌收缩力增强,而维持心排血量的基本正常或相对正常。

机体的适应性和代偿性的反应,激活交感神经体液系统,交感神经兴奋性增强,增强心肌收缩力并提高心率,以增加心脏排血量,但同时机体周围血管收缩,增加了心脏后负荷,心肌增厚,心率加快,心肌耗氧量加大。

心脏功能下降,心排血量降低、肾素-血管紧张素-醛固酮系统也被激活,代偿性增加血管阻力和潴留水、钠,以维持灌注压;交感神经兴奋性增加,同时激活神经内分泌细胞因子如心钠素、血管升压素、缓激肽等,参与调节血管舒缩,排钠利尿,对抗由于交感神经兴奋和肾素-血管紧张素-醛固酮系统激活造成的水钠潴留效应。在多因素作用下共同维持机体血压稳定,保证了重要脏器的灌注。

(2)心力衰竭失代偿期:长期、持续的交感神经和肾素-血管紧张素-醛固酮系统高兴奋性,多种内源性的神经激素和细胞因子的激活与失衡,又造成继发心肌损害,持续性心脏扩大、心肌肥厚,使心肌耗氧量增加,加重心肌的损伤。神经内分泌系统活性增加不断,加重血流动力学紊乱,损伤心肌细胞,导致心排血量不足,出现心力衰竭症状。

(3)心室重构:所谓的心室重构,就是在心脏扩大、心肌肥厚的过程中,心肌细胞、胞外基质、胶原纤维网等均有相应变化,左心室结构、形态、容积和功能发生一系列变化。研究表明,心力衰竭的发生发展的基本机制就是心室重构。由于基础病的不同,进展情况不同和各种代偿机制的复杂作用,有些患者心脏扩大、肥厚已很明显,但临床可无心力衰竭表现。但如基础病病因不能除,随着时间的推移,心室重构的病理变化,可自身不断发展,心力衰竭必然会出现。

从代偿到不代偿,除了因为代偿能力限度、代偿机制中的负面作用外,心肌细胞的能量供应和利用障碍,导致心肌细胞坏死、纤维化也是重要因素。

心肌细胞的减少使心肌收缩力下降,又因纤维化的增加使心室的顺应性下降,心室重构更趋明显,最终导致不可逆的心肌损害,心力衰竭终末阶段。

(二)临床表现

慢性心力衰竭早期可以无症状或仅出现心动过速、面色苍白、出汗、疲乏和活动耐力减低症状等。

1.左心衰竭

(1)症状。

呼吸困难:劳力性呼吸困难是最早出现的呼吸困难症状,因为体力活动会使回心血量增加,左心房压力升高,肺淤血加重。开始仅剧烈活动或体力劳动后出现症状,休息后缓解,随肺淤血加重,逐渐发展到更轻活动后,甚至休息时,也出现呼吸困难。

夜间阵发性呼吸困难是左心衰竭早期最典型的表现,又称为"心源性哮喘"。是由于平卧血液重新分布使肺血量增加,夜间迷走神经张力增加,小支气管收缩,横膈位高,肺活量减少所致。典型表现是患者熟睡 1~2h 后,突然憋气而惊醒,被迫坐起,同时伴有咳嗽、咳泡沫痰和(或)哮鸣性呼吸音。多数患者端坐休息后可自行缓解,次日白天无异常感觉。严重者可持续发作,甚至发生急性肺水肿。

端坐呼吸多在病程晚期出现,是肺淤血达到一定程度,平卧回心血量增多、膈肌上抬,呼吸更困难,必须采用高枕卧位、半卧位,甚至坐位,才可减轻呼吸困难。最严重的患者即使端坐床边,下肢下垂,上身前倾,仍不能缓解呼吸困难。

咳嗽、咳痰、咯血:咳嗽、咳痰早期即可出现,是肺泡和支气管黏膜淤血所致,多发生在夜间,直立或坐位症状减轻。咳白色浆液性泡沫样痰为其特点,偶见痰中带有血丝。如发生急性肺水肿,则咳大量粉红色泡沫痰。

其他症状:倦怠、乏力、心悸、头晕、失眠、嗜睡、烦躁等症状,重者可有少尿,是与心排血量低下,组织、器官灌注不足有关。

(2)体征。

慢性左心衰竭可有心脏扩大,心尖冲动向左下移位。心率加快、第一心音减弱、心尖区舒张期奔马律,最有诊断价值。部分患者可出现交替脉,是左心衰竭的特征性体征。

肺部可闻湿啰音,急性肺水肿时可出现哮鸣音。

2.右心衰竭

(1)症状:主要表现为体循环静脉淤血。消化道症状如食欲缺乏、恶心呕吐、水肿、腹胀、肝区胀痛等为右心衰竭的最常见症状。

劳力性呼吸困难也是右心衰竭常见症状。

(2)体征。

水肿:早期在身体的下垂部位和组织疏松部位,出现凹陷性水肿,为对称性。重者可出现全身水肿,并伴有胸腔积液、腹水和阴囊水肿。胸腔积液是因体静脉压力增高所致,胸腔静脉有一部分回流到肺静脉,所以胸腔积液更多见于全心衰竭时,以双侧为多见。

颈静脉征:颈静脉怒张是右心衰竭的主要体征,其程度与静脉压升高的程度正相关;压迫患者的腹部或肝脏,回心血量增加而使颈静脉怒张更明显,称为肝颈静脉回流征阳性,肝颈静脉回流征阳性则更是具有特征性。

肝大和压痛:可出现肝大和压痛;持续慢性右心衰竭可发展为心源性肝硬化,晚期肝脏压痛不明显,但伴有黄疸、肝功能损害和腹水。

发绀:发绀是由于供血不足,组织摄取血氧相对增加,静脉血氧降低所致。表现为面部毛细血管扩张、青紫、色素沉着。

3.全心衰竭

右心衰竭继发于左心衰竭而形成全心衰竭,但当右心衰竭后,肺淤血的临床表现减轻。扩张型心肌病等表现左、右心同时衰竭者,肺淤血症状都不严重,左心衰竭的表现主要是心排血量减少的相关症状和体征。

(三)实验室检查

1.X 线检查

(1)心影的大小、形态可为病因诊断提供重要依据,根据心脏扩大的程度和动态改变,间接反映心功能状态。

(2)肺门血管影增强是早期肺静脉压增高的主要表现;肺动脉压力增高可见右下肺动脉增宽;肺间质水肿可使肺野模糊;KerleyB 线是在肺野外侧清晰可见的水平线状影,是肺小叶间隔内积液的表现,是慢性肺淤血的特征性表现。

2.超声心动图

超声心动图比 X 线检查更能准确地提供各心腔大小变化及心瓣膜结构情况。左心室射血分数(LVEF 值)可反映心脏收缩功能,正常 LVEF 值>50%,LVEF 值≤40%为收缩期心力衰竭诊断标准。

应用多普勒超声是临床上最实用的判断心室舒张功能的方法,E 峰是心动周期的心室舒张早期心室充盈速度的最大值,A峰是心室舒张末期心室充盈的最大值,正常人E/A的比值不小于1.2,中青年应更大。

3.有创性血流动力学检查

此检查常用于重症心力衰竭患者,可直接反映左心功能。

4.放射性核素检查

帮助判断心室腔大小,反映LVEF值和左心室最大充盈速率。

(四)治疗要点

1.病因治疗

(1)基本病因治疗:对有损心肌的疾病应早期进行有效治疗如高血压、冠心病、糖尿病、代谢综合征等;心血管畸形、心瓣膜病力争在发生心脏衰竭之前进行介入或外科手术治疗;对于一些病因不明的疾病亦应早期干预如原发性扩张型心肌病,以延缓心室重构。

(2)诱因治疗:积极消除诱因,最常见的诱因是感染,特别是呼吸道感染,积极应用有针对性的抗生素控制感染。心律失常特别是房颤都是引起心脏衰竭常见诱因,对于快速房颤要积极控制心室率,及时复律。纠正贫血、控制高血压等均可防止心力衰竭发生或(和)加重。

2.一般治疗

减轻心脏负担,限制体力活动,避免劳累和精神紧张。低钠饮食,少食多餐,限制饮水量。给予持续氧气吸入,流量2～4L/min。

3.利尿药

利尿药是治疗心力衰竭的常用药物,通过排钠排水减轻水肿、减轻心脏负荷、缓解淤血症状。原则上应长期应用,但在水肿消失后应以最小剂量维持如氢氯噻嗪25mg隔日1次。常用利尿药有排钾利尿药如氢氯噻嗪等;襻利尿药如呋塞米、丁脲胺等;保钾利尿药如螺内酯、氨苯蝶啶等。排钾利尿药主要副作用是可引起低血钾,应补充氯化钾或与保钾利尿药同用。噻嗪类利尿药可抑制尿酸排泄,引起高尿酸血症,大剂量长期应用可影响胆固醇及糖的代谢,应严密监测。

4.肾素-血管紧张素-醛固酮系统抑制药

(1)血管紧张素转换酶(ACE)抑制药应用:ACE抑制药扩张血管,改善淤血症状,更重要的是降低心力衰竭患者代偿性神经-体液的不利影响,限制心肌、血管重构,维护心肌功能,推迟心力衰竭的进展,降低远期死亡率。

用法:常用ACE抑制药如卡托普利12.5～25mg,2次/h,培哚普利2～4mg,1次/h,贝那普利对有早期肾功能损害患者较适用,使用量是5～10mg,1次/h。临床应用一定要从小剂量开始,逐渐加量。

ACE抑制药的副作用:有低血压、肾功能一过性恶化、高血钾、干咳等。

ACE抑制药的禁忌证:无尿性肾衰竭、肾动脉狭窄、血肌酐升高≥225μmol/L、高血压、低血压、妊娠、哺乳期妇女及对此药过敏者。

(2)血管紧张素受体阻滞药(ARBB)应用:ARBB在阻断肾素血管紧张素系统作用与ACE抑制药作用相同,但缺少对缓激肽降解抑制作用。当患者应用ACE抑制药出现干咳不能耐受,可应用ARBB类药,常用ARBB如坎地沙坦、氯沙坦、缬沙坦等。

ARBB 类药的用药注意事项、副作用除干咳以外,其他均与 ACE 抑制药相同。

(3)醛固酮拮抗药应用:研究证明螺内酯 20mg,1～2 次/h 小剂量应用,可以阻断醛固酮效应,延缓心肌、血管的重构,改善慢性心力衰竭的远期效果。

注意事项:中重度心力衰竭患者应用时,需注意血钾的检测;肾功能不全、血肌酐异常、高血钾及应用胰岛素的糖尿病患者不宜使用。

5.β 受体阻滞药应用

β 受体阻滞药可对抗交感神经激活,阻断交感神经激活后各种有害影响。临床应用其疗效常在用药后 2～3 个月才出现,但明显提高运动耐力,改善心力衰竭预后,降低死亡率。

β 受体阻滞药具有负性肌力作用,临床中应慎重应用,应用药物应从小剂量开始,如美托洛尔 12.5mg,1 次/h;比索洛尔 1.25mg,1 次/h;卡维地洛 6.25mg,1 次/h,逐渐加量,适量维持。

注意事项:用药应在心力衰竭稳定、无体液潴留情况下、小剂量开始应用。

患有支气管痉挛性疾病、心动过缓、二度以上包括二度的房室传导阻滞的患者禁用。

6.正性肌力药物应用

是治疗心力衰竭的主要药物,适于治疗以收缩功能异常为特征的心力衰竭,尤其对心腔扩大引起的低心排血量心力衰竭,伴快速心律失常的患者作用最佳。

(1)洋地黄类药物:是临床最常用的强心药物,具有正性肌力和减慢心率作用,在增加心肌收缩力的同时,不增加心肌耗氧量。

适应证:充血性心力衰竭,尤其伴有心房颤动和心室率增快的心力衰竭是最好指征,对心房颤动、心房扑动和室上性心动过速均有效。

禁忌证:严重房室传导阻滞、肥厚性梗阻型心肌病、急性心肌梗死 24h 内不宜使用。洋地黄中毒或过量者为绝对禁忌证。

用法:地高辛为口服制剂,维持量法,0.25mg,1 次/h。此药口服后 2～3 小时血浓度达高峰,4～8 小时获最大效应,半衰期为 1.6 天,连续口服 7 天后血浆浓度可达稳态。适用于中度心力衰竭的维持治疗。

毛花苷 C 为静脉注射制剂,注射后 10 分钟起效,1～2 小时达高峰,每次 0.2～0.4mg,稀释后静脉注射,24 小时总量 0.8～1.2mg。适用于急性心衰或慢性心衰加重时,尤其适用于心衰伴快速心房颤动者。

毒性反应:药物的治疗剂量和中毒剂量接近,易发生中毒。易导致洋地黄中毒的情况主要有:急性心肌梗死、急性心肌炎引起的心肌损害、低血钾、严重缺氧、肾衰竭等情况。

常见不良反应有:胃肠道表现如恶心、呕吐;神经系统表现如视物模糊、黄视、绿视;心血管系统表现,多为各种心律失常,也是洋地黄中毒最重要的表现,最常见的心律失常是室性期前收缩,多呈二联律。快速房性心律失常伴有传导阻滞是洋地黄中毒特征性的表现。

(2)β 受体兴奋药:临床常是短期应用治疗重症心力衰竭,常用的有多巴酚丁胺、多巴胺静脉滴注。适用于急性心肌梗死伴心力衰竭的患者;小剂量多巴胺 2～5μg/(kg·min)能扩张肾动脉,增加肾血流量和排钠利尿,从而用于充血性心力衰竭的治疗。

（五）护理措施

1.环境与心理护理

保持环境安静、舒适，空气流通；限制探视，减少精神刺激；注意患者情绪变化，做好心理护理，要求患者家属要积极给予患者心理支持和治疗的协助，使患者心情放松情绪稳定，减少机体耗氧量。

2.休息与活动

一般心功能Ⅰ级：不限制一般的体力活动，但避免剧烈运动和重体力劳动。心功能Ⅱ级：可适当轻体力工作和家务劳动，强调下午多休息。心功能Ⅲ级：日常生活可以自理或在他人协助下自理，严格限制一般的体力活动。心功能Ⅳ级：绝对卧床休息，生活需要他人照顾，可在床上做肢体被动运动和翻身，逐步过渡到坐床边或下床活动。当病情好转后，鼓励患者尽早做适量的活动，防止因长期卧床导致的静脉血栓、肺栓塞、便秘和压疮的发生。在活动中要监测有无呼吸困难、胸痛、心悸、疲劳等症状，如有不适应停止活动，并以此作为限制最大活动量的指征。

3.病情观察

(1)观察水肿情况：注意观察水肿的消长情况，每日测量并记录体重，准确记录液体出入量。

(2)保持呼吸道通畅：监测患者呼吸困难的程度、发绀情况、肺部啰音的变化以及血气分析和血氧饱和度等变化，根据缺氧的轻重程度调节氧流量和给氧方式。

(3)注意水、电解质变化及酸碱平衡情况：低钾血症可出现乏力、腹胀、心悸、心电图出现 u 波增高及心律失常，并可诱发洋地黄中毒。少数因肾功能减退，补钾过多而致高血钾，严重者可引起心搏骤停。低钠血症表现为乏力、食欲减退、恶心、呕吐、嗜睡等症状。如出现上述症状，要及时通报医师及时给予检查、纠正。

4.保持大便通畅

患者常因精神因素使规律性排便活动受抑制，排便习惯改变，加之胃肠道淤血、进食减少、卧床过久影响肠蠕动，易致便秘。应帮助患者训练床上排便习惯，同时饮食中增加膳食纤维，如发生便秘，应用小剂量缓泻药和润肠药，病情许可时扶患者坐起使用便器，并注意观察患者的心率、反应，以防发生意外。

5.输液的护理

根据患者液体出入情况及用药要求，控制输液量和速度，以防诱发急性肺水肿。

6.饮食护理

给予高蛋白、高维生素的易消化清淡饮食，注意补充营养。少量多餐，避免过饱；限制水、钠摄入，每日食盐摄入量少于 5g，服利尿药者可适当放宽。

7.用药护理

(1)使用利尿药的护理：遵医嘱正确使用利尿药，并注意有关副作用的观察和预防。监测血钾及有无乏力、腹胀、肠鸣音减弱等低钾血症的表现，同时多补充含钾丰富的食物，必要时遵医嘱补充钾盐。口服补钾宜在饭后或将水剂与果汁同饮；静脉补钾时每 500mL 液体中氯化钾含量不宜超过 1.5g。

应用保钾利尿药需注意有无胃肠道反应、嗜睡、乏力、皮疹、高血钾等副反应。

利尿药的应用时间选择早晨或日间为宜,避免夜间排尿过频而影响患者的休息。

(2)使用洋地黄的护理

给药要求:严格遵医嘱给药,发药前要测量患者脉搏 1 分钟,当脉搏＜60 次/min 或节律不规则时,应暂停服药并通知医师。静脉给药时务必稀释后缓慢静注,并同时监测心率、心律及心电图变化。

遵守禁忌:注意不与奎尼丁、普罗帕酮(心律平)、维拉帕米(异搏定)、钙剂、胺碘酮等药物合用,以免降低洋地黄类药物肾脏排泄率,增加药物毒性。

用药后观察:应严密观察患者用药后毒性反应,监测血清地高辛浓度。

毒性反应的处理:立即停用洋地黄类药;停用排钾利尿药;积极补充钾盐;快速纠正心律失常,血钾低者快速补钾,不低的可应用利多卡因等治疗,但一般禁用电复律,防止发生室颤;对缓慢心律失常,可使用阿托品 0.5～1mg 皮下或静脉注射治疗,一般不用安置临时起搏器。

(3)肾素-血管紧张素-醛固酮系统抑制药使用的护理:应用 ACE 抑制药时需预防直立性低血压、皮炎、蛋白尿、咳嗽、间质性肺炎等副作用的发生。应用 ACE 抑制药和(或)ARBB 期间要注意观察血压、血钾的变化,同时注意要小剂量开始,逐渐加量。

8.并发症的预防与护理

(1)感染:室内空气流通,每日开窗通风 2 次,寒冷天气注意保暖,长期卧床者鼓励翻身,协助拍背,以防发生呼吸道感染和坠积性肺炎;加强口腔护理,以防发生由于药物治疗引起菌群失调导致的口腔黏膜感染。

(2)血栓形成:长期卧床和使用利尿药引起的血流动力学改变,下肢静脉易形成血栓。应鼓励患者在床上活动下肢和做下肢肌肉收缩运动,协助患者做下肢肌肉按摩。每天用温水浸泡脚以加速血液循环,减少静脉血栓形成。当患者肢体远端出现局部肿胀时,提示有发生静脉血栓可能,应及早与医师联系。

(3)皮肤损伤:应保持床褥柔软、清洁、干燥,患者衣服柔软、宽松。对于长期卧床患者应加强皮肤护理,保持皮肤清洁、干燥,定时协助患者更换体位,按摩骨隆凸处,防止推、拉、扯强硬动作,以免皮肤完整性受损。如需使用热水袋取暖,水温不宜过高,40～50℃为宜,以免烫伤。

对于有阴囊水肿的男患者可用托带支托阴囊,保持会阴部皮肤清洁、干燥;水肿局部有液体外渗情况,要防止继发感染;注意观察皮肤有无发红、破溃等压疮发生,一旦发生压疮要积极给予减少受压、预防感染、促进愈合的护理措施。

9.健康指导

(1)治疗病因、预防诱因:指导患者积极治疗原发心血管疾病,注意避免各种诱发心力衰竭的因素,如呼吸道感染、过度劳累和情绪激动、钠盐摄入过多、输液过多过快等。育龄妇女注意避孕,要在医师的指导下妊娠和分娩。

(2)饮食要求:饮食要清淡、易消化、富营养,避免饮食过饱,少食多餐。戒烟、酒,多食蔬菜、水果,防止便秘。

(3)合理安排活动与休息:根据心功能的情况,安排适当体力活动,以利于提高心脏储备力,提高活动耐力,同时也帮助改善心理状态和生活质量。但避免重体力劳动,建议患者进行散步、打太极拳等运动,掌握活动量,以不出现心悸,气促为度,保证充分睡眠。

(4)服药要求:指导患者遵照医嘱按时服药,不要随意增减药物,帮助患者认识所服药物的注意事项,如出现不良反应及时到医院就医。

(5)坚持诊治:慢性心力衰竭治疗过程是终身治疗,应嘱患者定期门诊随访,防止病情发展。

(6)家属教育:帮助家属认识疾病和目前治疗方法、帮助患者的护理措施和心理支持的技巧,教育其要给予患者积极心理支持和生活帮助,使患者树立战胜疾病信心,保持情绪稳定。

三、急性心力衰竭

急性心力衰竭是指心肌遭受急性损害或心脏负荷突然增加,使心排血量急剧下降,导致组织灌注不足和急性淤血的综合征。以急性左心衰竭最常见,多表现为急性肺水肿或心源性休克。

(一)病因及发病机制

急性广泛心肌梗死、高血压急症、严重心律失常、输液过多过快等原因。使心脏收缩力突然严重减弱,心排血量急剧减少或左室瓣膜性急性反流,左室舒张末压迅速升高,肺静脉回流不畅,导致肺静脉压快速升高,肺毛细血管压随之升高,使血管内液体渗入到肺间质和肺泡内,形成急性肺水肿。

(二)临床表现

突发严重呼吸困难为特征性表现,呼吸频率达 30～40 次/min,患者被迫采取坐位,两腿下垂,双臂支撑以助呼吸,极度烦躁不安、大汗淋漓、口唇青紫、面色苍白。同时频繁咳嗽、咳大量粉红色泡沫痰。病情极重者可以出现意识模糊。

早期血压可以升高,随病情不缓解血压可降低直至休克;听诊可见心音较弱,心率增快,心尖部可闻及舒张期奔马律;两肺满布湿啰音和哮鸣音。

(三)治疗要点

1.体位

置患者于两腿下垂坐位或半卧位。

2.吸氧

吸入高流量(6～8L/min)氧气,加入 30%～50%乙醇湿化。对病情严重患者可采用呼吸机持续加压面罩给氧或双水平气道加压给氧,以增加肺泡内的压力,促进气体交换,对抗组织液向肺泡内渗透。

3.镇静

吗啡 3～10mg 皮下注射或静推,必要时每 15 分钟重复 1 次,可重复 2～3 次。老年患者须酌情减量或肌内注射。伴颅内出血、神志障碍、慢性肺部疾病时禁用。

4.快速利尿

呋塞米 20～40mg 静脉注射,在 2 分钟内推注完,4 小时可重复 1 次。呋塞米不仅有利尿作用,还有静脉扩张作用,利于肺水肿的缓解。

5.血管扩张药

血管扩张药应用过程中,要严密监测血压,用量要根据血压进行调整,收缩压一般维持在100mmHg 左右,对原有高血压的患者血压降低幅度不超过 80mmHg 为度。

(1)硝普钠应用:硝普钠缓慢静脉滴注,扩张小动脉和小静脉,初始用药剂量为 $0.3\mu g/(kg \cdot min)$,根据血压变化逐渐调整剂量,最大剂量为 $5\mu g/(kg \cdot min)$,一般维持量 $50\sim100\mu g/min$,因本药含有氰化物,用药时间不宜连续超过 24 小时。

(2)硝酸甘油应用:硝酸甘油扩张小静脉,降低回心血量。初始用药剂量为 $10\mu g/min$,然后每 10 分钟调整 1 次,每次增加初始用药剂量为 $5\sim10\mu g$。

(3)酚妥拉应用:酚妥拉明可扩张小动脉及毛细血管。静脉用药以 $0.1mg/min$ 开始,每 $5\sim10$ 分钟调整 1 次,增至最大用药剂量为 $1.5\sim2.0mg/min$。

6.洋地黄类药物

可应用毛花苷 C0.4mg 缓慢静脉注射,2 小时后可酌情再给 $0.2\sim0.4mg$。近期使用过洋地黄药物的患者,应注意洋地黄中毒。对于急性心肌梗死在 24 小时内不宜使用,重度二尖瓣狭窄患者禁用。

7.平喘

氨茶碱可以解除支气管痉挛,并有一定的正性肌力及扩血管利尿作用。氨茶碱 0.25mg 加入 100mL 液体内静脉滴注,但应警惕氨茶碱过量,肝肾功能减退患者、老年人应减量。

(四)护理措施

1.保证休息

立即协助患者取半卧位或坐位休息,双腿下垂,以减少回心血量,减轻心脏前负荷。注意加强皮肤护理,防止因被迫体位而发生的皮肤损伤。

2.吸氧

一般吸氧流量为 $6\sim8L/min$,加入 $30\%\sim50\%$ 乙醇湿化,使肺泡内的泡沫表面张力降低破裂,增加气体交换的面积,改善通气。要观察呼吸情况,随时评估呼吸困难改善的程度。

3.饮食

给予高营养、高热量、少盐、易消化清淡饮食,少量多餐,避免食用产气食物。

4.病情观察

(1)病情早期观察:注意早期心力衰竭表现,一旦出现劳力性呼吸困难或夜间阵发性呼吸困难,心率增加、失眠、烦躁、尿量减少等症状,应及时与医师联系,并加强观察。如迅速发生极度烦躁不安、大汗淋漓、口唇青紫等表现,同时胸闷、咳嗽、呼吸困难、发绀、咳大量白色或粉红色泡沫痰,应警惕急性肺水肿发生,立即配合抢救。

(2)保持呼吸道通畅:严密观察患者呼吸频率、深度,观察患者的咳嗽情况,痰液的性状和量,协助患者咳嗽、排痰,保持呼吸道通畅。

(3)防止心源性休克:观察患者意识、精神状态,观察患者血压、心率的变化及皮肤颜色、温度变化。

(4)防止病情发展:观察肺部啰音的变化,监测血气分析结果。控制静脉输液速度,一般为每分钟 20～30 滴。准确液体出入量记录。

（5）心理护理：患者常伴有濒死感、焦虑和恐惧，应加强床旁监护，给予安慰及心理支持，以增加战胜疾病信心。医护人员抢救时要保持镇静，表现出忙而不乱，操作熟练，以增加患者的信任和安全感。避免在患者面前议论病情，以免引起误会，加剧患者的恐惧。必要时可留亲属陪伴患者。

（6）用药护理：应用吗啡时注意有无呼吸抑制、心动过缓；用利尿药要准确记录尿量，注意水、电解质和酸碱平衡情况；用血管扩张药要注意输液速度、监测血压变化；用硝普钠应现用现配，避光滴注，有条件者可用输液泵控制滴速；洋地黄制剂静脉使用时要稀释，推注速度宜缓慢，同时观察心电图变化。

第五节　心搏骤停与心脏性猝死

绝大多数心脏性猝死发生在有器质性心脏病的患者。心脏性猝死中约 80% 由冠心病及其并发症引起，而这些冠心病患者中约 75% 有心肌梗死病史。心肌梗死后左心室射血分数降低是心脏性猝死的主要预测因素；频发性与复杂性室性期前收缩的存在，亦可预示心肌梗死存活者发生猝死的危险。各种心肌病引起的心脏性猝死占 5%～15%。心脏性猝死主要为致命性心律失常所致，包括致死性快速性心律失常、严重缓慢性心律失常和心室停顿。

心搏骤停是指心脏射血功能的突然终止。导致心搏骤停的病理生理机制最常见为室性快速性心律失常（心室颤动和室性心动过速），其次为缓慢性心律失常或心室停顿。心脏骤停发生后，由于脑血流的突然中断，10 秒左右患者即可出现意识丧失，经及时救治可获存活，否则将发生生物学死亡。心搏骤停常是心脏性猝死的直接原因。

心脏性猝死是指急性症状发作后 1 小时内发生的以意识骤然丧失为特征的、由心脏原因引起的自然死亡。美国每年约有 30 万人发生心脏性猝死，占全部心血管病死亡人数的 50% 以上，而且是 20～60 岁男性的首位死因。

一、常见病因

心脏结构性异常是发生致命性心律失常的基础，常见以下 4 种改变：①急性和（或）陈旧性心肌梗死；②原发或继发性心室肌肥厚；③心肌病变（扩张、纤维化、浸润性病变、炎症等）；④结构性心电异常。

功能性因素也可影响心肌的电稳定性，常常是一些致命性心律失常的促发因素，包括冠状动脉血流的暂时性改变（冠脉内血栓形成、冠状动脉痉挛导致急性缺血、缺血后再灌注等）、全身性因素（血流动力学因素、低氧血症、酸中毒、电解质紊乱等）、神经生理性因素、毒性作用（药物的致心律失常作用、心脏毒性反应等）等。

严重缓慢性心律失常和心室停顿是心脏性猝死的另一重要原因。

二、临床表现

心脏性猝死的临床经过可分为 4 个时期,即前驱期、终末事件期、心搏骤停与生物学死亡。

(一)前驱期

在猝死前数天至数月,有些患者可出现胸痛、气促、疲乏、心悸等非特异性症状。但亦可无前驱表现,瞬即发生心搏骤停。

(二)终末事件期

是指心血管状态出现急剧变化到心脏骤停发生前的一段时间,自瞬间至持续 1 小时不等。心脏性猝死所定义的 1 小时,实质上是指终末事件期的时间在 1 小时内。典型的表现包括:严重胸痛、急性呼吸困难、突发心悸或眩晕等。若心搏骤停瞬间发生,事先无预兆,则绝大部分是心源性。在猝死前数小时或数分钟内常有心电活动的改变,其中以心率加快及室性异位搏动增加最为常见。因心室颤动猝死的患者,常先有室性心动过速。另有少部分患者以循环衰竭发病。

(三)心搏骤停

心搏骤停后脑血流量急剧减少,可导致意识突然丧失,伴有局部或全身性抽搐。

(四)生物学死亡

从心搏骤停至发生生物学死亡时间的长短取决于原发病的性质,以及心搏骤停至复苏开始的时间。心搏骤停发生后,大部分患者将在 4～6 分钟开始发生不可逆脑损害,随后经数分钟过渡到生物学死亡。

三、心搏骤停的处理

心搏骤停的生存率很低,根据不同的情况,其生存率为 5％～60％。抢救成功的关键是尽早进行心肺复苏和尽早进行复律治疗,心肺复苏术的步骤如下。

(一)判定患者有无意识、反应(步骤 A)

方法:目击有人倒地,可重呼、轻拍患者,可呼喊患者,轻轻摇动患者肩部,高声喊叫:"喂,你怎么啦?"。

报告:"患者无反应!"

(二)判断是否需要复苏(步骤 B)

1.呼吸

是无正常呼吸节律。

2.心搏

触摸颈动脉,感觉有无搏动(先触及患者喉结再滑向一侧 2cm,颈动脉搏动点即在此水平面的胸锁乳突肌前缘的凹陷处）。

报告："患者无心搏、呼吸!"。

3.紧急呼叫

大叫"来人啊! 快打电话! 快取除颤器,通知上级医生"。将患者去枕平卧于硬板床或地上,摆成复苏体位（俯卧患者要翻身）,打开上衣、松开裤带。

（三）胸外按压

1.部位

胸骨中段或两侧乳头连线与胸骨交叉处。

2.方法

以一手的掌根放于按压部,另一手掌根重叠于下一手背上,两手手指交叉翘起（上手指紧扣下手指防止移位）,使手指端离开胸壁,术者的双臂与患者胸骨垂直（肩、肘、腕关节呈一线）,向下用力按压,使胸骨明显地压下至少 5cm。

3.按压频率

成年人不少于 100 次/min（不宜超过 120 次/min）。

（四）打开气道

完成 30 次胸外按压后,打开气道,方法如下。

1.仰头抬颏法

抢救者一手掌（小鱼肌）按于患者前额,使患者头后仰,另一手中指和食指抬起下颏/颌。

2.仰面托颈法

抢救者一手掌（小鱼肌）按于患者前额,一手托起患者颈部。对疑有头、颈部外伤者不宜使用。

3.托颌法

头、颈部外伤者,抢救者站在患者头后,双手中指和食指轻轻托起下颌。

4.口对口或口对面罩（隔膜、导管）呼吸

术者用按于前额一手的拇指与食指捏闭患者鼻翼下端,将口紧贴患者口唇（或面罩、导管）,用力吹气,直至患者胸廓抬起。术者口离开,手松开鼻。共吹气 2 次,每次 1～2 秒。人工呼吸与心脏按压比例:成年人为 2∶30,儿童为 2∶15。

评估:连续 5 个周期后检查复苏有效指征。①能扪及颈动脉搏动;②呼吸改善或自主呼吸恢复;③患者颜面、口唇、皮肤、指端颜色由紫转红;④散大的瞳孔缩小;⑤心电监护见规律自主心率,可测量血压（此时应报告:"自主循环恢复。"）。

四、高级生命支持

主要措施包括气管插管建立通气,除颤转复心律成为血流动力学稳定的心律,建立静脉通路并应用必要的药物维持已恢复的循环。

（一）纠正低氧血症

如果患者自主呼吸没有恢复应尽早行气管插管,充分通气的目的是纠正低氧血症。院外患者通常用简易气囊维持通气,医院内的患者常用呼吸机,开始可给予纯氧,然后根据血气分析结果进行调整。

(二)除颤和复律

心搏骤停时最常见的心律失常是心室颤动。及时的胸外按压和人工呼吸虽可部分维持心脑功能,但极少能将室颤转为正常心律,而迅速恢复有效的心律是复苏成功至关重要的一步。中止心室颤动最有效的方法是电除颤,时间是治疗室颤的关键,每延迟除颤1分钟,复苏成功率下降7%~10%。一旦心电监测显示为心室颤动,应立即用200J能量进行直流电除颤,若无效可立即进行第2次和第3次除颤,能量分别增至200~300J和360J。如果连续3次除颤无效提示预后不良,应继续胸外按压和人工通气,并同时给予1mg肾上腺素静脉注射,随之再用360J能量除颤1次。如仍未成功,肾上腺素可每隔3~5分钟重复1次,中间可给予除颤。此时应努力改善通气和矫正血液生化指标的异常,以利重建稳定的心律。

(三)药物治疗

心搏骤停患者在进行心肺复苏时应尽早开通静脉通道。周围静脉通常选用肘前静脉或颈外静脉,手部或下肢静脉效果较差尽量不用。中心静脉可选用颈内静脉、锁骨下静脉和股静脉。首选肾上腺素,严重低血压可以给予去甲肾上腺素、多巴胺、多巴酚丁胺。

五、复苏后处理

(一)心肺复苏后的处理原则和措施

包括维持有效的循环和呼吸功能,预防再次心搏骤停,维持水、电解质和酸碱平衡,防治脑水肿、急性肾衰竭和继发感染等,以上对所有心肺复苏后患者均适用,其中重点是脑复苏。①维持有效循环;②维持呼吸;③防治脑缺氧和脑水肿;脑复苏是心肺复苏最后成功的关键。

主要措施包括:①降温;②脱水;③防治抽搐;④高压氧治疗。

(二)防治急性肾衰竭

防治急性肾衰竭时应注意维持有效的心脏和循环功能,避免使用对肾脏有损害的药物。若注射呋塞米后仍然无尿或少尿,则提示急性肾衰竭。此时应按急性肾衰竭处理。

(三)其他

及时发现和纠正水电解质紊乱和酸碱失衡,防治继发感染。对于肠鸣音消失和机械通气伴有意识障碍患者,应该留置胃管,并尽早地应用胃肠道营养。

六、急救护理

(一)抢救措施

(1)争分夺秒就地进行抢救,立即行胸外心脏按压,同时施行人工呼吸,加压给氧,行气管插管。

(2)取平卧头侧位,及时清除呼吸道分泌物,保持呼吸道通畅。

(3)建立两条静脉通道。根据医嘱给予升压药物,维持血压稳定,并保证其他药物及时输入。

(4)迅速备好各种抢救药品、物品。如阿托品、肾上腺素、利多卡因、吸引器、除颤器、人工呼吸机等。有条件者立即安装人工心脏起搏器。

(5)心脏复苏后,将病员移至监护室,做好心电监护,有室颤者立即除颤。

(6)严密观察呼吸变化,发现异常及时报告医师,并做好应急处理。

(二)心脏复苏后护理

(1)积极保护脑组织,防治脑水肿。一般采用头部降温,配合冬眠疗法,以减少脑细胞耗氧量。同时,适当选用脱水药,降低颅内压,减轻脑水肿。

(2)详细记录体温、脉搏、呼吸、血压、心率及心律的变化,观察每小时尿量,防止心、肾功能不全。

(3)观察病员神志、瞳孔、对光反射,及时发现病情变化。

(4)预防耳郭及枕部冻伤,随时调换冰袋中的冰块,每半小时至1小时测体温1次。

(5)加强口腔、眼及皮肤护理,预防压疮等并发症。

(6)给予高热量饮食,昏迷者给予鼻饲饮食。

(7)预防呼吸道感染,清除呼吸道分泌物,保持呼吸道通畅,定时翻身拍背。

(8)气管切开者按气管切开护理常规护理。

(9)预防泌尿道感染,留置导尿患者,保持尿道口、外阴部清洁,每日更换袋1次。

(10)维持水、电解质及酸碱平衡,严格执行输液计划,准确记录出入量。

第六节　脑　梗　死

脑梗死(CI)又称缺血性脑卒中,包括脑血栓形成、腔隙性脑梗死和脑栓塞等,是指因各种原因导致脑部血液供应障碍,缺血、缺氧所致的局限性脑组织的缺血性坏死或软化。临床上最常见的有脑血栓形成、脑栓塞和腔隙性梗死。

脑血栓形成(CT)是脑梗死最常见的类型,约占全部脑梗死的60%。是在各种原因引起的血管壁病变基础上,脑动脉主干或分支动脉管腔狭窄、闭塞或血栓形成,引起脑局部血流减少或供应中断,使脑组织缺血、缺氧性坏死,出现局灶性神经系统症状和体征。

脑栓塞是由各种栓子(血流中异常的固体、液体、气体)沿血液循环进入脑动脉,引起急性血流中断而出现相应供血区脑组织缺血、坏死及脑功能障碍。只要产生栓子的病原不消除,脑栓塞就有复发的可能。2/3的复发发生在第1次发病后的1年之内。脑栓塞急性期病死率与脑血栓形成大致接近,死因多为严重脑水肿引起的脑疝、肺炎和心力衰竭等。有10%~20%的在10天内发生第2次栓塞,再发时病死率更高。约2/3的患者留有偏瘫、失语、癫痫发作等不同程度的神经功能缺损。

腔隙性梗死是指大脑半球或脑干深部的小穿通动脉,在长期高血压基础上,血管壁发生病变,最终管腔闭塞,导致缺血性微梗死,缺血、坏死和液化的脑组织由吞噬细胞移走形成空腔,主要累及脑的深部白质、基底节、丘脑和脑桥等部位,形成腔隙性梗死灶。

一、病因与发病机制

(一)脑血栓形成

(1)脑动脉粥样硬化。是脑血栓形成最常见的病因,它多与主动脉弓、冠状动脉、肾动脉及其他外周动脉粥样硬化同时发生。但脑动脉硬化的严重程度并不与其他部位血管硬化完全一致。高血压常与脑动脉硬化并存、两者相互影响,使病变加重。高脂血症、糖尿病等则往往加速脑动脉硬化的进展。

(2)脑动脉炎。如钩端螺旋体感染引起的脑动脉炎。

(3)胶原系统疾病、先天性血管畸形、巨细胞动脉炎、肿瘤、真性红细胞增多症、血液高凝状态等。

(4)颈动脉粥样硬化的斑块脱落引起的栓塞称为血栓-栓塞。在颅内血管壁病变的基础上,如动脉内膜损害破裂或形成溃疡,在睡眠、失水、心力衰竭、心律失常等情况时,出现血压下降、血流缓慢,胆固醇易于沉积在内膜下层,引起血管壁脂肪透明变性、纤维增生、动脉变硬、纤曲、管壁厚薄不匀、血小板及纤维素等血液中有形成分黏附、聚集、沉着、形成血栓。血栓逐渐扩大,使动脉管腔变狭窄,最终引起动脉完全闭塞。缺血区脑组织因血管闭塞的快慢、部位及侧支循环能提供代偿的程度,而出现不同范围、不同程度的梗死。

脑部任何血管都可发生血栓形成,但以颈内动脉、大脑中动脉多见。血栓形成后,血流受阻或完全中断,若侧支循环不能代偿供血,受累血管供应区的脑组织则缺血、水肿、坏死。经数周后坏死的脑组织被吸收,胶质纤维增生或瘢痕形成,大病灶可形成中风囊。

(二)脑栓塞

脑栓塞的栓子来源可分为心源性、非心源性、来源不明性三大类。

1.心源性

为脑栓塞最常见的原因。在发生脑栓塞的患者中约一半以上为风湿性心脏病二尖瓣狭窄并发心房颤动。在风湿性心脏病患者中有 $14\%\sim48\%$ 的患者发生脑栓塞。细菌性心内膜炎心瓣膜上的炎性赘生物易脱落,心肌梗死或心肌病时心内膜病变形成的附壁血栓脱落,均可成为栓子。心脏黏液瘤、二尖瓣脱垂及心脏手术、心导管检查等也可形成栓子。

2.非心源性

主动脉弓及其发出的大血管动脉粥样硬化斑块与附着物及肺静脉血栓脱落,也是脑栓塞的重要原因。其他如肺部感染、败血症引起的感染性脓栓;长骨骨折的脂肪栓子;寄生虫虫卵栓子;癌性栓子;胸腔手术、人工气胸、气腹以及潜水员或高空飞行员所发生的减压病时的气体栓子;异物栓子等均可引起脑栓塞。

3.来源不明性

有些脑栓塞虽经现代先进设备、方法进行仔细检查仍未能找到栓子的来源。

（三）腔隙性梗死

主要病因为高血压导致小动脉及微小动脉壁脂质透明变性，管腔闭塞产生腔隙性病变。有资料认为舒张压增高对于多发性腔隙性梗死的形成更为重要。病变血管多为 $100\sim200\mu m$ 的深穿支，如豆纹动脉、丘脑穿通动脉及基底动脉中央支，多为终末动脉，侧支循环差。

二、临床表现

（一）脑血栓形成

（1）本病好发于中老年人，多见于 $50\sim60$ 岁以上的动脉硬化者，且多伴有高血压、冠心病或糖尿病；年轻发病者以各种原因的脑动脉炎为多见；男性稍多于女性。

（2）通常患者可有某些未引起注意的前驱症状，如头晕、头痛等；部分患者发病前曾有 TIA 史。

（3）多数患者在安静休息时发病，不少患者在睡眠中发生，次晨被发现不能说话，一侧肢体瘫痪。病情多在几小时或几天内发展达到高峰，也可为症状进行性加重或波动。多数患者意识清楚，少数患者可有不同程度的意识障碍，持续时间较短。神经系统体征主要决定于脑血管闭塞的部位及梗死的范围，常见为局灶性神经功能缺损的表现如失语、偏瘫、偏身感觉障碍等。

（4）临床分型。根据起病形式可分为以下几种。

可逆性缺血性神经功能缺损：此型患者的症状和体征持续时间超过 24h，但在 $1\sim3$ 周完全恢复，不留任何后遗症。可能是缺血未导致不可逆的神经细胞损害，侧支循环迅速而充分地代偿，发生的血栓不牢固，伴发的血管痉挛及时解除等。

完全型：起病 6h 内病情达高峰，为完全性偏瘫，病情重，甚至出现昏迷，多见于血栓-栓塞。

进展型：局灶性脑缺血症状逐渐进展，阶梯式加重，可持续 6h 至数日。临床症状因血栓形成的部位不同而出现相应动脉支配区的神经功能障碍。可出现对侧偏瘫、偏身感觉障碍、失语等，严重者可引起颅内压增高、昏迷、死亡。

缓慢进展型：患者症状在起病 2 周以后仍逐渐发展。多见于颈内动脉颅外段血栓形成，但颅内动脉逆行性血栓形成亦可见。多与全身或局部因素所致的脑灌流减少有关。此型病例应与颅内肿瘤、硬膜下血肿相鉴别。

（二）脑栓塞

（1）任何年龄均可发病，风湿性心脏病引起者以中青年为多，冠心病及大动脉病变引起者以中老年居多。

（2）通常发病无明显诱因，安静与活动时均可发病，以活动中发病多见。起病急骤是本病的主要特征。在数秒钟或很短的时间内症状发展至高峰。多属完全性脑卒中，个别患者可在数天内呈阶梯式进行性恶化，为反复栓塞所致。

（3）常见的临床症状为局限性抽搐、偏盲、偏瘫、偏身感觉障碍、失语等，意识障碍常较轻且很快恢复。严重者可突起昏迷、全身抽搐，可因脑水肿或颅内压增高，继发脑疝而死亡。

（三）腔隙性梗死

多见于中老年，男性多于女性，半数以上的患者有高血压病史，突然或逐渐起病，出现偏瘫或偏身感觉障碍等局灶症状。通常症状较轻、体征单一、预后较好，一般无头痛、颅高压和意识障碍，许多患者并不出现临床症状而由头颅影像学检查发现。

腔隙状态是本病反复发作引起多发性腔隙性梗死，累及双侧皮质脊髓束和皮质脑干束，出现严重精神障碍、认知功能下降、假性球麻痹、双侧锥体束征、类帕金森综合征和尿便失禁等。

三、实验室检查

（一）血液检查
血常规、血生化（包括血脂、血糖、肾功能、电解质）血流动力学、凝血功能。

（二）影像学检查
1.CT 检查
是最常用的检查，发病当天多无改变，但可除外脑出血，24h 以后脑梗死区出现低密度灶。脑干和小脑梗死 CT 多显示不佳。

2.MRI 检查
可以早期显示缺血组织的大小、部位，甚至可以显示皮质下、脑干和小脑的小梗死灶。

3.血管造影 CTA、MRA、DSA
可以发现血管狭窄、闭塞及其他血管病变，如动脉炎、脑底异常血管网、动脉瘤和动静脉畸形等，可以为脑卒中的血管内治疗提供依据。其中 DSA 是脑血管病变检查的金标准，缺点为有创，费用高，技术要求条件高。

（三）TCD
对判断颅内外血管狭窄或闭塞、血管痉挛、侧支循环建立程度有帮助，还可用于溶栓监测。

（四）放射性核素检查可显示有无脑局部的血流灌注异常

（五）心电图检查
作为确定心肌梗死和心律失常的依据。超声心电图检查可证实是否存在心源性栓子，颈动脉超声检查可评价颈动脉管腔狭窄程度及动脉硬化斑块情况，对证实颈动脉源性栓塞有一定意义。

四、治疗要点

脑梗死患者一般应在卒中单元中接受治疗，由多科医师、护士和治疗师参与，实施治疗、护理康复一体化的原则，以最大限度地提高治疗效果和改善预后。

（一）一般治疗
主要为对症治疗，包括维持生命体征和处理并发症。主要针对以下情况进行处理：

1.血压
缺血性脑卒中急性期血压升高通常不需特殊处理，除非收缩压＞220mmHg 或舒张压＞120mmHg 及平均动脉压＞130mmHg。如果出现持续性的低血压，需首先补充血容量和增加心排血量,如上述措施无效,必要时可应用升压药。

2.吸氧和通气支持

轻症、无低氧血症的患者无须常规吸氧,对脑干卒中和大面积梗死等病情危重或有气道受累者,需要气道支持和辅助通气。

3.血糖

脑卒中急性期高血糖较常见,可以是原有糖尿病的表现或应激反应,当超过 11.1mmol/L 时应予以胰岛素治疗,将血糖控制在 8.3mmol/L 以下。

4.脑水肿

多见于大面积梗死,脑水肿通常于发病后 3～5 天达高峰。治疗目标是降低颅内压、维持足够脑灌注和预防脑疝发生。可应用 20% 甘露醇 125～250mL/次静点,6～8h 1 次;对心、肾功能不全者可改用呋塞米 20～40mg 静脉注射,6～8h 1 次;可酌情同时应用甘油果糖 250～500mL/次静点,1～2 次/d;还可用七叶皂苷钠和白蛋白辅助治疗。

5.感染

脑组织患者(尤其存在意识障碍者)急性期容易发生呼吸道、泌尿系感染等,是导致病情加重的重要原因。患者采用适当体位,经常翻身叩背及防止误吸是预防肺炎的重要措施,肺炎的治疗主要包括呼吸支持(如氧疗)和抗生素治疗;尿路感染主要继发于尿失禁和留置导尿,尽可能避免插管和留置导尿,间歇导尿和酸化尿液可减少尿路感染,一旦发生应及时根据细菌培养和药敏试验应用敏感抗生素。

6.上消化道出血

高龄和重症脑卒中患者急性期容易发生应激性溃疡,建议常规应用静脉抗溃疡药(H_2 受体拮抗药);对已发生消化道出血者,应进行冰盐水洗胃、局部应用止血药(如口服或鼻饲云南白药、凝血酶等);出血量多引起休克者,必要时需要输注新鲜全血或红细胞成分输血。

7.发热

由于下丘脑体温调节中枢受损、并发感染或吸收热、脱水引起,可增加患者死亡率及致残率。对中枢性发热患者应以物理降温为主,必要时予以人工亚冬眠。

8.深静脉血栓形成

高龄、严重瘫痪和心房纤颤均增加深静脉血栓形成的危险性,也增加了发生肺栓塞的风险。应鼓励患者尽早活动,下肢抬高,避免下肢静脉输液(尤其是瘫痪侧)。对有发生血栓形成风险的患者可预防性药物治疗,首选低分子肝素 4000U 皮下注射,1～2 次/d。对发生近端深静脉血栓形成、抗凝治疗症状无缓解者应给予溶栓治疗。

9.水电解质平衡紊乱

脑卒中时由于神经内分泌功能紊乱、进食减少、呕吐及脱水治疗常并发水电解质紊乱,主要包括低钾血症、低钠血症和高钠血症。应对患者常规进行水电解质监测并及时加以纠正,纠正低钠血症和高钠血症均不宜过快,防止脑桥中央髓鞘溶解和加重脑水肿。

10.心脏损伤

脑卒中合并的心脏损伤是脑心综合征的表现之一,主要包括急性心肌缺血、心肌梗死、心律失常及心力衰竭。脑卒中急性期应密切观察心脏情况并及时治疗。慎用增加心脏负担的药物,注意输液速度及输液量,对高龄患者或原有心脏病者甘露醇用量减半或改用其他脱水药,积极处理心肌缺血、心肌梗死、心律失常或心功能衰竭等心脏损伤。

11.癫痫

如有癫痫发作或癫痫持续状态时可给予相应处理。脑卒中 2 周后如发生癫痫,应长期抗癫痫治疗。

(二)特殊治疗

包括早期溶栓治疗、抗血小板治疗、抗凝治疗、血管内治疗、细胞保护治疗和外科治疗等。

1.早期溶栓

脑血栓形成发生后,尽快恢复脑缺血区的血液供应是急性期的主要治疗原则。早期溶栓是指发病后 6 小时内采用溶栓治疗使血管再通,可减轻脑水肿,缩小梗死灶,恢复梗死区血液灌流,减轻神经元损伤,挽救缺血半暗带。

(1)重组组织型纤溶酶原激活剂(rt-PA):可与血栓中纤维蛋白结合成复合体,后者与纤溶酶原有高度亲和力,使之转变为纤溶酶,以溶解新鲜的纤维蛋白,故 rt-PA 只引起局部溶栓,而不产生全身溶栓状态。其半衰期为 3~5 分钟,剂量为 0.9mg/kg(最大剂量 90mg),先静滴 10%(1 分钟),其余剂量连续静滴,60 分钟滴完。

(2)尿激酶:是目前国内应用最多的溶栓药,可渗入血栓内,同时激活血栓内和循环中的纤溶酶原,故可起到局部溶栓作用,并使全身处于溶栓状态。其半衰期为 10~16 分钟。用 100 万~150 万 U,溶于生理盐水 100~200mL 中,持续静滴 30 分钟。

(3)链激酶:它先与纤溶酶原结合成复合体,再将纤溶酶原转变为纤溶酶,半衰期为 10~18 分钟,常用量 10 万~50 万 U。

2.抗血小板治疗

常用抗血小板聚集剂包括阿司匹林和氯吡格雷。未行溶栓治疗的急性脑梗死患者应在 48 小时内服用阿司匹林,但一般不在溶栓后 24 小时内应用阿司匹林,以免增加出血风险。一般认为氯吡格雷的疗效优于阿司匹林,可口服 75mg/d。

3.抗凝治疗

主要包括肝素、低分子肝素和华法林。一般不推荐急性缺血性脑卒中后急性期应用抗凝药来预防脑卒中复发、阻止病情恶化或改善预后。但对于长期卧床,特别是合并高凝状态有形成深静脉血栓和肺栓塞的趋势者,可以用低分子肝素预防治疗。对于心房纤颤者可以应用华法林治疗。

4.脑保护治疗

包括自由基清除药、阿片受体阻滞药、电压门控性钙通道阻断药、兴奋性氨基酸受体阻断药和镁离子等,可通过降低脑代谢、干预缺血引发细胞毒性机制减轻缺血性脑损伤。

5.血管内治疗

包括经皮腔内血管成形术和血管内支架置入术等。对于颈动脉狭窄>70%,而神经功能缺损与之相关者,可根据患者情况考虑行相应的血管内介入治疗。

6.外科治疗

对于有或无症状、单侧重度颈动脉狭窄>70%,或经药物治疗无效者可以考虑进行颈动脉内膜切除术,但不推荐在发病 24 小时进行。幕上大面积脑梗死伴严重脑水肿、占位效应和脑疝形成征象者,可行去骨瓣减压术;小脑梗死使脑干受压导致病情恶化时,可行抽吸梗死小脑组织和颅后窝减压术。

7.其他药物治疗

降纤治疗可选用巴曲酶,使用中注意出血并发症。

8.中医药治疗

丹参、川芎嗪、葛根素、银杏叶制剂等可降低血小板聚集、抗凝、改善脑血流、降低血液黏度。

9.康复治疗

应早期进行,并遵循个体化原则,制订短期和长期治疗计划,分阶段、因地制宜地选择治疗方法,对患者进行针对性体能和技能训练,降低致残率,增进神经功能恢复,提高生活质量。

五、护理措施

(一)基础护理

保持床单位清洁、干燥、平整;患者需在床上大小便时为其提供隐蔽、方便的环境,指导患者学会和配合使用便器;协助定时翻身、叩背;每天温水擦浴 1～2 次,大小便失禁者及时擦洗,保持会阴部清洁;鼓励患者摄取充足的水分和均衡的饮食,饮水呛咳或吞咽困难者遵医嘱予鼻饲;保持口腔清洁,鼻饲或生活不能自理者协助口腔护理;养成定时排便的习惯,便秘者可适当运动或按摩下腹部,必要时遵医嘱使用缓泻药;协助患者洗漱、进食、沐浴和穿脱衣服等。

患者卧床时上好床栏,走廊、厕所要装扶手,方便患者坐起、扶行;地面保持平整,防湿、防滑;呼叫器和经常使用的物品置于床头患者伸手可及处;患者穿防滑软底鞋,衣着宽松;步态不稳者有专人陪伴,选用三角手杖等辅助工具。

告知患者不要自行使用热水瓶或用热水袋取暖。

(二)疾病护理

观察意识、瞳孔、生命体征的变化;观察有无头痛、眩晕、恶心、呕吐等症状以及偏瘫、失语等神经系统体征的变化;观察有无癫痫发作,记录发作的部位、形式、持续时间;观察有无呕血或黑粪。

正确摆放患者的良肢位,并协助体位变换以抑制患侧痉挛;加强患侧刺激以减轻患侧忽视;所有护理工作及操作均在患者患侧进行,床头柜置于患侧,与患者交谈时在患者患侧进行,引导患者将头转向患侧;根据病情指导患者进行床上运动训练;如 Bobath 握手、桥式运动、关节被动运动、坐起训练;恢复期可指导患者进行转移动作训练、坐位训练、站立训练、步行训练、平衡共济训练、日常生活活动训练等;患者吞咽困难,不能进食时遵医嘱鼻饲流食,并做好胃管的护理;饮水呛咳的患者选择半流或糊状食物,进食时保持坐位或半坐位,进餐时避免分散患者注意力;如果患者出现呛咳、误吸或呕吐,立即让患者取头侧位,及时清除口鼻分泌物和呕吐物,预防窒息和吸入性肺炎。

失语或构音障碍的患者应鼓励其采取不同方式向医护人员或家属表达自己的需要,可借助卡片、笔、本、图片、表情或手势等进行简单有效的交流;运动性失语者尽量提一些简单的问题让患者回答"是""否"或点头、摇头表示,与患者交流时语速要慢;感觉性失语的患者与其交流时应减少外来干扰,避免患者精神分散;听力障碍的患者可利用实物或图片与其交流;对于有一定文化,无书写障碍的患者可用文字书写法进行交流;护士可以配合语言治疗师指导患者进行语言训练。

加强用药护理:使用溶栓抗凝药物时应严格把握药物剂量,密切观察意识和血压变化,定期进行神经功能评估,监测出凝血时间、凝血酶原时间,观察有无皮肤及消化道出血倾向,有无头痛、急性血压升高、恶心、呕吐和颅内出血的症状;有无栓子脱落引起的小栓塞,如肠系膜上动脉栓塞可引起腹痛,下肢静脉栓塞可出现皮肤肿胀、发红及肢体疼痛、功能障碍等;使用钙通道阻滞药如尼莫地平时,因能产生明显的扩血管作用,可导致患者头部胀痛、颜面部发红、血压降低等,应监测血压变化,控制输液滴速,一般小于每分钟30滴,告知患者和家属不要随意自行调节输液速度;使用低分子右旋糖酐时应密切观察有无发热、皮疹甚至过敏性休克的发生。

大脑左前半球受损可以导致抑郁,加之由于沟通障碍,肢体功能恢复的过程长,日常生活依赖他人照顾,如果缺少家庭和社会支持,患者可能产生焦虑或抑郁,而焦虑和抑郁情绪阻碍了患者的有效康复,从而严重影响患者的生活质量。因此应重视对精神情绪变化的监控,提高对抑郁、焦虑状态的认识,及时发现患者的心理问题,进行针对性心理治疗(解释、安慰、鼓励、保证等),以消除患者思想顾虑,稳定情绪,增强战胜疾病的信心。

(三)健康指导

1.疾病知识和康复指导

指导患者和家属了解本病的基本病因、主要危险因素和危害,告知本病的早期症状和就诊时机,掌握本病的康复治疗知识与自我护理方法,帮助分析和消除不利于疾病康复的因素,落实康复计划;鼓励患者树立信心,克服急于求成心理,循序渐进,坚持锻炼,增强自我照顾的能力;鼓励家属关心体贴患者,给予精神支持和生活照顾,但要避免养成患者的依赖心理。

2.合理饮食

进食高蛋白、低盐低脂、低热量的清淡饮食,多吃新鲜蔬菜、水果、谷类、鱼类和豆类,戒烟、限酒。

3.日常生活指导

适当运动,如慢跑、散步等,每天30分钟以上,合理休息和娱乐;日常生活不要依赖他人,尽量做力所能及的家务;患者起床、坐起或低头系鞋带等体位变换时动作宜缓慢,转头不宜过猛过急,洗澡时间不宜过长,平时外出时有人陪伴,防止跌倒;气候变化时注意保暖,防止感冒。

4.预防复发

遵医嘱正确服用降压、降糖和降脂药物;定期门诊检查,了解血压、血糖、血脂和心功能情况,预防并发症和脑卒中复发。当患者出现头晕、头痛、一侧肢体麻木无力、讲话吐词不清或进食呛咳、发热、外伤时应及时就诊。

第四章　外科护理实践指导

第一节　特异性感染

一、破伤风

破伤风是由破伤风杆菌侵入人体伤口并生长繁殖、产生毒素所引起的一种急性特异性感染。常发生在各种创伤后,亦可发生于不洁条件下分娩的产妇和新生儿。

(一)病因及病理生理

破伤风杆菌是革兰氏阳性厌氧梭状芽孢杆菌,广泛存在于土壤、人畜粪便中,芽孢抵抗力很强,100℃温度下,仍能生存半小时。正常皮肤和黏膜破伤风杆菌不能侵入,如果伤口小而深、伤口内有缺血坏死组织、血块阻塞、引流不畅、异物存留等,特别是合并需氧菌感染的伤口更易发生破伤风。

破伤风杆菌在伤口内生长繁殖,并分泌外毒素,包括痉挛毒素和溶血毒素两种。痉挛毒素是对神经系统具有高度亲和力的痉挛素,它是致病的主要毒素。它可经血液循环和淋巴系统到达脊髓、脑干等处,与中间联络神经元的突触相结合,抑制突触释放抑制性传递介质。运动神经元因失去中枢抑制而兴奋性增强,使骨骼肌发生紧张性收缩与痉挛。同时毒素还可阻断脊髓对交感神经的抑制,使交感神经过度兴奋,引起血压升高、心率增快、体温升高、大汗等。溶血毒素,可致组织加重坏死和心肌损害,但对发病不起决定作用。

(二)临床表现

1.潜伏期

一般为6～10天,少数可于伤后1～2天发病,最长可达数月。新生儿破伤风多在断脐后7天发生,故称"七日风"。潜伏期越短,症状越重,预后越差。

2.前驱表现

表现为全身乏力、头痛、头晕、怕冷多汗、咀嚼肌酸胀、咀嚼无力、烦躁不安等。

3.典型表现

主要是在肌紧张性收缩(肌强直、发硬)的基础上,出现阵发性强烈痉挛。

通常最先受累的肌群是咀嚼肌,随后依次是面部表情肌及颈、背、腹、四肢肌和腹肌。表现为:张口困难(牙关紧闭)、"苦笑"面容、颈项强直、头后仰;当背、腹肌紧张性收缩时,因背部肌群收缩较为省力,躯干因而扭曲成弓,腰部前凸,足后屈,形成"角弓反张"的强迫性体位;而四肢呈屈膝、弯肘、半握拳等痉挛状态。膈肌受累可致面唇青紫、呼吸困难,甚至呼吸暂停。强烈的肌痉挛可导致肌断裂,甚至发生骨折;膀胱括约肌痉挛可引起尿潴留,持续呼吸肌痉挛可造成呼吸骤停。在肌肉强直性收缩的基础上,受到外界轻微的刺激,如声、光、接触、饮水等均可诱发阵发性痉挛。抽搐发作时患者屈膝、弯肘、半握拳、口吐白沫、呼吸急促,头频频后仰,大汗淋漓,而患者的神志始终清楚,表情痛苦。肌痉挛及大量出汗可引起水、电解质失衡及酸中毒。严重者发生心力衰竭。发病期间,发作越频繁提示病情越重。病程一般为3~4周,病后1周内发作频繁,2周后可逐渐缓解。

(三)辅助检查

1.实验室检查

脑脊液检查正常,多无异常发现。

2.伤口处分泌物检查

可查出革兰氏阳性杆菌,伤口渗出物可做细菌培养。

(四)预防

破伤风是可以预防的疾病。创伤后早期彻底清创,改善局部厌氧环境是预防的关键;此外,还可通过人工免疫的方法,产生稳定的免疫力。人工免疫有主动和被动免疫两种,临床常用被动免疫。被动免疫适用未曾进行破伤风类毒素预防注射的开放性损伤的伤员及施行伤口已愈合的陈旧性异物取出术的伤员。

1.正确处理伤口

对各种伤口,都应及时彻底清创。污染严重伤口,要清除异物,切除坏死组织并充分引流,切开无效腔敞开伤口不予缝合,并用3%过氧化氢溶液冲洗。

2.破伤风抗毒素(TAT)

注射TAT是一种常用的预防措施。TAT为异种蛋白制剂,可致过敏反应,在体内仅能存留6天。常规肌内注射剂量为1500U,若受伤超过24h或伤口污染重,剂量加倍。用前询问过敏史,注射前常规做过敏试验。

3.人体破伤风免疫球蛋白(TIG)

TIG是推广使用的理想制品,无过敏反应,在体内存留时间为4~5周,效能比TAT强10倍以上,肌内注射剂量为250~500U。

(五)治疗原则

破伤风是一种极为严重的疾病,死亡率高,应采取积极的综合治疗措施尽力抢救。痊愈后无明显后遗症是其特点。

1.消除毒素来源

彻底清创,伤口应敞开,并予充分引流,局部可用3%过氧化氢溶液冲洗。若伤口愈合后应注意检查有无瘘管或无效腔。

2.中和游离毒素

因TAT或TIG不能中和已与神经元结合的痉挛毒素,只能中和游离毒素,故应尽早使用。TAT 一般用量为 10000～60000U,肌内注射或静脉滴注,注意严防血清反应。TIG 早期应用,剂量为 3000～6000U,一般只用 1 次。

3.控制和解除痉挛

这是治疗中最重要的环节。轻者可使用镇静安眠药,如安定 10～20mg 肌内注射或静脉滴注,苯巴比妥钠 0.1～0.2g 肌内注射,10％水合氯醛 20～40mL 保留灌肠等。严重者,可使用冬眠Ⅰ号合剂(由氯丙嗪、异丙嗪各 50mg,哌替啶 100mg 及 5％葡萄糖溶液 250mL 配成)。痉挛发作频繁不易控制时,可使用硫喷妥钠缓慢静脉注射。

4.防治并发症

主要防治呼吸道并发症,如窒息、肺不张、肺部感染等。防止患者发作时坠床、骨折、舌咬伤等。对抽搐频繁、药物不易控制的严重患者,应尽早行气管切开,必要时上呼吸机辅助呼吸。因痉挛、出汗、不能进食等,导致热量消耗和水分丢失过多,注意纠正水、电解质代谢紊乱和给予营养支持。使用青霉素、甲硝唑以抑制破伤风杆菌,防治感染。

(六)护理评估

1.健康史

询问患者发病经过,不应忽视任何轻微的受伤史;有无产后感染或新生儿脐带消毒不严等病史;了解破伤风预防接种史等。

2.身体状况

(1)局部:了解患者的受伤史,受伤的部位、范围及深度,有无受到感染等。若是新生儿注意检查脐带有无红肿等感染的迹象。

(2)全身:评估患者的肌肉痉挛引起的症状和体征、发作的时间和间隔的时间;呼吸困难的程度或肺部感染;患者排尿的状况及其他脏器功能状态等。

(3)辅助检查:伤口分泌物可做厌氧菌培养,但阳性率不高。

3.心理-社会支持状况

因起病急、病情严重,反复痉挛时患者意识是清醒的,所以患者表情极为痛苦,多有焦虑、恐惧甚至有濒死感。患者可能因隔离、开口困难感觉孤独无助,因此护士应了解患者的情绪反应。了解患者家属对本病认识程度和心理承受能力。

(七)护理诊断及合作性问题

1.有窒息的危险

与持续性喉头和呼吸肌痉挛、误吸有关。

2.有体液不足的危险

与反复肌痉挛、大量出汗有关。

3.有受伤的危险

与强烈的肌痉挛有关。

4.尿潴留

与膀胱括约肌痉挛有关。

5.营养失调:低于机体需要量

与肌痉挛消耗、摄入障碍有关。

（八）护理目标

（1）呼吸道通畅,呼吸平稳。

（2）体液维持平衡,生命体征及尿量正常。

（3）未发生意外伤害。

（4）能正常排尿。

（5）能满足机体代谢需要,恢复经口饮食。

（九）护理措施

1.一般护理

（1）环境要求:将患者置于单人隔离病室遮光,房外设有明显隔离标志,保持安静,室内温度15~20℃,湿度60%。

（2）减少外界刺激:医护人员需做到说话轻、走路轻、操作稳、使用器具时避免发出噪音;合理、集中地安排各种护理治疗和操作,尽量在使用镇静剂后30分钟内完成;减少探视,避免干扰患者,减少刺激,避免风、光、声等刺激而诱发抽搐。

（3）用药护理:遵医嘱使用TAT、镇静解痉药、抗生素等,观察并记录用药后的效果。保持输液通畅,在每次抽搐后应检查静脉管道是否堵塞或脱落而影响治疗。

（4）严格隔离消毒:严格执行接触隔离措施;护理人员应穿隔离衣、戴帽子、戴口罩和手套等,身体有伤口者不能进入病室;接触过患者伤口的物品,先用1%过氧乙酸溶液浸泡10分钟,再行高压灭菌;更换后的敷料须立即焚烧,患者的排泄物应严格消毒后倾倒,尽可能使用一次性材料;所有器械及敷料须专用,用后给予灭菌处理,防止交叉感染。

2.保持呼吸道通畅

（1）床旁备好气管切开包及急救药品,以备急救所需。对频繁抽搐无法咳痰者应予以吸痰;对不易控制者,应尽早行气管切开,及时清除呼吸道分泌物,必要时进行人工辅助呼吸。

（2）痉挛发作控制后,应协助患者翻身、叩背,以利排痰,痰液黏稠者可行雾化吸入。气管切开患者应给予气道湿化。

（3）进食时注意避免呛咳、误吸;频繁抽搐者,禁止经口进食。

3.严密观察病情变化

密切观察患者的生命体征、意识、尿量等变化,观察痉挛发作前的征兆,并记录抽搐发作的次数、症状、体征、持续时间和间隔时间。注意观察药物的疗效,以调整用药的时间、剂量或更换药物。

4.防止意外受伤

使用床护栏,防止患者坠床;抽搐时应用牙垫防止舌咬伤;必要时使用约束带固定患者,注意关节部位保护,防止肌膜断裂和骨折。

5.导尿管的护理

对尿潴留的患者行留置导尿时,做相关护理,防止泌尿系感染。

6.保证营养的摄入

可以经口进食者予以高热量、高蛋白质及维生素饮食,少量多餐,避免呛咳和误吸;不能进食者提供肠内、外营养支持。

（十）护理评价

（1）有无呼吸困难的表现，呼吸道是否通畅。

（2）生命体征是否正常，水、电解质代谢是否出现紊乱。

（3）是否发生意外伤害。

（4）是否恢复自行排尿。

（5）营养摄入是否满足机体需要。

（十一）健康指导

（1）加强有关破伤风发病原因和预防知识的宣传教育，使人们认识到破伤风的危害性，受伤后须及时就诊，并且正确处理伤口和常规注射破伤风抗毒素。

（2）加强劳动保护，避免创伤。日常不可忽略任何小伤口，如木刺、锈钉刺伤及深部感染（化脓性中耳炎）等的正确处理。

（3）避免不洁接生，指导农村妇女选择医疗设备完善的医院生育，防止新生儿破伤风和产妇产后破伤风。

（4）高危人群定期接受破伤风抗毒素的预防注射，以获得主动免疫。

二、气性坏疽

气性坏疽是多种厌氧芽孢杆菌侵入伤口导致的急性特异性感染。多见于严重战伤，平时偶见于严重软组织损伤、复杂性骨折等，若不及时处理，常丧失肢体，甚至危及生命。

（一）病因及病理生理

气性坏疽杆菌是革兰氏阳性厌氧梭状芽孢杆菌，广泛存在于自然界土壤和人、牲畜粪便中，有产气荚膜杆菌、恶性水肿杆菌、腐败弧形杆菌等，常为混合感染。在缺氧的环境下，能够生长繁殖和致病，多发于深部组织损伤，如伤口深，引流不畅，有无效腔或异物、血管损伤等，合并肌肉缺血和大片组织坏死造成局部缺氧易发生本病。

气性坏疽杆菌侵入伤口，在肌组织中生长繁殖，并产生外毒素及多种酶，其中 α-毒素为主要毒素，可引起溶血、尿少、肾组织坏死、血压下降、脉搏加快及循环衰竭等。大量毒素进入血液循环，则引起严重的毒血症，以至并发感染性休克。

（二）临床表现

临床多见于肌肉丰富的下肢和臀部严重外伤，易感染气性坏疽。潜伏期一般为 1～4 天，短者伤后 6～8 小时。

1.局部症状

病初患肢有沉重感或胀感，产生强烈"胀裂样"剧痛。局部炎症迅速扩散，使患肢急骤肿胀，伤口周围先水肿、发亮、皮肤苍白，逐渐转变为暗红色，最终呈紫黑色。在皮肤表层出现含有暗紫色液体、大小不等的水疱。若轻压创缘时，伤口溢出带有恶臭味浆液体或浆液性血性液体，并伴有气体逸出，出现捻发音。伤口肌肉颜色呈暗红色或紫黑色，失去弹性及收缩力，切面不出血。由于血栓形成与局部受压造成静脉、淋巴回流障碍，使伤口远端肢体水肿、变色、发冷，最终发生坏疽。

2.全身症状

患者极度衰弱,颜面苍白、出冷汗,有时烦躁不安,呼吸急迫,体温急骤上升至 39～41℃,脉搏弱而快,升至 120 次/min。严重者可出现谵妄或嗜睡,甚至昏迷。

(三)辅助检查

1.血常规检查

因溶血素的溶血作用,红细胞明显减少至 $(1～2)×10^9/L$,血红蛋白降至 30％～40％;白细胞增至 $(12～15)×10^9/L$;可出现肝功能损害和酸中毒。

2.伤口分泌物涂片检查

发现大量革兰氏阳性杆菌和少量白细胞。

3.影像学检查

X 线检查示伤口肌群间有气体。

(四)预防

伤后早期彻底清创是预防气性坏疽最有效的方法。若伤口污染严重,应彻底切除坏死组织及清除异物。尤其火器伤,清创后以 3％过氧化氢溶液充分清洗并湿敷。伤口需敞开并不予缝合,可使用抗生素。

(五)治疗原则

1.一般处理

将患者收入单人病室,严格执行隔离制度;凡患者用过的床单、衣物、器械等,要单独收集高压灭菌;敷料必须焚毁;清创术尽量在病室做;如在手术室进行时,要封闭以甲醛熏蒸消毒48h,以防止交叉感染。

2.手术疗法

气性坏疽病情发展极迅速,对伤口处理必须分秒必争,才能取得良好疗效以挽救肢体和生命。

3.抗生素应用

气性坏疽多为混合感染,应用大量青霉素或广谱抗生素控制化脓感染。

4.支持疗法

给予高蛋白、高热量、富含维生素饮食;纠正水、电解质平衡失调;少量多次输新鲜血液,增强机体抵抗力,纠正贫血;并给予止痛、退热、镇静。

5.高压氧疗法

吸入高浓度氧,能提高组织血液含氧量,以抑制厌氧菌的生长繁殖。

(六)护理评估

1.健康史

了解患者的发病时间、经过,引起局部缺氧环境的因素,伤口的污染程度、深度,以及有无开放性损伤史等。

2.身体状况

(1)局部:了解患肢疼痛性质及程度,伤口有无水疱,有无气体逸出,了解伤口分泌物的性状、颜色和气味,以及周围皮肤的肿胀程度及有无捻发音。

（2）全身：评估患者的生命体征、意识状态、重要脏器功能状态等。

（3）辅助检查：包括实验室、影像学检查，了解伤口渗出物涂片及细菌培养的结果。

3.心理-社会状况

本病起病急、发展快，患肢疼痛剧烈，一般止痛剂不能缓解，甚至患者需要做截肢手术，故患者常有焦虑、恐惧等心理反应。

（七）护理诊断及合作性问题

1.皮肤完整性受损

与切口感染有关。

2.组织灌流不足

与肢体肿胀、血供不足有关。

3.舒适的改变

疼痛，与肢体缺血有关。

4.焦虑/恐惧

与可能施行的截肢手术不安及担忧有关。

5.知识缺乏

与对疾病的进展演变以及高压氧治疗等缺乏知识有关。

（八）护理目标

（1）受损的组织得以修复，皮肤恢复其完整性。

（2）能维持体温正常，感染得以控制。

（3）疼痛缓解或减轻。

（4）能逐步接受自身形体变化，适应新生活。

（5）患者及其家属对本病的有关知识了解和掌握。

（九）护理措施

1.隔离措施

患者住单间，实施接触性隔离处理，使用的敷料应集中焚毁。

2.密切观察病情

应密切观察血压、脉搏、呼吸及体温变化，注意伤口及肢体的变化，特别是肢体的血运状况，注意皮肤色泽、肢体肿胀程度及脓液情况，及时记录并报告医生。

3.创口处理

气性坏疽肢体肿胀、大片肌肉坏死，故除早期正确处理伤口外，还需做好伤口护理，保持伤口引流通畅，定时以氧化剂冲洗、湿敷。

4.高压氧治疗

对需作高压氧治疗的患者应说明有关措施。

5.心理护理

对需截肢的患者应仔细解释截肢对保存生命及治疗方面的必要性，鼓励其正确对待残疾，并联系做好义肢等。

（十）护理评价

（1）伤口疼痛是否得到有效控制。

（2）伤口愈合是否良好。

（3）感染是否得到有效控制,体温是否控制在正常范围。

（4）营养是否满足机体需求。

（5）水、电解质是否平衡。

（6）是否适应形体的改变,生活是否能自理。

（7）是否安全且无意外伤害发生。

（8）是否有贫血发生。

（十一）健康教育

（1）加强公众预防性教育,注意劳动保护,避免损伤。

（2）受伤后预防是关键,及时、彻底清创,正确处理伤口并及时就诊。

（3）实施截肢手术前,应向患者及其家属告知手术的必要性及术后的不良反应,使患者及其家属思想上有所准备。

（4）指导患者进行患肢功能锻炼,逐渐恢复患肢的功能,提高生活质量。介绍有关义肢的知识,指导截肢患者正确使用义肢和进行适当的功能训练。

第二节　休　　克

休克是有效循环血量减少、组织微循环灌注不足所导致的细胞缺氧和功能受损的一种全身性危急病症。其共同特点是有效循环血量锐减。临床上以面色苍白或发绀、四肢湿冷、脉搏细速、脉压缩小、血压下降、尿量减少、神志淡漠等为主要临床表现。

有效循环血量是指单位时间内通过心血管系统进行循环的血量,但不包括储存于肝、脾、淋巴血窦和停滞于毛细血管中的血量。有效循环血量有 3 个决定因素,即充足的血容量、有效的心搏出量和适宜的周围血管张力。每 1 个因素都极为重要,其中任何一个因素发生严重异常,都可能导致有效循环血量减少而发生休克。

一、病因及分类

通常把休克分为低血容量性休克、心源性休克、感染性休克、神经源性休克、过敏性休克五类。外科休克中最常见的是低血容量休克和感染性休克。其中创伤性休克和失血性休克可纳入低血容量性休克。

二、病理生理

各类休克的共同病理生理基础是有效循环血量锐减和组织灌注不足引起的微循环改变、

代谢变化及人体重要器官继发性损害的病理生理过程。

（一）微循环改变

微循环是指微动脉和微静脉之间的血液循环，是血液与组织摄氧和物质交换的场所。微循环的血量极大，占总循环血量的 20%，其变化在休克发生，发展过程中起着重要的作用。休克时，由于循环血量的变化，在神经-体液的调节下，微循环的状态也发生了明显变化，并出现功能障碍。

（二）代谢变化

休克时，组织细胞处于缺氧状态，体内的无氧酵解过程成为机体获能的主要途径。无氧酵解下获得的 ATP 明显减少（1 分子的葡萄糖有氧氧化产生 38 分子 ATP，无氧酵解只生成 2 分子 ATP），同时生成大量的乳酸盐，引起代谢性酸中毒，进一步影响细胞的功能，导致细胞肿胀、死亡。

（三）重要器官的继发性损害

1.肺

休克时肺毛细血管收缩、通透性增高引起间质肺水肿，肺泡上皮细胞损伤可使表面活性物质生成减少，继发肺泡萎陷而引起肺不张，造成通气与血流比例失调，缺氧加重。临床上表现为进行性呼吸困难，即急性呼吸窘迫综合征（ARDS），常发生于休克期内或休克稳定后 48～72h。一旦发生 ARDS，后果极为严重，死亡率很高。

2.肾

休克时肾皮质血管收缩，肾血流量减少，肾小球滤过率锐减，皮质肾小管发生缺血性坏死，引起急性肾功能衰竭（ARF）。表现为少尿（每日尿量＜400mL）或无尿（每日尿量＜100mL）。

3.心

冠状动脉的血液灌注 80% 发生在舒张期。休克加重后，心率加快使舒张期过短，冠状动脉血流量明显减少，引起缺氧和酸中毒，导致心肌损害。

4.脑

儿茶酚胺对脑血管的作用很小，对脑血流量的影响不大。随着休克的进展，动脉压持续下降，脑血流量减少，导致脑组织缺氧和酸中毒，引起血管通透性增高，继发脑水肿，出现颅内压增高。

5.胃肠道

儿茶酚胺的增高，使胃肠道血管收缩，胃肠道缺血、缺氧而使黏膜糜烂、出血。正常的肠道屏障功能受损，肠道内细菌的毒素可进入血液循环，使休克继续发展，并发生多器官功能不全综合征（MODS）。

6.肝

在缺血、缺氧和血流淤滞的情况下，肝细胞受损，肝的解毒和代谢能力均下降，出现转氨酶升高、酸中毒和各种代谢紊乱。

三、临床表现

根据休克的病理过程,其临床表现可分为休克代偿期和休克抑制期,或称为休克早期和休克期。

(一)休克代偿期

由于交感-肾上腺轴兴奋,患者表现为紧张、烦躁不安、面色苍白、四肢湿冷、呼吸急促、心率加快、尿量减少、血压正常或稍高、脉压缩小。此期若能及时发现并予以积极治疗,休克多可以较快纠正。否则,病情继续发展则进入休克抑制期。

(二)休克抑制期

患者嗜睡、意识淡漠,口唇及肢端发绀、四肢厥冷,脉搏细速,血压下降,少尿或无尿。若皮肤、黏膜出现瘀斑或消化道出血,表示病情可能发展到弥散性血管内凝血阶段。若出现烦躁不安,进行性呼吸困难,且给予吸氧治疗不能改善呼吸状态者,应考虑已发生急性呼吸窘迫综合征。

四、休克的监测

休克是发展变化的,所以对休克的监测极为重要,既有助于了解病情程度、确立治疗方案,又可反映治疗效果。

(一)实验室检查

1.血、尿、便常规检查

红细胞比容测定更容易反映是失血还是血液浓缩。少尿伴尿比重低而固定,提示急性肾功能衰竭。

2.血生化检查

电解质检查可以判断水、电解质紊乱类型及程度。肝、肾功能检查可以了解患者是否有多器官功能不全或障碍。动脉血乳酸盐测定可以估计休克的程度和复苏趋势。血乳酸盐正常值为 $1\sim1.5mmol/L$,危重患者可以达到 $2mmol/L$,乳酸盐值越高,预后越差。

3.动脉血气分析

动脉血气分析是休克时不可缺少的检查项目。动脉氧分压(PaO_2)正常值为 $10.7\sim13kPa$($80\sim100mmHg$),是反映氧供应情况的指标。急性呼吸窘迫综合征时,PaO_2 下降至 $60mmHg$ 以下,且鼻导管吸氧不能改善缺氧症状。二氧化碳分压($PaCO_2$)正常值为 $4.8\sim5.8kPa$($36\sim44mmHg$),是反映通气和换气功能的指标,可作为呼吸性酸中毒或碱中毒的诊断依据。血酸碱度(pH 值)、剩余碱(BE)等也是判断酸碱失衡的常用指标。

4.弥散性血管内凝血检查

血小板计数低于 $80\times10^9/L$,凝血酶原时间测定延长 3s 以上,血浆纤维蛋白原低于 $1.5g/L$,提示 DIC 的发生。

（二）影像学检查

X线、超声波、内镜等的检查可以协助发现体内病灶，并可做鉴别诊断。

（三）血流动力学监测

1.中心静脉压（CVP）

CVP代表了右心房或胸段上、下腔静脉的压力变化。正常值$0.49\sim0.98$kPa（$5\sim10$cmH$_2$O）。当CVP低于正常值时表示血容量不足；高于1.47kPa（15cmH$_2$O）时，提示心功能不全、容量血管收缩或肺血管收缩；若超过1.96kPa（20cmH$_2$O）时，则可能是充血性心力衰竭。临床上连续监测CVP更有意义。

2.肺毛细血管楔压（PCWP）

使用SwanGanz漂浮导管置入至肺动脉及其分支，可测得肺动脉压（PAP）和PCWP，可以更好地反映左心房的压力，正常值$0.8\sim2.0$kPa（$6\sim15$cmH$_2$O）。若PCWP低于正常，提示血容量不足；PCWP增高反映肺循环阻力增高，如肺水肿。

3.心排出量

心排出量（CO）是每搏量与心率的乘积，用Swan-Ganz漂浮导管由热稀释法测出，成人CO正常值$4\sim6$L/min。

五、治疗原则

（一）补充血容量

抗休克时补充血容量是改善组织缺血、缺氧的关键。

（二）积极处理原发病

对原发病灶的积极、正确处理与补充有效循环血量同等重要。

（三）纠正代谢性酸中毒

改善酸性环境对心血管和肾功能的抑制。

（四）心血管活性药物的使用

在补足血容量的前提下使用血管活性药物，可迅速改善微循环和升高血压，改善重要脏器的血液供应。

（五）改善微循环

（六）使用类固醇皮质激素

六、护理评估

（一）健康史

了解有无外伤、烧伤、胆道疾病、消化性溃疡等引起休克的各种原因以及病情演变和诊疗经过。

（二）身体状况

1.意识状态

反映脑组织的血液灌流，是诊断休克的一项敏感指标。患者表情淡漠、烦躁不安、嗜睡或谵妄、昏迷,提示血容量不足。

2.皮肤的色泽和温度

反映外周组织的血液灌流。如患者四肢温暖、皮肤干燥,说明血容量足或休克好转。反之,若出现皮肤苍白或发绀,表明休克仍然存在。感染性休克有时会表现为四肢温暖,即"暖休克",要加以注意。

3.脉率

脉率加快多出现在血压下降之前,是休克的早期诊断指标。脉率下降,四肢温暖,意识清楚表示休克好转。常用脉率/收缩压(mmHg)来计算休克指数。0.5 多表示无休克,>1.0～1.5为有休克,>2.0 为重度休克。

4.血压

休克治疗中最常用的监测指标。收缩压<90mmHg,脉压<20mmHg 是休克存在的表现。

5.尿量

反映肾小球的滤过率和肾血液灌流情况的重要指标。尿量<25mL/h,尿比重增高者表明血容量不足和肾血管收缩;尿比重偏低者,警惕急性肾功能衰竭的可能。尿量>30mL/h,表示休克已纠正。

(三)辅助检查

注意各项实验室检查、血流动力学监测的结果及其动态变化,以利于判断病情和制订相应的护理计划。

(四)心理-社会状况

休克患者起病急、病情进展快、病情危重、抢救多、费用高、环境陌生、监护仪器多,易使患者产生焦虑或恐惧。护士应及时了解患者及家属的情绪变化、心理承受能力、经济状况及对治疗和预后的了解程度,并了解引起其不良情绪的原因,做出相应的处理。

七、护理问题/诊断

(一)体液不足

与失血、失液、血管功能失调有关。

(二)组织灌流改变

与心排血量减少、微循环收缩或扩张有关。

(三)气体交换受损

与呼吸型态改变、肺毛细血管收缩、通透性增高有关。

(四)体温过低

与外周血管收缩,血流量减少,过多输入低温液体有关。

(五)有感染的危险

与缺血、缺氧,黏膜屏障受损,免疫力降低有关。

（六）有受伤的危险

与缺血、缺氧、肌力下降、躁动不安、意识改变有关。

（七）知识缺乏

缺乏有关休克的病因、临床表现、诊断、治疗、护理、康复的有关知识。

（八）潜在并发症

多器官功能障碍或衰竭。

八、护理目标

（1）患者血容量恢复，四肢温暖、面色红润，尿量＞30mL/h，生命体征平稳。

（2）呼吸平稳、呼吸道通畅，缺氧得到纠正，血气分析结果正常。

（3）患者未发生感染或感染及时发现并处理。

（4）患者无意外发生。

九、护理措施

（一）急救

（1）保持呼吸道通畅，清理呼吸道分泌物，必要时行气管切开。

（2）控制四肢及体表大出血。有条件者可使用抗休克裤，既可起到控制下肢出血的作用，又可以起到自我输血的作用。

（3）使患者保持安静，取休克体位，以增加回心血量。头和躯干抬高 20°～30°，下肢抬高 15°～20°。

（4）注意保暖，但不得使用热水袋、烤灯等加温。

（5）酌情使用吗啡、哌替啶等镇痛剂。

（6）鼻导管或面罩吸氧，增加吸入气中氧气的浓度，可改善患者的缺氧状态。

（二）补充血容量

（1）迅速建立一条以上有效的静脉通道，最好有一条中心静脉通道，可同时监测中心静脉压（CVP）。

（2）补充血容量选用的液体应是晶体、胶体并重。通常首选的晶体液是平衡盐溶液，可加用血浆增量剂（羟乙基淀粉）。失血量超过 800mL，可予以成分输血或输全血。应用 3%～7.5%氯化钠也可以起到扩容的作用，但不宜输入过多、过快，否则会引起肺水肿。

（3）补液监测和疗效观察：根据患者的心肺功能、血压和 CVP 及时调整输液的量和速度。

（4）准确记录 24 小时出入液量，并作为后续治疗的依据。特别注意每小时尿量和尿比重的监测，可以比较客观的反映血容量、肾功能和休克是否改善。

（三）协助处理原发病

如脾破裂、绞窄性肠梗阻、急性梗阻性化脓性胆管炎、急性化脓性腹膜炎，应在尽快补充血容量的同时，做好术前准备，及时对原发病灶做手术处理。

（四）配合治疗

1.遵医嘱使用 5％碳酸氢钠

休克状态下,都存在着不同程度的代谢性酸中毒。这种酸性状态会加重组织缺氧,对心血管平滑肌、肾功能都有抑制作用。常用 5％碳酸氢钠 100～200mL 静脉滴注,用药 30～60min 后复查动脉血气分析,了解治疗效果并决定下一步治疗措施。

2.遵医嘱使用血管活性药物

多巴胺是抗休克最常用的血管收缩剂。小剂量（＜10μg/(kg·min)）具有兴奋 α、β1 受体作用,同时能兴奋多巴胺受体,扩张肾和胃肠道等内脏血管,改善肾血流。常用多巴胺 20mg 加入 5％葡萄糖溶液 200～300mL 中,以每分钟约 20 滴的速度滴入,根据血压情况可增加速度或浓度。血管收缩剂还包括多巴酚丁胺、去甲肾上腺素、间羟胺等。血管扩张剂有异丙肾上腺素、酚妥拉明、硝普钠等;抗胆碱药有阿托品、东莨菪碱等。

强心药可以增加心肌收缩力,减慢心率,改善心肌缺氧。当已充分扩容,但动脉压仍低,CVP 已超过 1.47kPa(15cmH$_2$O),同时存在心功能不全时,可静脉注射毛花苷 C,首次剂量 0.4mg 缓慢静脉注射。用药过程中注意观察患者心率和心电图变化。

3.遵医嘱使用抗凝药物

对明确诊断的 DIC,可使用肝素抗凝,一般用 1.0mg/kg,6h 一次,成人首次可用 10000U（1mg 相当于 125U 左右）。同时准备鱼精蛋白,如注射后引起严重出血,可静脉注射鱼精蛋白进行急救(1mg 鱼精蛋白可中和 150U 肝素)。有时还可用抗纤溶药物如氨基己酸、氨甲苯酸,抗血小板黏附、聚集药物如阿司匹林、低分子右旋糖酐等。

4.遵医嘱使用皮质类固醇

皮质类固醇对休克患者作用有:增加心肌收缩力,增加心排出量;扩张外周血管,降低外周阻力,改善微循环;保护细胞溶酶体膜,防止溶酶体破裂;促进糖异生,减轻酸中毒。一般主张大剂量(如地塞米松 1～3mg/kg)、短时间应用,一般只用 1～2 次,对感染性休克和其他严重休克有较好的疗效。注意观察皮质类固醇有诱发溃疡、感染的副作用。

5.遵医嘱使用有效的抗生素

（五）维持正常体温

休克患者早期低体温是机体微循环收缩代偿调节的反映,可以通过调节室温、湿度,增加盖被等措施来保暖,库存血应复温后再输入。不得使用热水袋、电热毯等加温,以免引起局部血管扩张淤血,加重缺血、缺氧,加重酸中毒。

（六）加强基础护理,预防并发症

对躁动不安的患者使用床旁护栏或约束带,以防坠床或将输液管、引流管拔出等意外发生。加强口腔护理,预防口腔感染,定时翻身、拍背、按摩受压部位皮肤,预防肺部感染和褥疮的发生。做好留置尿管的护理,预防泌尿系感染。

十、护理评价

(1)患者血容量是否得到恢复,生命体征是否平稳,尿量是否稳定在 30mL/h 以上。

(2)患者缺氧是否得到改善,呼吸是否平稳,呼吸道是否通畅,血气分析结果是否正常。

(3)患者是否有肺感染、泌尿系感染发生,或感染发生后是否及时发现并及时处理。

(4)患者体温是否维持正常,四肢是否温暖。

(5)患者是否有意外发生。

十一、健康教育

(1)加强劳动保护和安全教育,避免意外伤害。

(2)普及急救知识,使患者能在发病的第一时间得到自救或救治。

(3)正确、及时处理感染性疾病。

(4)少搬动患者,减少探视,保持患者情绪稳定。

第三节　创　　伤

目前,交通事故高发,工伤事故、自然灾害、战伤和打架斗殴等时有发生,创伤的发生率增高,致死率、伤残率也增高,已引起人们的高度重视。

一、概述

(一)病因和分类

1.依据创伤部位皮肤或黏膜是否完整分类

(1)闭合性:创伤部位的皮肤或黏膜完整,但有可能合并深层组织及脏器的损伤,如内脏破裂和内出血。包括以下几类:①挫伤:钝性暴力作用造成软组织损伤。表现为局部青紫、瘀斑、肿胀、疼痛;内脏挫伤则出现相应症状,如昏迷(脑挫伤)、咯血(肺挫伤)、血尿(肾挫伤)等。②扭伤:关节部位受到过大的牵拉所致,如过度屈伸、旋转,可造成关节囊、韧带、肌腱等损伤或完全撕裂。可出现皮肤青紫、局部肿胀、关节活动障碍等。③挤压伤:肌肉丰富部位(肢体)长时间受重物挤压所致。一旦解除压迫,受压部位明显肿胀,肌细胞缺血坏死、崩解,可伴有肌红蛋白尿、高钾血症及急性肾衰竭,称挤压综合征,常危及生命。胸部短暂强力挤压后,可发生创伤性窒息。④冲击伤(爆震伤):为高压高速冲击波所致,体表常完整无损,但可导致耳、胸、腹内器官和脑的受损,可引起耳聋、肺不张、血气胸、肝脾破裂、脑水肿等。

(2)开放性:指创伤部位皮肤或黏膜破损,有伤口或出血,如果发生在颅脑、胸腔、腹腔、关节等处时则是指体腔或骨折断面与体外相通,有外出血,并且感染概率增加。包括以下几类。①擦伤:皮肤被粗糙物摩擦造成的表皮剥脱,创面常有少量渗血、渗液和轻度的炎症反应。②切(割)伤:由锐性暴力造成,创伤边缘整齐,损伤深浅不一,严重者可伤及神经、血管、肌腱。③裂伤:由钝性暴力冲击导致的组织破裂,创缘不规则,皮肤及深层组织断裂。④刺伤:系尖锐器具穿入组织所致,伤口狭窄,伤道深,可伤及体腔、内脏,宜于厌氧菌生长,由于伤情隐蔽,可造成严重后果。⑤撕脱伤:人体部分皮肤受到强力牵拉所致。如机体某部位卷入旋转的机器或车辆,使皮肤、皮下组织,甚至深肌膜、肌肉、肌腱等剥脱分离,造成严重组织损伤,伤口不规则,创面大,出血多,污染严重。⑥火器伤:子弹或弹片等击中人体所致,伤口污染重,伤道明显,常有异物存留。

2.依据受伤部位、组织器官分类

一般可以依据身体损伤部位分为肢体伤、胸部伤、腹部伤、颅脑伤等。诊治时还需要进一步区分受伤的组织器官,如软组织损伤、骨折、脱位、内脏破裂等。若同一致伤因素造成两个或两个系统以上的组织或器官的严重创伤称为多发伤,若为两种或两种以上原因引起的创伤称为复合伤。

3.依据伤情的轻重分类

即根据创伤部位组织器官的破坏程度及其对全身的影响大小区分。

(1)轻伤:一般的局部软组织伤,暂时失去作业能力,仍可坚持工作,不影响生命。

(2)中等伤:四肢长骨骨折、广泛软组织损伤、一般的腹腔脏器伤等,丧失作业能力及生活自理能力。

(3)重伤:严重休克和内脏伤,呼吸、循环、意识等重要生理功能发生障碍。

(二)病理生理

1.局部反应

主要表现为在多种细胞因子参与下发生的创伤性炎症反应、细胞增生和组织修复过程。创伤后受伤组织发生炎症,局部充血、渗出,在临床上表现为红、肿、热、痛。渗出过程中,纤维蛋白原转变为纤维蛋白,可充填组织损伤裂隙和作为细胞增生的网架;中性粒细胞经过趋化、吞噬作用,可清除组织内的细菌,单核细胞转变为巨噬细胞后可吞噬组织中的坏死组织碎片、异物颗粒。损伤后若炎症反应被抑制,则会延迟愈合时间,因此,一般情况下的创伤性炎症有利于创伤修复。

2.全身反应

指因受到严重创伤时,机体受刺激引起的严重应激反应及代谢反应。其表现是一系列综合性的复杂过程,如促肾上腺皮质激素、抗利尿激素、生长激素增多,儿茶酚胺大量释放,基础代谢率增高,能量消耗增加等。

3.创伤修复过程

创伤的修复是由伤后的细胞增生,充填连接或代替缺损的组织。组织愈合是极其复杂的生物过程,一般分为3个阶段。

(1)局部炎症期:受伤后伤口和组织裂隙首先被血凝块充填,继而发生炎症,有纤维蛋白附在其间。其目的是止血、封闭创面,减轻损伤。

(2)细胞增生期:创伤性炎症出现不久,即可有新生的细胞出现在局部组织。伤后6小时左右,创伤边缘出现成纤维细胞,24~48小时血管内皮细胞增生,逐渐形成新生的毛细血管。血凝块及坏死组织为成纤维细胞、内皮细胞和新生毛细血管构成的肉芽组织所代替,充填组织裂隙。成纤维细胞不断产生胶原纤维,肉芽增强形成瘢痕组织,同时伤口边缘向中心收缩,皮肤或黏膜被新生上皮覆盖,达到初步愈合。

（3）组织塑形期：经过细胞增生，创伤处组织达到初步愈合，然而所形成的新生组织如瘢痕组织、骨痂等，在数量和质量方面，并非完全符合生理需要。随着机体的康复及主动活动的增加，新生组织不断重新调整，过剩的瘢痕被吸收，余下的软化；而骨痂可在运动应力的作用下，一部分被吸收，而新骨的坚韧性并不减弱或增强。

4.影响创伤修复的因素

（1）全身因素：①营养不良：如某些氨基酸、维生素、微量元素缺乏，严重的低蛋白血症等。②慢性消耗性疾病：如糖尿病、肝硬化、恶性肿瘤等。③药物：如长期使用肾上腺皮质激素和抗癌药物。④供氧不足：如休克、贫血、缺氧等。

（2）局部因素：伤口感染、血肿、有异物或坏死组织、伤口受压或缝合不良造成局部血运障碍、伤口内引流物使用不当、局部制动不良等，均可影响伤口愈合。

二、护理评估

（一）健康史

由于致伤原因不同，伤情轻重差异很大，可能的情况下，应尽量详细采集病史，了解受伤的原因、时间、部位、既往健康状况及药物过敏史等。但对于重伤患者有危及生命的伤情时，如心搏呼吸骤停、窒息、大出血等，应在简要收集病史的同时快速施救，以免延误抢救时机。

（二）身体状况

1.局部表现

（1）疼痛：其程度与创伤部位、轻重、范围、炎症反应强弱有关。疼痛最明显处，常是致伤部位。机体活动时加剧，制动时减轻，一般在伤后24小时最重，2～3日逐渐缓解，若不缓解甚至加重表示可能并发感染。严重创伤或并发深度休克等情况下患者常无疼痛，应予特别注意。

（2）肿胀：由于创伤处组织出血、渗出所致。部位较浅者表现为皮下瘀斑或血肿，组织疏松和血管丰富的部位肿胀尤为显著。肢体挤压伤所致肿胀范围较大，皮肤张力高，应密切监测肿胀周径和肢体远端血供情况，防止肢端坏死。由创伤性炎症所致肿胀一般在2～3周后消退。

（3）功能障碍：疼痛可限制损伤部位活动，组织结构破坏可直接造成功能障碍。如骨折造成肢体不能正常运动，腹部损伤可致肠穿孔、腹膜炎引起腹胀、肠麻痹等，有些功能障碍甚至危及患者生命，如窒息、张力性气胸导致呼吸衰竭。

（4）伤口或创面。

2.全身表现

轻伤者无明显全身症状，重度创伤可导致机体全身应激性反应的发生，创伤越重，全身反应越重。应激反应可导致机体创伤性炎症反应，可有发热，体温一般在38℃左右，若超过38.5℃则应考虑可能继发感染；同时创伤后释放的炎性介质和疼痛、精神紧张等均可导致食欲缺乏、乏力、心率加快、血压增高或下降、呼吸加深加快等，进一步发展患者可出现神志淡漠、烦躁不安、脉搏细弱、血压下降、尿量减少等创伤性休克的表现。

3.并发症

（1）感染：开放性创伤由于有伤口，组织破损，局部细菌污染，同时伤口内渗液、血凝块、失活组织或异物等,导致感染发生的概率增高,以化脓性感染最常见。闭合性创伤若合并内脏损伤如胃肠道或呼吸道破裂亦可继发感染,加以创伤造成机体免疫功能下降,感染就更容易发生。此外,创伤后还可能发生破伤风、气性坏疽等。

(2)创伤性休克:由于机体受到严重暴力作用,剧烈疼痛和重要脏器损伤,在此基础上,破损组织失血、失液,造成低血容量性休克,均可导致有效循环血量减少及微循环障碍。创伤性休克是重度损伤死亡的主要原因。

(3)器官功能障碍:为严重创伤的全身性反应或并发休克、感染后所发生,如急性肾衰竭、急性呼吸窘迫综合征、应激性溃疡、中枢神经系统衰竭等。

(三)心理-社会状况

创伤发生的原因不同,伤情的轻重差异较大,了解患者及家属对疾病的认识程度,有无不良的心理状态及其程度直接关系到患者的预后。对重症患者,由于病情危重,并发症较多,加之监护仪器多,易使患者及家属产生焦虑、恐惧心理。

(四)辅助检查

应根据患者的全身情况有针对性地选择检查项目,切忌面面俱到,贻误抢救时机。

1.实验室检查

血常规、尿常规、粪常规、血气分析、血申解质检查,测定尿量和尿素氮等,以了解患者机体状况。

2.穿刺检查

胸腔、腹腔穿刺可观察体腔内有无气体或出血,以判断内脏器官有无损伤。

3.影像学检查

X线检查为诊断骨折、胸腹部伤、有无异物存留提供依据;超声检查有助于诊断胸腔、腹腔的积液和腹内实质性脏器的损伤;CT检查可辅助诊断颅脑损伤和某些腹腔内实质性器官、腹膜后损伤;MRI有助于诊断颅脑、脊柱、脊髓等的损伤。

(五)治疗要点

1.全身疗法

积极抗休克,保护器官功能,加强营养支持,防治继发感染。

2.局部疗法

①闭合性损伤如无内脏合并伤,多不需特殊处理,可自行恢复。②对开放性损伤,应尽早施行清创术,使污染伤口变为清洁伤口,争取一期愈合。③伤口已有感染者,应积极控制感染,及早应用抗生素,加强换药,促其尽早二期愈合。④合并内脏损伤者,按腹腔脏器损伤处理。

三、护 理 问 题

(一)疼痛

因受伤处局部组织充血、肿胀、结构破坏所致。

(二)皮肤完整性受损

与开放性损伤造成皮肤或深层组织完整性破坏有关。

（三）体液不足

与出血、组织液丢失有关，主要见于严重损伤患者。

（四）恐惧、焦虑

与严重损伤面临身体和生活问题，忧虑伤残等因素有关。

（五）潜在并发症

休克、感染、挤压综合征、ARDS、肢体伤残等。

四、护理措施

（一）急救护理

首先要抢救生命，必须优先处理呼吸和心搏骤停、窒息、大出血、休克、开放性或张力性气胸等危重病症，以保全患者的生命。遵循保存生命第一，恢复功能第二，顾全解剖完整性第三的原则。具体措施如下所述。

1.复苏

心搏呼吸骤停者争分夺秒行心肺复苏。

2.保持呼吸道通畅

是抢救或预防窒息的重要措施。应及时清除口腔及气道内异物、凝血块、分泌物等；必要时头部侧向，抬起下颌，立即进行口咽吸引或将舌牵出固定；对开放性气胸用厚层敷料封闭胸壁伤口；张力性气胸用粗针头胸腔穿刺排气减压或进行胸腔闭式引流；有条件时做气管切开或气管插管接呼吸机维持呼吸等。

3.有效止血，维持循环功能

对于创伤外出血根据情况可用直接压迫法、指压法、加压包扎法、填塞压迫法、屈肢加垫法、止血带止血等。对内脏大出血者要紧急手术处理，并应用输液、输血等措施恢复循环血容量，改善心功能。

4.包扎伤口

可用无菌敷料、干净布料或三角巾包扎，以减轻疼痛，减少出血，减轻再损伤，避免创伤组织因暴露时间过久继续污染，从而降低伤口继发感染的机会。

5.固定骨折

骨折患者或者怀疑骨折者可用夹板或代用品，也可用躯体或健肢以中立位固定伤肢，要超关节可靠固定，注意肢体远端血供。开放性骨折患者若骨折端外露，一般现场不予回纳。对疑有脊柱骨折的患者，应以平托法或滚动法将其轻放，平卧在硬板上，防止脊髓损伤。良好的固定能减轻疼痛，避免搬动时骨折断端移位，继发神经血管损伤。

6.转送

遵守"先救命后转送"的原则，经有效的紧急抢救后，尽量采用救护车或可使患者平卧的交通工具将患者安全地转送到有治疗条件的医疗机构。转送过程中应保持适当体位，尽量避免颠簸，保证有效输液，给予镇静、止痛；严密监测生命体征，进行创伤评估。

(二)软组织闭合性创伤的护理

1.局部制动

抬高患肢 15°～30°,有利于伤处静脉、淋巴液回流,减轻肿胀、疼痛,避免继发出血和加重损伤。

2.局部处理

一般软组织创伤,早期局部冷敷,以减少渗血和肿胀,24～48 小时后热敷、理疗,以利于血肿的吸收,炎症消退;若血肿较大,可在无菌操作下穿刺抽吸,再加压包扎。

3.酌情外敷中西药物

如消炎止痛药、红花油等,以利于缓解疼痛,消除肿胀,促进功能恢复。

4.病情观察

对于伤情较重者,应密切观察患者生命体征的变化,观察患者神志,注意有无深部脏器组织的损伤;对于挤压伤的患者还应观察尿量、颜色、尿比重的表现,注意有无急性肾衰竭的发生。

(三)开放性创伤的护理

1.术前准备

依据手术要求做好必要的术前准备工作,如备皮、药物敏感试验、输液,必要时备血、配血,配合医师在麻醉下施行无菌操作清创术。

2.术后护理

密切观察生命体征的变化,警惕有无活动性出血情况的发生;观察局部伤口的情况,注意有无感染的征象,同时注意观察患肢末梢的血液循环状况,若发现肢端苍白、动脉搏动减弱,应立即报告医生及时处理。遵照医嘱,对患者加强营养,纠正水、电解质代谢及酸碱平衡的失调,促进创伤的愈合。

(四)心理护理

安慰患者,稳定其情绪,若患者可能残疾或容貌受损,医务人员及家属更应多与患者沟通,积极进行心理疏导,减轻其心理负担,增强其战胜疾病的信心。

五、健康教育

(1)教育患者及社区人群注意交通安全和劳动防护,遵守社会公德,建立良好的人际关系,避免损伤的发生。

(2)外伤后及时到医院就诊,开放性损伤时应及早接受清创术并注射破伤风抗毒素。

(3)指导患者积极进行功能锻炼,防止肌肉萎缩、关节僵硬等并发症,促进组织器官的功能恢复。

第四节 颅内压增高

成人的颅腔是一个骨性的半封闭的体腔,借枕骨大孔和颈静脉与颅外相通,其容积是固定不变的。颅内容物包括脑组织、脑脊液和血液,三者与颅腔容积相适应,使颅内保持相对稳定的压力。颅腔内容物对颅腔壁所产生的压力称颅内压(ICP),正常颅内压是保证中枢神经系统内环境稳定和完成各种生理功能的必要条件。

由于颅内的脑脊液介于颅腔壁和脑组织之间,一般以脑脊液的静水压代表颅内压,通过侧卧位腰椎穿刺或直接脑室穿刺来获得该压力数值,正常值为 $70\sim200cmH_2O(0.7\sim2.0kPa)$,儿童为 $50\sim100cmH_2O(0.5\sim1.0kPa)$。当颅腔内容物的体积增加或颅腔容积缩小超过颅腔可代偿的容量,使颅内压持续高于 $200cmH_2O(2kPa)$,并出现头痛、呕吐和视盘水肿等临床表现时,即称为颅内压增高。颅内压增高是神经内外科常见表现,也是重危病症,如不及时解除引起颅内压增高的病因,或采取降低颅内压力的措施,往往导致脑疝而危及患者生命。

一、病因与发病机制

(一)病因

1.颅内容物体积增加

以脑水肿最为常见,如脑的创伤、炎症及脑缺血缺氧、中毒所致脑组织水肿,因脑的体积增大引起颅内压增高;脑脊液分泌或吸收失衡所致脑积水;二氧化碳蓄积和高碳酸血症时引起脑血管扩张,使颅内血容量急剧增多。

2.颅内占位性病变

如颅内血肿、肿瘤、脓肿等在颅腔内占据一定体积导致颅内压增高。

3.颅腔容积缩小

如凹陷性骨折、先天性畸形、颅骨异常增生症等使颅腔变小。

(二)发病机制

颅腔内容物在正常生理情况下,脑组织体积比较恒定,当发生颅内压增高时,首先是一部分脑脊液被挤入椎管内,同时通过脑脊液分泌减少、吸收增加来代偿,其次是减少脑血流量来缓冲。只要颅腔内容物体积或容量的增加不超过颅腔容积的 $8\%\sim10\%$,就不会出现颅内压增高;但超过这一调节限度时,即产生颅内压增高。

当颅内压增高到 $35mmHg(4.67kPa)$ 以上或接近动脉舒张压水平,脑灌注压在 $40mmHg$ $(5.33kPa)$ 以下[正常为 $92mmHg(10.27kPa)$]时,脑血流减少到正常值的 $1/2$,脑处于严重缺血缺氧状态。为了改善脑缺氧,机体一方面通过脑血管扩张,脑血流量增加;另一方面全身周围血管收缩,使血压升高,伴心率减慢,使得心搏出量增加,同时呼吸减慢加深,以提高血氧饱和度,这种全身性血管加压反应,也称为库欣反应。当颅内压力继续升高时,脑血管自身调节失效,脑血流量即迅速下降,严重脑缺氧造成的脑水肿,进一步加重颅内压增高,造成恶性循环。当颅内压升至接近平均动脉压水平时,颅内血流几乎停止,脑细胞活动也随之停止。

二、影响颅内压增高病程的因素

(一)年龄

婴幼儿及小儿颅缝未完全闭合,老年人脑组织萎缩,均可使颅腔的代偿能力增加,延缓病情的进展。

(二)病变进展速度

病变进展速度越快,颅内压的调节能力越小。颅内压调节功能存在一个临界点,超过该点以后,细微的容量增加即可引起颅内压骤然上升。

(三)病变部位

位于颅中线和颅后窝的病变,容易阻塞脑脊液循环通路而导致脑积水;位于颅内大静脉附近的病变,容易阻塞颅内静脉的回流和脑脊液的吸收,两者均可导致颅内压增高。

(四)颅内病变伴脑水肿的程度

炎症性病变,如脑脓肿、弥漫性脑膜炎等均可伴有明显的脑水肿;脑转移性癌的体积并不大而伴有脑水肿却较严重,导致早期出现颅内压增高。

(五)全身情况

呼吸道梗阻或呼吸中枢衰竭造成脑缺氧和高碳酸血症,继发脑血管扩张和脑水肿,导致颅内压增高。严重的系统性疾病,如尿毒症、肝性脑病、各肿毒血症可引起脑水肿,高热也会加重颅内压增高。

三、临床表现

(一)颅内压增高"三主征"

即头痛、呕吐和视盘水肿三项颅内压增高的典型表现。头痛是颅内压增高最常见的症状,由颅内压增高使脑膜血管和神经受刺激或牵拉引起。常在晨起或夜间时出现,咳嗽、低头、用力时加重,头痛部位常在前额、两颞侧。呕吐是因迷走神经受激惹所致,常在头痛剧烈时出现,呈喷射性,可伴有恶心,与进食无直接关系。视盘水肿是颅内压增高的重要客观体征,常为双侧性。眼底检查可见视盘充血水肿,边缘模糊,中央凹陷消失,视网膜静脉怒张,严重者可见出血。早期多不影响视力,存在时间较久者有视力减退,严重者失明。

(二)生命体征改变

病情急剧发展时,全身性血管加压反应出现血压升高,脉压增大,脉搏慢而有力,呼吸深而慢(二慢一高)。随着病情加重,晚期失代偿时出现血压下降、脉搏快而弱、呼吸浅促或潮式呼吸,最终呼吸、心跳停止。

(三)意识障碍

急性颅内压增高时,常有进行性意识障碍,由嗜睡、淡漠逐渐发展成昏迷。慢性颅内压增高患者,表现为意识淡漠、反应迟钝和呆滞,症状时轻时重。

（四）其他症状与体征

颅内压增高还可以引起一侧或双侧展神经麻痹、复视、黑矇、头晕、猝倒、反应迟钝、智力减退等症状。若病变位于功能区,还可伴有相应的体征出现。

四、辅助检查

（一）腰椎穿刺

可以直接测量颅内压力,同时取脑脊液做化验。但颅内压增高明显时,有促成枕骨大孔疝的危险,应避免进行。

（二）影像学检查

电子计算机 X 线断层扫描（CT）、磁共振成像（MRI）能显示病变部位、大小和形态,对判断引起颅内压增高的原因有重要参考价值。脑血管造影和数字减影血管造影（DSA）检查,主要用于脑血管畸形等疾病的诊断。

五、治疗要点

最根本的治疗方法是祛除病因,如手术切除颅内肿瘤、清除颅内血肿、处理大片凹陷性骨折、控制颅内感染等;若病变不能切除而颅内压比较高者可行去骨瓣减压术。对原因不明或一时不能解除病因者,先采取限制液体入量,应用脱水剂、糖皮质激素,冬眠低温等治疗,以减轻脑水肿达到降低颅内压的目的。对有脑积水的患者,先穿刺侧脑室做外引流术,缓慢放出脑脊液少许,以暂时降低颅内高压,待病因诊断明确后再手术治疗。

六、护理措施

（一）一般护理

1.体位

床头抬高 $15°\sim30°$ 的斜坡位,有利于颅内静脉回流,减轻脑水肿。昏迷患者取侧卧位,便于呼吸道分泌物排出。

2.饮食与补液

不能进食者,成人每日静脉输液量在 $1500\sim2000mL$,其中 0.9% 氧化钠注射液不超过 $500mL$,保持每日尿量不少于 $600mL$,并且应控制输液速度,防止短时间内输入大量液体,加重脑水肿。意识清醒者给予普通饮食,但要限制钠盐摄入量。

3.吸氧

通过持续或间断吸氧,可以降低 $PaCO_2$ 使脑血管收缩,减少脑血流量,达到降低颅内压的目的。

4.心理护理

劝慰患者安心养病,避免因情绪激动、血压升高,增加颅内压力。

（二）对症护理

可用适量的镇静药缓解疼痛,但禁用吗啡类镇痛药,避免抑制呼吸中枢。高热可加重脑缺氧,应采取有效降温措施。昏迷躁动不安者应加保护措施,避免意外损伤,但切忌强制约束,以免患者挣扎导致颅内压增高。有视力障碍者单独行动时,须注意安全;对复视者可戴单侧眼罩,两眼交替使用,以免视神经失用性萎缩;当患者呕吐时,防止呕吐物呛入气管。

（三）防止颅内压骤然升高的护理

1.卧床休息

保持病室安静,清醒患者不要用力坐起或提重物。稳定患者情绪,避免情绪激烈波动,以免血压骤升而加重颅内压增高。

2.保持呼吸道通畅

当呼吸道梗阻时,患者用力呼吸、咳嗽,致胸腔内压力增高,由于颅内静脉无静脉瓣,胸腔内压力能直接逆行传导到颅内静脉,加重颅内压增高。同时,呼吸道梗阻使 $PaCO_2$ 增高,致脑血管扩张,脑血容量增多,也加重颅内高压。应预防呕吐物吸入气道,及时清除呼吸道分泌物;有舌根后坠影响呼吸者,应及时安置口咽通气管;昏迷患者或排痰困难者,应配合医师及早行气管切开术。

3.避免剧烈咳嗽和用力排便

当患者咳嗽和用力排便时胸、腹腔内压力增高,有诱发脑疝的危险。因此,要预防和及时治疗感冒,避免咳嗽。应鼓励能进食者多食富含纤维素食物,促进肠蠕动。已发生便秘者切勿用力屏气排便,可用缓泻药或低压小量灌肠通便,避免高压大量灌肠。

4.控制癫痫发作

癫痫发作可加重脑缺氧和脑水肿,应遵医嘱按时给予抗癫痫药物,并要注意观察有无癫痫症状出现。

（四）用药的护理

1.高渗性脱水药

最常用20%甘露醇250mL,在30分钟内快速静脉滴注,每日2～4次,静注后10～20分钟颅内压开始下降,维持4～6小时,可重复使用。通过减少脑组织中的水分,缩小脑的体积,起到降低颅内压的作用。若同时使用利尿药,降低颅内压效果更好。脱水治疗期间,应准确记录出入量,并注意纠正利尿药引起的电解质紊乱。停止使用脱水药时,应逐渐减量或延长给药间隔,以防止颅内压反跳现象。

2.应用肾上腺皮质激素

主要通过改善血-脑屏障通透性,预防和缓解脑水肿,使颅内压下降。常用地塞米松5～10mg,每日1～2次,静脉注射。在治疗中应注意防止感染和应激性溃疡。

（五）病情观察

观察意识、生命体征、瞳孔和肢体活动的变化,并按 Glasgow 昏迷计分法标准进行评分和记录,重症患者应监测颅内压变化。颅内压监测是采用压力传感器和监护仪连续测量颅内压的方法,临床上最常用的是硬脑膜外颅内压监测和脑室内颅内压监测。

（六）冬眠低温疗法的护理

冬眠低温疗法是应用药物和物理方法降低体温,使患者处于亚低温状态,其目的是降低脑耗氧量和脑代谢率,减少脑血流量,增加脑对缺血缺氧的耐受力,减轻脑水肿。适用于各种原因引起的严重脑水肿、中枢性高热患者。但儿童和老年人慎用,休克、全身衰竭或有房室传导阻滞者禁用此法。

冬眠低温疗法前应观察生命体征、意识、瞳孔和神经系统病症并记录,作为治疗后观察对比的基础。先按医嘱静脉滴注冬眠药物,通过调节滴速来控制冬眠深度,待患者进入冬眠状态,方可开始物理降温。使用冰袋、冰帽进行局部降温时要用衬垫保护皮肤;使用降温毯降温时,降温毯应置于患者躯干部,背部及臀部温度较低,血循环减慢,应定时翻身以避免压疮,翻身时动作要轻,防止直立性低血压。降温速度以每小时下降 $1℃$ 为宜,体温降至肛温 $31\sim34℃$ 较为理想,体温过低易诱发心律失常。在冬眠降温期间要严密观察生命体征变化,若脉搏超过 100 次/min,收缩压低于 $100mmHg$,呼吸慢而不规则时,应及时通知医生停药。冬眠低温疗法时间一般为 $3\sim5$ 天,停止治疗时先停物理降温,再逐渐停用冬眠药物,任其自然复温。

（七）脑室外引流的护理

侧脑室外引流主要用于脑室出血、颅内压增高、急性脑积水的急救,暂时缓解颅内压增高;还可以通过脑室外引流装置监测颅内压变化、采取脑脊液标本进行化验,必要时向脑室内注药治疗。其护理要点如下。

1.妥善固定

将引流管及引流瓶(袋)妥善固定在床头,使引流管高于侧脑室平面 $10\sim15cm$,以维持正常的颅内压。

2.控制引流速度和量

引流量每日不超过 $500mL$ 为宜,避免颅内压骤降造成的危害。

3.保持引流通畅

观察引流管内不断有脑脊液流出,管内的液面随患者呼吸、脉搏上下波动表明引流通畅。

若引流管无脑脊液流出,其常见的原因有:①颅内压低于 $10\sim15cmH_2O$,此时将引流瓶降低能观察到有脑脊液流出;②引流管放入脑室过长而盘曲成角,提请医生对照 X 线片,将引流管缓慢向外抽出至有脑脊液流出,再重新固定;③管口吸附于脑室壁,可将引流管轻轻旋转,使管口离开脑室壁;④引流管被小血块阻塞,可挤压引流管将血块等阻塞物挤出,或在严格无菌操作下用注射器抽吸,切不可用 0.9% 氧化钠注射液冲洗,以免管内阻塞物被冲入脑室系统,造成脑脊液循环受阻。

4.注意观察引流液的量和性质

若引流出大量血性脑脊液提示脑室内出血,脑脊液浑浊提示有感染。

5.严格的无菌操作

预防逆行感染,每天更换引流袋时先夹住引流管,防止空气进入和脑脊液逆流颅内。

6.拔管指征

引流时间一般为 $1\sim2$ 周,开颅术后脑室引流不超过 $3\sim4$ 天;拔管前应行头颅 CT 检查,并夹住引流管 $1\sim2$ 天,夹管期间应注意患者意识、瞳孔及生命体征变化,观察无颅内压增高症状可以拔管,拔管时先夹闭引流管,以免管内液体逆流入颅内引起感染。拔管后要注意观察有无脑脊液漏。

(八)健康教育

1.及时就诊

若出现原因不明的头痛症状并进行性加重,经一般治疗无效,或头部外伤后有剧烈头痛并伴有呕吐者,应及时到医院做检查以明确诊断。

2.避免诱发脑疝的因素

颅内压增高的患者要预防剧烈咳嗽、便秘、提重物等使颅内压骤然升高的因素,以免诱发脑疝。

3.指导患者学习康复的知识和技能

对有神经系统后遗症的患者,要针对不同的心理状态进行心理护理,调动他们的心理和躯体的潜在代偿能力,鼓励其积极参与各项治疗和功能训练,如肌力训练、步态平衡训练、排尿功能训练等,最大限度地恢复其自理生活的能力。

第五节　腹　外　疝

腹腔内脏器或组织连同腹膜壁层通过腹壁或盆壁的缺损或薄弱处,向体表突出而形成包块,称为腹外疝。腹外疝包括腹股沟疝、股疝、脐疝、白线疝、切口疝等,是腹部外科最常见的疾病之一,其中以腹股沟疝发生率最高,包括腹股沟斜疝和腹股沟直疝。

一、概述

(一)病因

1.腹壁强度降低

是腹外疝发病的基础,有先天性因素和后天性因素。前者主要是腹内组织穿过腹壁的部位,如腹股沟管、股管、脐环等,还有腹白线发育不全。后者包括年老、久病或肥胖所致的肌肉萎缩、手术切口愈合不良、外伤、感染、腹壁神经损伤等。

2.腹内压力增高

是促使疝形成和产生临床症状的重要诱因,如慢性便秘、慢性咳嗽、排尿困难、腹水、妊娠、重体力劳动、婴儿经常啼哭等。

(二)病理解剖

典型腹外疝由以下 4 个部分组成。

1.疝环

是腹壁的薄弱或缺损处,腹外疝常以疝环所在的部位命名。

2.疝囊

是壁腹膜经疝环向外突出所形成的囊袋状结构,分疝囊颈、疝囊体和疝囊底三个部分。

3.疝内容物

是突入疝囊内的腹腔内脏器或组织,最常见的是小肠,其次为大网膜。

4.疝外被盖

指覆盖在疝囊外的腹壁各层组织。

(三)临床类型

1.易复性疝

凡疝内容物很容易还纳入腹腔的,称为易复性疝。早期患者多无自觉症状,仅在站立、奔跑、咳嗽等腹内压骤然增高时出现局部包块,平卧或用手推送即可还纳腹腔。随着疾病的发展,包块可逐渐增大。如疝内容物是肠管,听诊可闻及肠鸣音;还纳疝块后,局部可触及腹壁缺损处,嘱患者咳嗽,指尖有冲击感。

2.难复性疝

疝内容物不能还纳或不能完全还纳入腹腔,且不引起严重症状者称难复性疝。主要因疝内容物(多数为大网膜)反复突出,与疝囊颈摩擦损伤,产生粘连所致;有些病程长、腹壁缺损大的巨大疝也常难以还纳。此外,滑动性疝也属难复性疝的一种,是腹膜后位脏器随后腹膜牵拉下降,滑出疝环,构成疝囊的一部分而不能还纳。难复性疝患者可有坠胀、隐痛不适,疝块不能完全还纳。局部可触及咳嗽冲击感,但不能触及腹壁缺损。

3.嵌顿性疝

疝环较小而腹内压突然增高时,疝内容物可强行通过疝囊颈进入疝囊,随后疝环收缩,将内容物卡住而不能还纳腹腔,称为嵌顿性疝。患者常在腹内压骤升时疝块突然出现或增大,伴剧烈疼痛;包块紧张发硬,有明显触痛,不能还纳,咳嗽时疝块无冲击感。如嵌顿的是肠管,可有机械性肠梗阻的症状。

4.绞窄性疝

嵌顿若未能及时解除,疝内容物发生血液循环障碍甚至坏死,即为绞窄性疝。患者病情较重,可有疝块局部软组织感染表现和急性腹膜炎表现,严重者并发感染性休克。但当肠祥坏死穿孔时,疝内压力骤降,疼痛可有所缓解。

二、护理评估

(一)健康史

了解患者的年龄、职业等信息,女性患者询问生育史;询问病史,如有无慢性咳嗽、习惯性便秘、排尿困难、多次妊娠、大量腹水、从事重体力劳动或婴儿经常性啼哭。

(二)身体状况

1.腹股沟斜疝

是最常见的腹外疝,腹内脏器从腹壁下动脉外侧的深环突出,经腹股沟管,再由腹股沟外环穿出,可进入阴囊,多见于儿童和青少年,右侧多于左侧,嵌顿机会较多。患者起初症状不明显,仅在站立、行走或剧烈咳嗽等腹内压力增高时出现腹股沟区肿胀和轻微疼痛,以后在腹股沟区或阴囊内出现包块,平卧或用手推后肿块消失。回纳后按住内环口,嘱患者咳嗽以增加腹压,包块不再出现。

2.腹股沟直疝

腹股沟三角是由腹壁下动脉、腹直肌外侧缘和腹股沟韧带内侧缘围成的三角形区域,该处腹壁缺乏完整的腹肌覆盖,是腹股沟部的最薄弱区。腹股沟直疝是腹内脏器从腹壁下动脉内侧的直疝三角直接由后向前突出,不经过内环,不进入阴囊,多见于老年人,极少嵌顿。主要表现为患者站立时在腹股沟内侧端、耻骨结节外上方出现一半球形肿块。

3.股疝

是最容易嵌顿的腹外疝,腹内脏器经股环、股管向股部卵圆窝突出,常见于已婚妇女。疝块一般不大,症状轻微,站立或腹压增加时,在卵圆窝处有半球状肿块,极易发生嵌顿和绞窄,若内容物为肠管,嵌顿后易引起肠梗阻、肠坏死,应及早手术治疗。

4.脐疝

疝囊经脐环向体表突出,多与婴儿脐带处理不良、啼哭和便秘有关。

5.切口疝

常发生于手术切口部位,与切口感染、切口裂开有关,切口一期愈合者发生率较小。

(三)心理-社会状况

了解患者对疾病的认识程度,有无因担心手术及预后而产生的焦虑、恐惧等不良的心理状态及其程度,了解家庭社会对患者病情的影响等。

(四)辅助检查

1.透光试验

腹股沟斜疝透光试验(一),鞘膜积液为(+)。

2.实验室检查

继发感染时白细胞计数和中性粒细胞比例升高。

3.X 线检查

嵌顿疝和绞窄性疝可见肠梗阻征象。

(五)治疗要点

1.非手术治疗

(1)1 岁以内婴幼儿的腹股沟疝可暂不手术,用棉线束带或绷带压迫腹股沟管深环,防止疝块突出,部分患儿随生长发育腹肌逐渐强壮,疝有自愈的可能。

(2)年老体弱或伴有严重器质性疾病不能耐受手术者,可在回纳疝块后,用疝带压迫深环,阻止疝块突出。

(3)小儿脐疝可采用胶布固定法治疗。

2.手术治疗

腹外疝原则上均应手术治疗,手术方式包括单纯疝囊高位结扎术和疝修补术。

(1)单纯疝囊高位结扎术:仅适用于婴幼儿及绞窄性斜疝致肠坏死、局部严重感染、暂不宜行疝修补术者。

(2)疝修补术:传统方法中常用的加强腹股沟前壁的方法有 Ferguson 法;修补或加强腹股沟后壁的方法有 Bassini 法、Halsted 法、McVay 法和 Shouldice 法 4 种。股疝常用 McVay 法。

无张力疝修补术:利用人工合成网片材料,在无张力的情况下进行疝修补术。其优点是创伤小、术后下床早、恢复快;缺点是排异和感染的危险。

经腹腔镜疝修补术:利用腹腔镜从腹腔内部用合成纤维网片加强腹壁缺损处,或用钉(缝线)使内环缩小。该法虽然有创伤小、痛苦少、恢复快、美观等优点,并可同时发现和处理并发疝、双侧疝,但对设备和技术要求较高,目前临床上开展较少。

(3)嵌顿性和绞窄性疝的处理:嵌顿性疝原则上需紧急手术治疗,以防疝内容物坏死,并解除肠梗阻。绞窄性疝的内容物已坏死,更需紧急手术。下列2种情况可先试行手法复位:①嵌顿时间在3～4小时,局部压痛不明显,也无腹膜刺激征者;②年老体弱或伴有其他较严重疾病而估计肠祥尚未绞窄坏死者。复位方法是让患者取头低足高卧位,注射吗啡或哌替啶,予以止痛和镇静,松弛腹肌,用一手托起阴囊,持续缓慢地将疝块推向腹腔,同时另一手轻轻按摩浅环以协助疝内容物回纳。手法复位后,必须严密观察腹部体征,一旦出现腹膜炎或肠梗阻的表现,应尽早手术探查。

三、护理问题

(一)急性疼痛
与腹外疝嵌顿、绞窄及手术创伤有关。

(二)体液不足
与嵌顿、绞窄疝引起的机械性肠梗阻有关。

(三)知识缺乏
缺乏预防腹内压升高及术后康复的有关知识。

(四)焦虑、恐惧
与疼痛、担心手术与预后有关。

(五)潜在并发症
肠绞窄坏死、急性腹膜炎、阴囊血肿、切口感染。

四、护理措施

(一)术前护理

1.病情观察
密切观察患者局部包块和腹部情况,若发现疝嵌顿、绞窄、肠梗阻、腹膜炎的表现,应及时通知医生;嵌顿疝手法复位后应注意观察有无腹膜炎、肠梗阻表现。

2.消除腹内压增高的因素
吸烟者应戒烟;积极治疗咳嗽、便秘、排尿困难等引起腹内压升高的因素;疝块较大者减少活动,多卧床休息;离床活动时使用疝带压住疝环口,避免腹腔内容物脱出而造成疝嵌顿。

3.术前准备
除手术前常规准备外,应注意以下几点。

（1）术前严格备皮，尤其对会阴部、阴囊皮肤更应仔细，不可剃破皮肤，防止切口感染。术前嘱患者沐浴更衣。

（2）术前1日给予流质饮食，术前晚灌肠，清除肠内积粪，防止术后腹胀及排便困难。

（3）送患者进手术室前，嘱其排空膀胱或留置尿管，以防术中误伤膀胱。

4.嵌顿性或绞窄性疝的护理

除一般护理外，应予禁食、胃肠减压、静脉输液、抗感染，纠正水、电解质代谢及酸碱平衡失调，并验血、配血，做好紧急手术的准备。

5.心理护理

向患者讲解腹外疝的病因、治疗方法及手术治疗的必要性，减轻患者紧张、恐惧心理。对使用棉线束带或疝带的患者，应说明佩戴的意义，教会患者和家属正确佩戴的方法。

（二）术后护理

1.病情观察

密切监测患者生命体征的变化。观察伤口渗血情况，及时更换浸湿的敷料，估计并记录出血量。

2.生活护理

（1）卧位：术后取平卧位，膝下垫一软枕，髋、膝关节微屈，以降低切口的张力，减轻疼痛，利于切口愈合。

（2）饮食：一般术后6～12小时若无恶心、呕吐可进水及流食，次日可进半流食、软食或普食。行肠切除吻合术者术后应禁食，待肠道功能恢复后方可进食。饮食上注意少吃易引起便秘及腹内胀气的食物，如红薯、花生、豆类、碳酸饮料等，宜多吃谷物、水果、蔬菜等富含纤维素的食物，多饮水以防便秘。保持有规律的饮食习惯，讲究饮食卫生。

（3）活动：传统疝修补术后应卧床4～7天，术后次日可适当进行床上活动，1周后下床活动。采用无张力疝修补术的患者术后24～48小时即可离床活动。年老体弱、复发性疝、巨大疝、绞窄性疝患者应延长卧床时间。

3.防治腹内压增高

注意保暖，以防受凉、咳嗽，如有咳嗽应及时治疗；患者在咳嗽时用手掌按压伤口，减少对伤口愈合的影响；注意保持大小便通畅，避免用力排便。

4.防治并发症

（1）预防阴囊血肿：可用丁字带将阴囊托起，以减少渗血、渗液积聚，防止阴囊血肿。用0.5kg沙袋压迫切口部位24小时，密切观察切口渗血、渗液及阴囊是否肿大，出现异常及时通知医生。

（2）预防切口感染：切口感染是疝复发的主要原因之一。术后合理应用抗菌药物，注意保持敷料清洁、干燥，避免大小便污染；敷料污染或脱落应及时更换。留置胃肠减压管或其他引流管者，应注意保持引流通畅。注意观察患者体温和脉搏的变化及切口有无红肿、疼痛，一旦发现切口感染，应尽早处理。

（3）尿潴留的处理：手术后因麻醉或手术刺激引起尿潴留者，可肌内注射卡巴胆碱（氨甲酰胆碱）或针灸，以促进膀胱平滑肌的收缩，必要时留置导尿。

五、健康教育

（一）适当休息

应逐渐增加活动量，3 个月内应避免重体力劳动或剧烈运动。

（二）避免腹内压升高

积极治疗引起腹内压增高的疾病；注意保暖，防止受凉、咳嗽；调节饮食，保持大便通畅，避免用力排便。

第五章 妇产科护理实践指导

第一节 痛 经

痛经是指月经期发生在下腹部的一种痉挛性疼痛,为妇科最常见的症状之一,可在行经前后或月经期出现下腹疼痛坠胀、腰酸或合并头痛、乏力、头晕、恶心等其他不适,影响生活和工作。常发生在年轻女性,其发生率约为50%,其中15%的严重痛经限制了患者的日常活动。痛经分原发性和继发性两类,原发性痛经是无盆腔器质性病变的痛经,前者又称功能性痛经,多发生于初潮的几年内;继发性痛经通常是器质性盆腔疾病的后果,又称器质性痛经,如子宫内膜异位症、生殖道畸形、盆腔炎或宫颈狭窄等引起的痛经。

一、病因及发病机制

原发性痛经多见于青少年期,病因和病理生理并未完全明了,其疼痛与子宫肌肉活动增强所导致的子宫张力增加和过度痉挛性收缩有关。主要有以下几种解释。

(一)前列腺素合成与释放异常

许多研究表明,子宫合成和释放前列腺素增加是原发性痛经的主要原因。其中$PGF2\alpha$使子宫肌层及小血管过强收缩,甚至痉挛而出现痛经,因此原发性痛经仅发生在有排卵的月经期。$PGF2\alpha$进入血循环引起胃肠道、泌尿道等处的平滑肌收缩,从而引发相应的全身症状。

(二)子宫收缩异常

正常月经周期子宫的基础张力小,收缩协调。痛经时,子宫平滑肌不协调收缩,子宫张力升高,造成子宫血流量减少,供血不足,导致厌氧代谢物积蓄,刺激C类疼痛神经元,发生痛经。

(三)血管升压素及缩宫素的作用

月经期妇女体内血管升压素的水平升高造成子宫过度收缩及缺血,引发痛经。

(四)精神、神经因素

内在或外来的应激可使机体痛阈降低,精神紧张、焦虑、恐惧、寒冷刺激、经期剧烈运动以及生化代谢产物均可通过中枢神经系统刺激盆腔疼痛纤维。

（五）遗传因素

女儿与母亲发生痛经有相关关系。

（六）其他因素

白介素被认为会增加子宫纤维对疼痛的敏感性；垂体后叶加压素可能导致子宫肌层的高敏感性，减少子宫血流，引发痛经。

二、临床表现

原发性痛经经常发生在年轻女性，初潮后 6～12 个月开始，30 岁后发生率下降。患者于月经来潮前数小时即感疼痛，经期疼痛逐步或迅速加剧，持续数小时，甚至 2～3 天。疼痛多数位于下腹中线或放射至腰骶部、外阴与肛门，少数人，甚的疼痛可放射至大腿内侧。疼痛的性质以胀坠痛为主，重者呈痉挛性。可伴随恶心、呕吐、腹泻、头晕、乏力等症状，严重时面色发白、四肢厥冷、出冷汗。妇科检查无异常发现，偶有触及子宫过度的前倾前屈或过度的后倾后屈位。

三、治疗要点

主要目的是缓解疼痛及其伴随症状。

（一）一般治疗

应重视精神心理治疗，阐明月经期轻度不适是生理反应。必要时给予镇痛、镇静、解痉治疗。低脂的素食和鱼油可以减少一些妇女的痛经。

（二）药物治疗

1.抑制排卵药物

适用于要求避孕的患者，其原理可能是通过抑制下丘脑-垂体-卵巢轴，抑制排卵，从而预防痛经。约有 50％的原发性痛经可完全缓解，90％的明显减轻。

2.前列腺素合成酶抑制药

适用于不要求避孕或对口服避孕药效果不好的原发性痛经患者。其原理是通过阻断还氧化酶通路抑制 PG 合成，达到治疗痛经的效果。有效率为 60％～90％。

3.钙拮抗药

可干扰钙离子通过细胞膜，并阻止钙离子由细胞释放，从而抑制子宫收缩。

（三）手术治疗

1.宫颈管扩张术

适用于已婚宫颈管狭窄的患者。

2.骶前神经切断术

对于顽固性痛经患者，最后可选骶前神经切断术，33％的痛经可减轻。

四、护理评估

（一）一般资料评估

了解患者的年龄、月经史与婚育史,询问与诱发痛经相关的因素,疼痛与月经的关系,疼痛发生的时间、部位、性质及程度,是否服用镇痛药缓解疼痛,用药量及持续时间,疼痛时伴随的症状以及自觉最能缓解疼痛的方法和体位。

（二）身心评估

一般妇女对痛经不适都能耐受,但对此不适的反应因人而异,个性不同的人对事物的看法不同,痛阈和耐痛阈也有差异,而且对痛的表达方式或行为反应也不相同。情绪不稳定与精神质的人,对事物可能有过强的、偏激的反应,对月经期出现的轻微下腹部不适应强烈,缺乏足够的认识,夸大疼痛,紧张、焦虑和抑郁。较长时间的焦虑和身体上的不适,刺激内分泌轴,通过肾上腺皮质释放皮质激素,垂体后叶分泌升压素、缩宫素增多,引起子宫过度收缩,局部缺血,疼痛加重。痛经患者不仅收缩压力高于正常妇女,而且收缩后不能完全松弛,造成痛经-消极情绪反应的恶性循环。

五、护理问题

（一）疼痛

与痛经有关。

（二）恐惧

与长期痛经造成的精神紧张有关。

六、护理措施

（一）心理护理

关心并理解患者的不适和恐惧心理,阐明月经期可能有一些生理反应如小腹坠胀和轻度腰酸,讲解有关痛经的生理知识,疼痛不能忍受时提供非麻醉性镇痛治疗。

（二）疾病护理

1.对症护理

(1)腹部局部热敷和进食热的饮料,如热汤或热茶。

(2)遵医嘱给予镇痛药物,必要时还可配合中医中药治疗。

2.专科护理

(1)进行心理疏导和耐心的心理卫生指导,以解除患者的心理压力和缓解情绪紧张。

(2)应用生物反馈法:增加患者的自我控制感,使身体放松,以解除痛经。

(3)纠正不良的饮食习惯,按时吃早餐,不吃冷饮、零食,少吃有刺激性的食物特别是经期尤为重要。

（4）保暖：患者在经期应保持身体暖和，可以多喝热水，也可在腹部放置热水袋。这样会加速体内的血液循环并松弛肌肉，尤其是可使痉挛、充血的骨盆部位得到放松，从而收到缓解痛经的效果。

（5）可服用镇痛药，痛经患者在疼痛发作时可对症处理，可服用阿司匹林及对乙酰氨基酚（扑热息痛）来缓解疼痛。

（6）适当进行体育锻炼：女性在月经期间可进行适宜的运动，同时应注意缩短运动的时间，在运动时应放慢速度、减少运动量，一般以不感到特别劳累为宜。

（三）健康教育

（1）饮食指导：注意经期的营养应以清淡、易消化的食物为主，应尽量少食多餐，多吃蔬菜、水果、鸡肉、鱼肉等食物，避免食用辣椒、生葱、生蒜、胡椒、烈性酒等生冷、刺激性食物。

（2）避免摄入咖啡因：咖啡因可使女性神经紧张、加重痛经的症状。患有痛经的女性应尽量少食含有咖啡因的食物，如咖啡、茶、巧克力等。

（3）避免参加过重体力劳动和剧烈的体育活动。

（4）注意经期卫生，保持外阴部清洁，预防感染。

（5）注意保暖，避免受凉。

（6）保证足够的睡眠，生活有规律，可消除恐惧焦虑和各种心理负担。

（7）加强体育锻炼，提高身体素质。

第二节　阴道炎

一、概述

白带增多和外阴瘙痒是阴道炎的共同特征。常见的阴道炎有滴虫性阴道炎、外阴阴道假丝酵母菌病（旧称为念珠菌性阴道炎）、萎缩性阴道炎（旧称为老年性阴道炎）等，以滴虫性阴道炎最为常见。

（一）滴虫性阴道炎

滴虫性阴道炎的病原体为阴道毛滴虫。可通过性交直接传播，也可通过公共浴池、衣物、游泳池、坐式马桶，或通过污染的妇科检查器具等间接传播。少数患者有滴虫存在，但无炎性表现，称为带虫者。

（二）外阴阴道假丝酵母菌病

外阴阴道假丝酵母菌病也称外阴阴道念珠菌病，80％~90％的病原体为白假丝酵母菌，阴道酸性增强时易生长繁殖。传播方式主要为内源性感染，寄生于阴道的白假丝酵母菌，在阴道内酸度增高、局部抵抗力下降时即可引发疾病，还可通过性交直接传染或接触被污染的衣物间接传染。

（三）萎缩性阴道炎

萎缩性阴道炎常见于绝经后妇女，也可见于手术切除卵巢的妇女，与卵巢功能衰退、雌激素水平低下有关，常为化脓菌混合感染。

二、护理评估

（一）健康史

询问阴道炎发作与月经周期的关系，了解有无妊娠、糖尿病及长期接受雌激素或抗生素治疗史，了解个人卫生习惯及有无穿紧身、化纤内裤等诱因。

（二）身体评估

1.临床表现

(1)滴虫性阴道炎：青春期、育龄期妇女多见，其典型的白带特征为灰黄色、稀薄泡沫状，可有臭味。妇科检查见阴道黏膜充血，严重者有散在的出血点，甚至子宫颈有出血斑点，呈"草莓样"外观。因滴虫吞噬精子，可能导致不孕。

(2)外阴阴道假丝酵母菌病：孕妇、糖尿病患者、应用大量雌激素及长期应用抗生素的患者多见，其主要症状为外阴奇痒，严重时坐卧不安，典型的白带特征为白色凝乳状或豆渣样。妇科检查可见外阴黏膜充血、阴道黏膜有白色膜状物附着，擦除后露出红肿黏膜面，甚至有糜烂和溃疡。

(3)萎缩性阴道炎：常见于绝经后妇女，也可见于手术切除卵巢的妇女，其主要症状是稀薄、淡黄色的阴道分泌物增多，严重时呈脓血性白带伴性交痛。妇科检查可见外阴阴道萎缩、阴道黏膜充血、有出血点或浅表溃疡。

2.心理、社会状况

患者因外阴不适而影响正常工作、睡眠和性生活，可因此产生焦虑、烦躁等反应，未婚或绝经后患者更易因害羞而不愿就诊。

（三）辅助检查

通过阴道分泌物湿片法检查，找到阴道毛滴虫或白假丝酵母菌的孢子及假菌丝即可确诊。

三、护理诊断/合作性问题

（一）舒适度改变

与阴道瘙痒、分泌物增多有关。

（二）组织完整性受损

与炎症刺激引起的瘙痒及搔抓有关。

（三）焦虑

与反复发作及治疗效果不佳有关。

四、护理措施

(一)遵医嘱指导患者治疗,促进组织恢复

1.检查配合

协助进行阴道分泌物湿片法检查,告知患者取分泌物前 24～48 小时避免性生活、阴道灌洗和局部用药。

2.治疗配合

切断传播途径,消除诱因;通过阴道冲洗恢复阴道的自净作用,采用阴道局部用药或与全身治疗结合杀灭病原体。指导患者正确用药,注意观察药物反应。

(1)外阴擦洗、阴道灌洗:滴虫性阴道炎和萎缩性阴道炎患者用 1%乳酸或 0.5%醋酸溶液,外阴阴道假丝酵母菌病患者用 2%～4%碳酸氢钠溶液。

(2)阴道局部用药:滴虫性阴道炎和萎缩性阴道炎患者,用甲硝唑泡腾片阴道内塞药,每晚 1 次,7～10 天为 1 个疗程。外阴阴道假丝酵母菌病用咪康唑或制霉菌素栓剂。萎缩性阴道炎患者局部应用甲硝唑等抗生素抑制细菌生长;补充雌激素以增加阴道抵抗力,也可用小剂量己烯雌酚阴道给药。

(3)全身治疗:①滴虫性阴道炎患者可选择口服甲硝唑,服用后可出现胃肠道反应,偶见头痛、白细胞减少,应立即报告医生并停药;②外阴阴道假丝酵母菌病顽固病例患者或未婚者可选用伊曲康唑、酮康唑等药物口服;③萎缩性阴道炎患者选用尼尔雌醇口服。

(二)心理护理

减轻患者心理负担,告知患者坚持按医嘱规范治疗即可治愈。

(三)健康指导

1.加强卫生知识宣教

嘱患者保持外阴清洁、干燥,将外阴清洗专用盆、毛巾、内裤等煮沸消毒;穿透气性好的棉织品内裤,注意性卫生;治疗期间避免饮酒及辛辣食物;外阴瘙痒时禁用刺激性药物、肥皂擦洗或搔抓;用药前洗净双手及会阴。

2.治疗期间禁止性生活,病情顽固者性伴侣应同时治疗

向患者解释彻底治疗的必要性,督促患者按时复查,滴虫性阴道炎于月经后易复发,应于每次月经干净后复查 1 次白带,连续 3 次检查均阴性方可视为治愈。

第三节 盆 腔 炎

盆腔炎性疾病(PID)是指女性上生殖道及其周围组织的一组感染性疾病,主要包括子宫内膜炎、输卵管炎、输卵管卵巢脓肿(TOA)、盆腔腹膜炎。炎症可局限于一个部位,也可同时累及几个部位,最常见的是输卵管炎。PID 大多发生在性活跃期、有月经的妇女,初潮前、绝经后或未婚者很少发生 PID。若发生 PID 也往往是邻近器官炎症的扩散。

一、病因及发病机制

(一)急性盆腔炎

产后或流产后感染、宫腔内手术操作后感染、性生活不洁或过频、经期卫生不良、邻近器官炎症蔓延等。

(二)慢性盆腔炎

常为急性盆腔炎未经彻底治疗,或患者体质较差病程迁延所致,但亦可无急性盆腔炎病史。

二、临床表现

(一)急性盆腔炎

1.症状

下腹痛伴发热,严重者可出现高热、寒战。

2.体征

患者体温升高,心率加快,下腹有压痛、反跳痛,宫颈充血有举痛,双侧附件压痛明显,呈急性病容。

(二)慢性盆腔炎

1.症状

全身症状多不明显,有时出现低热、乏力。有些患者可有神经衰弱症状,如精神不振、周身不适、失眠等。局部组织主要是下腹部坠痛、腰骶部酸痛,且在月经前后加重;月经量增多,可伴有不孕。

2.体征

子宫及双侧附件有轻度压痛,子宫一侧或双侧有增厚。

三、辅助检查

实验室检查　B超检查;X线检查;分泌物涂片检查;心电图等。

四、诊断

(一)急性盆腔炎

有急性感染病史;下腹隐痛、肌肉紧张,有压痛、反跳痛,阴道出现大量脓性分泌物,伴心率加快、低热,病情严重时可有高热、头痛、寒战、食欲缺乏,大量的黄色白带、有味,小腹胀痛,压痛,腰部酸痛等;有腹膜炎时出现恶心、呕吐、腹胀、腹泻等;有脓肿形成时,可有下腹包块及局部压迫刺激症状,包块位于前方可有排尿困难、尿频、尿痛等,包块位于后方可致腹泻。

（二）慢性盆腔炎

全身症状为有时低热、易疲劳，部分患者由于病程长而出现神经衰弱症状，如失眠、精神不振、周身不适等，下腹部坠胀、疼痛及腰骶部酸痛，常在劳累、性交后、月经前后加剧。由于慢性炎症而导致盆腔淤血，月经往往过多，卵巢功能损害时会出现月经失调，输卵管粘连会导致不孕症。

五、治疗

于 PID 发作 48 小时内开始联合应用广谱抗生素，一次性彻底治愈。

（一）门诊治疗

若患者一般状况好，症状轻，能耐受口服抗生素，并有随访条件，可在门诊给予口服或肌内注射抗生素治疗。

（二）住院治疗

若患者一般情况差，病情严重，伴有发热、恶心、呕吐；或伴有盆腔腹膜炎、输卵管卵巢囊肿；或经门诊治疗无效；或不能耐受口服抗生素；或诊断不清者均应住院给予抗生素药物治疗为主的综合治疗。

（三）中药治疗

主要为活血化瘀、清热解毒药物，如银翘解毒汤、安宫牛黄丸或紫血丹等。

（四）其他治疗

合并盆腔脓性包块，且抗生素治疗无效者，可行超声引导下包块穿刺引流术。

六、护理评估

（一）病史评估

评估患者本次发病的诱因，有无急性感染病史，有无发热，有无尿频、尿痛、腹泻等；评估病程长短，月经情况，有无不孕等情况；了解目前的治疗及用药；评估既往病史、家族史、过敏史、手术史、输血史等。

（二）身体评估

评估意识状态、神志、精神状况、生命体征、营养及饮食情况、BMI、排泄型态、睡眠型态，有无大小便困难，是否采取强迫体位。

（三）风险评估

患者入院 2 小时内进行各项风险评估，包括患者压疮危险因素评估、患者跌倒/坠床危险因素评估、日常生活能力评定。

（四）心理社会评估

了解患者的文化程度、工作性质、患者家庭状况以及家属对患者的理解和支持情况。评估个人卫生、生活习惯，有无烟酒嗜好，对疾病认知以及自我保健知识掌握程度。

七、护理措施

（一）一般护理

1.皮肤、黏膜护理

高热患者,皮肤长期处于潮湿状态,全身抵抗力也下降,易发生压疮、感染,应及时更换潮湿的衣裤、床单,保持床单位平整,定时翻身;高热患者的唾液分泌减少,口腔黏膜干燥,口腔内食物残渣易发酵,细菌易生长繁殖,应嘱患者多饮水,多漱口,必要时给予口腔护理;行冰袋降温时,选择合理部位(如腋下、额头、腹股沟等),禁忌用于枕后、耳郭、心前区、腹部、足底等处,并定时更换冷敷部位,避免冻伤,酒精擦浴浓度不宜过高,以25％～35％为宜,注意酒精过敏者禁用,避免对皮肤造成损伤。盆腔炎症患者有时会伴阴道大量脓性分泌物,长期刺激外阴皮肤会出现皮疹、破溃,应密切观察会阴部皮肤情况,告知患者保持清洁,每日更换内裤,污染的内裤单独清洗,避免交叉、重复感染。

2.饮食

高热期间应选择高营养易消化的流食,如豆浆、藕粉、果泥、菜汤等;体温下降或病情好转时,可进食半流食或普食,如面条、粥,配以高蛋白、高热量、高维生素易消化的菜肴,如精瘦肉、豆制品、蛋黄及各种新鲜蔬菜等。

3.生活护理

保持室内清洁舒适、通风良好,合理降低室温,有利于降低患者体温;高热、大汗时注意保暖;必要时遵医嘱给予口腔护理,预防口腔疾病;长期高热者,机体处于高代谢状态,食欲不佳,活动耐力下降,更应加强生活护理,如协助患者起床如厕等;将呼叫器置于患者手边,实施预防跌倒、坠床护理措施;保持会阴部清洁,遵医嘱给予会阴擦(冲)洗,及时更换清洁、干燥的病号服、床单位及中单等。

（二）病情观察

1.生命体征

密切观察体温的变化,有预见性地给予护理干预,体温过高时给予物理降温;监测患者的出入量,预防脱水。

2.疼痛

观察患者疼痛的性质、程度,及早发现病情变化给予积极处理。

3.皮肤、黏膜

观察口腔黏膜情况,预防口腔炎症;观察高危部位皮肤情况,预防压疮。

4.并发症

警惕因长期高热导致严重脱水、高热惊厥甚至循环衰竭、酸中毒等情况的发生;预防感染控制不佳造成的全身感染,如菌血症、败血症等。

（三）用药护理

1.头孢霉素类或头孢菌素类药物

头孢霉素类,如头孢西丁钠2g,静脉滴注,每6小时1次;或头孢替坦二钠2g,静脉滴注,每 12 小时 1 次。常加用多西环素 100mg,每 12 小时 1 次,静脉或口服。头孢菌素类,如头孢呋辛钠、头孢唑肟钠、头孢曲松钠,头孢噻肟钠也可选用。临床症状改善至少 24 小时后转为口服药物治疗,多西环素 100mg,每 12 小时 1 次,连用 14 日。对不能耐受多西环素者,可用阿奇霉素替代,每次 500mg,每日 1 次,连用 3 日。对输卵管卵巢脓肿的患者,可加用克林霉素或甲硝唑,从而更有效地对抗厌氧菌。

2.克林霉素与氨基糖苷类药物联合方案

克林霉素 900mg,每 8 小时 1 次,静脉滴注;庆大霉素先给予负荷量(2mg/kg),然后给予维持量(1.5mg/kg),每 8 小时 1 次,静脉滴注。临床症状、体征改善后继续静脉应用 24～48 小时,克林霉素改为口服,每次 450mg,每日 4 次,连用 14 日;或多西环素 100mg,口服,每 12 小时 1 次,连服 14 日。

(四)专科指导

预防炎症扩散,禁止阴道冲洗,尽量避免阴道检查。严格执行无菌操作,防止医源性感染。

(五)心理护理

盆腔炎患者一般病程较长,患者心理较为复杂,多有焦虑,应做好心理疏导,减轻患者心理压力。注意倾听患者主诉,耐心解答患者疑问,消除患者顾虑,有针对性地实施有效的心理护理,使其积极配合治疗。患者多会担心发生盆腔炎性疾病后遗症,影响家庭生活和夫妻感情,护士应获取患者的信任,告知患者疾病及预防知识,使患者树立治疗疾病的信心,保持乐观情绪。

(六)健康教育

1.饮食

健康合理的饮食调理有利于患者免疫力以及体质的增强。患者应加强营养,多饮水,避免进食生冷、辛辣等刺激性食物,定时定量进食。发热时选择高营养易消化的流食,如豆浆、藕粉、果泥、菜汤等,体温下降或病情好转时,可进半流食或普食,如面条、粥,配以高蛋白、高热量、高维生素易消化的菜肴,如精瘦肉、豆制品、蛋黄及各种新鲜蔬菜等。

2.休息活动

急性期采取半卧位卧床休息使感染局限。得到控制后应加强锻炼,增加机体抵抗力,预防慢性盆腔炎急性发作。

3.用药指导

指导患者连续彻底用药,及时治疗盆腔炎性疾病,防止后遗症发生。

4.宣讲疾病相关知识

(1)讲解盆腔炎发病原因及预防复发的相关知识。

(2)急性期应避免性生活及阴道操作;指导患者保持外阴清洁、养成良好的经期及性生活卫生习惯。

(3)对沙眼衣原体感染高危妇女进行筛查和治疗可减少盆腔炎性疾病的发病率。虽然细菌性阴道炎与盆腔炎性疾病相关,但检测和治疗细菌性阴道炎能否降低盆腔炎性疾病发病率,至今尚不清楚。

(4)及时治疗下生殖道感染。

第四节　子宫肌瘤

子宫肌瘤是女性生殖系统中最常见的一种良性肿瘤,由平滑肌和结缔组织组成,好发年龄为 30～50 岁。由于许多肌瘤的妇女无症状而未就诊,因此,肌瘤的实际发生率远比报道的高。

一、病因

子宫肌瘤发生的原因尚不清楚。因肌瘤多发生于生育年龄的妇女,青春期前少见,绝经后逐渐萎缩,提示其发生可能与女性雌激素有关。另有研究表明子宫肌瘤的发生与孕激素的过度刺激关系密切,如以孕激素为主的妊娠期肌瘤生长迅速;肌瘤细胞有丝分裂在黄体期明显增高;肌瘤患者服用孕激素后,其肌瘤的有丝分裂明显增高。因此子宫肌瘤的发生可能与雌、孕激素均有关系。

二、分类

(1)按肌瘤生长部位分为宫颈肌瘤(10%)和宫体肌瘤(90%),以宫体肌瘤最常见。

(2)按肌瘤与子宫肌壁的关系分为 3 类　①肌壁间肌瘤:占 60%～70%,肌瘤位于子宫肌壁间,周围均被肌层包围。②浆膜下肌瘤:占 20%左右,肌瘤向子宫浆膜面生长,并突出于子宫表面,肌瘤表面仅由子宫浆膜覆盖。③黏膜下肌瘤:占 10%～15%,肌瘤向宫腔方向生长,突出于宫腔,仅为黏膜覆盖。子宫肌瘤常为多个,各种类型的肌瘤可发生在同一子宫,称多发性子宫肌瘤。

三、临床表现

(一)症状

多无明显症状,仅在体检时偶然发现。症状与肌瘤部位、有无变性相关,而与肌瘤数目、大小关系不大。常见的症状有以下几方面。

1.异常子宫出血

为最常见的症状,表现为月经增多、经期延长。多见于黏膜下肌瘤及肌壁间肌瘤。浆膜下肌瘤月经多正常。肌瘤引起月经异常的原因有:宫腔增大、子宫内膜面积增加;肌瘤影响子宫收缩或血供,造成盆腔慢性充血;肌瘤合并内膜增生或息肉形成;肌瘤合并感染等。

2.下腹部包块

肌瘤早期腹部摸不到肿块,当肌瘤柱节增大使子宫超过 3 个月妊娠大小较易从腹部触及。肿块位于腹正中部位,实性、活动、无压痛、生长缓慢。

3.白带增多

肌壁间肌瘤使宫腔面积增大，内膜腺体分泌增多，并伴有盆腔充血使白带增多；悬吊于阴道内的黏膜下肌瘤，其表面易感染、坏死，产生大量脓血性排液，有恶臭的阴道排液。

4.压迫症状

大肌瘤可压迫邻近器官引起尿频、间歇性溢尿、肾盂积水、盆腔静脉淤血、下肢水肿或便秘。

5.不育或自然流产

肌瘤引起的不育占 2%～10%。肌瘤引起的自然流产机会是正常妊娠时的 2 倍。

6.疼痛

常见下腹部坠胀、腰酸背痛，经期加重。肌瘤红色变性时有急性下腹痛，伴呕吐、发热及肿瘤局部压痛；浆膜下肌瘤扭转可有急性腹痛；子宫黏膜下肌瘤由宫腔向外排出时也可引起腹痛。

7.继发贫血

患者由于出血过多可导致继发贫血。严重者有全身乏力、面色苍白、气短、心慌等症状。

（二）体征

与肌瘤的大小、位置、数目以及有无变性有关。肌瘤增大超过 12 周时，下腹部可摸到包块。子宫增大质硬，表面不平。浆膜下肌瘤有时有蒂与子宫相连，而黏膜下肌瘤有时脱出阴道口，较大的肌瘤可有变性，检查时子宫变软。

四、肌瘤变性

肌瘤变性是肌瘤失去了原有的典型结构。常见的变性有以下几种。

（一）玻璃变性

又称透明变性，最常见。

（二）囊性变

子宫肌瘤玻璃变性继续发展，肌细胞坏死液化即可发生囊性变，此时肌瘤变软，很难与妊娠子宫或卵巢囊肿区别。

（三）红色样变

多见于妊娠期或产褥期，为肌瘤的一种特殊类型坏死。患者可有剧烈的腹痛伴恶心呕吐、发热、白细胞计数升高，检查发现肌瘤迅速增大，有压痛。

（四）肉瘤样变

肌瘤恶变为肉瘤较少见，仅为 0.4%～0.8%，多见于年龄较大的患者。

（五）钙化

多见于蒂部细小血供不足的浆膜下肌瘤以及绝经后妇女。

五、辅助检查

肌瘤的诊断主要根据症状及盆腔检查，结合辅助检查，如 B 型超声检查宫腔镜、腹腔镜检查等协助诊断。

六、治疗方法

子宫肌瘤的治疗方法应根据患者的年龄、症状、肌瘤的大小和部位以及是否有生育要求等因素来决定。

(一)随访观察

肌瘤小,无症状,一般不需治疗,特别是近绝经期的妇女。每 3～6 个月随访 1 次,若肌瘤明显增大或出现症状可考虑进一步治疗。

(二)药物治疗

在近绝经期患者,肌瘤小于 2 个月妊娠子宫大小、症状轻或全身情况不宜手术者,可给予要求对症治疗。常用的药物有促性腺激素释放素类似物(GnRH-a)、雄激素、米非司酮等。

(三)手术治疗

当子宫肌瘤患者的子宫大于 10 周妊娠大小;月经过多继发贫血;有膀胱、直肠压迫症状或肌瘤生长较快;保守治疗失败;不孕或反复流产排除其他原因时可行手术治疗。手术途径可经腹、经阴道或宫腔镜及腹腔镜下切除。术式包括子宫肌瘤切除术和子宫切除术。

七、护理评估

(一)病史

了解患者的年龄、月经史、生育史、是否长期使用雌激素如避孕药等,及由于肌瘤压迫所伴随的其他症状。

(二)心理状况

了解患者对子宫肌瘤的认识,对自身疾病的心理反应及有无不良情绪等。

八、护理问题

(一)知识缺乏

缺乏有关疾病和手术的相关知识。

(二)疼痛

与手术创伤有关。

(三)自理能力缺陷

与手术后切口疼痛、输液影响患者自理活动有关。

(四)活动无耐力

与手术创伤和贫血有关。

(五)自我形象紊乱

与手术切除子宫、卵巢有关。

九、护理目标

(1)患者能说出疾病的相关知识及手术前后的注意事项。

(2)患者主诉疼痛减轻或消失,呈现舒适感。

(3)患者能适应无法自理的状态,基本生理需要得到满足。

(4)患者能完成日常活动,活动后不出现缺氧症状,呼吸、血压、脉搏正常。

(5)患者能正确面对自我形象的改变,恢复女性良好心态。

十、护理措施

(一)术前指导

护士要了解患者手术前焦虑的原因及所承受的心理压力,向她们讲解手术的方式、术前的各项准备工作的方法和目的,讲解子宫的切除不会影响性生活或改变女性特征。必要时提供一些科普书籍供患者阅读。让患者有良好的心态积极地面对手术。

(二)健康教育

(1)出院以后,家里休养环境要安静舒适、温度和湿度适宜,注意通风,保持空气新鲜。

(2)根据自身情况适当的活动、锻炼,要注意劳逸结合,逐步恢复自理能力。

(3)在恢复期要多食用富含维生素、蛋白质、高纤维的食物,如瘦肉、蛋类和新鲜的水果、蔬菜等,以尽快恢复身体功能。

(4)注意个人卫生。切口拆线1周后可洗淋浴,1周内用温水擦身。每日用流动的温水冲洗外阴,并更换内衣裤。3个月内禁止性生活及盆浴。

(5)腹部切口拆线后2～3天可将覆盖切口的敷料或纱布揭去,以便观察切口的情况。若切口出现疼痛、红肿、硬结、渗血、渗液,且伴有体温升高,应及时到医院诊治。

(6)手术后1～2周,阴道可有少量粉红色分泌物,此为阴道残端肠线溶化所致,为正常现象。若为血性分泌物,量如月经,并伴有发热,应及时到医院就诊。

(7)不具有手术指征的患者,应遵医嘱严格随诊。

第五节　宫颈癌

宫颈癌是女性生殖器官最常见的恶性肿瘤,也是最容易预防和早期发现的肿瘤。我国每年新增宫颈癌病例约13.5万,占全球发病数量的1/3。原位癌的高发年龄为30～35岁,浸润癌为50～55岁。据美国国家综合癌症网络2015年(NCCN)指出,宫颈癌是世界范围内女性最常见的第四大肿瘤。在全球范围内,每年有超过27万人死于宫颈癌,其中高达85%的死亡病例发生在发展中国家,在这些地区宫颈癌是女性肿瘤致死的首要原因。近40年由于宫颈细胞学筛查的普遍应用,使宫颈癌和癌前病变得以早期发现和治疗,宫颈癌的发病率和死亡率已有明显下降。但是,近年来宫颈癌发病有年轻化的趋势,严重威胁妇女的生命健康。

一、病因及发病机制

目前认为人乳头瘤病毒感染,特别是高危型的持续性感染,是引起子宫颈癌前病变和宫颈癌的基本原因。其他相关因素有:

(1)性行为及婚育史 性行为过早、早孕、早产、性行为不洁、多个性伴侣、多产等。

(2)不注意个人卫生,特别是月经期、分娩期及产褥期卫生不良。

(3)吸烟。

(4)口服避孕药。

(5)免疫过度:移植术后。

(6)生殖道肿瘤史。

(7)社会经济状况低下及不良工作环境。

二、临床表现

早期宫颈癌常无症状和明显体征,随着病情发展后期可出现。

(一)症状

1.阴道流血

出血量多少根据病灶大小、侵及间质内血管情况不同而变化。早期多为接触性出血,后期则为不规则阴道流血,晚期如侵蚀大血管可引起大出血导致出血性休克。年轻患者也可表现为经期延长,经量增多;老年患者常主诉绝经后不规则阴道流血。

2.阴道排液

多发生在阴道流血之后,患者可出现白色或血性、稀薄如水样或米泔样阴道排液,或伴有腥臭味。晚期继发感染时可出现大量脓性或米汤样恶臭白带。

3.疼痛

一般出现在晚期患者,多表现为严重持续性腰骶部或坐骨神经痛。表示宫颈旁已有明显浸润。

4.晚期症状

根据癌灶累及的不同范围出现不同的继发性症状。如尿频、尿急、便秘、下肢肿痛等。癌肿压迫或累及输尿管时,可引起输尿管梗阻、肾盂积水及尿毒症;晚期可有贫血、恶病质等全身衰竭症状。

(二)体征

微小浸润癌可无明显病灶,子宫颈光滑或呈糜烂样改变。随病情发展,可出现不同体征。外生型宫颈癌可见息肉状、菜花状赘生物,常伴感染,质脆易出血;内生型表现为宫颈肥大、质硬、宫颈管肥大;宫颈组织受累时,双合诊、三合诊检查可扪及宫颈旁组织增厚、结节状、质硬或形成冰冻骨盆状。

（三）临床分期

采用国际妇产科联盟（FIGO）的分期标准（表5-1）。

表5-1　子宫颈癌临床分期

Ⅰ期	肿瘤局限于子宫颈
ⅠA	肉眼未见癌灶,仅在显微镜下可见浸润癌
ⅠA1	间质浸润深度≤3mm,宽度≤7mm
ⅠA2	间质浸润深度3～5mm;宽度≤7mm
ⅠB	肉眼可见癌灶局限于宫颈,或镜下病变超过ⅠA2期
ⅠB1	肉眼可见癌灶,最大直径≤4cm
ⅠB2	肉眼可见癌灶,最大直径>4cm
Ⅱ期	癌灶超出宫颈,但未达盆壁。癌累及阴道,但未达阴道下1/3
ⅡA	无宫旁浸润
ⅡA1	肉眼可见病灶最大直径≤4cm
ⅡA2	肉眼可见病灶最大直径>4cm
ⅡB	有宫旁浸润
Ⅲ期	癌肿扩展至盆壁和/或累及阴道下1/3,导致肾积水或无功能肾
ⅢA	癌肿累及阴道下1/3,未达盆壁
ⅢB	癌肿已达盆壁,或有肾积水或无功能肾
Ⅳ期	
ⅣA	癌肿超出真骨盆,或癌浸润膀胱黏膜或直肠黏膜
ⅣB	远处脏器转移

三、辅助检查

（一）HPV分型检查及TCT

HPV主要检查患者是否存在人类乳头状瘤病毒感染,高危型HPV与宫颈癌发病有关,低危型HPV与生殖道良性病变有关。TCT是用于宫颈癌筛查的主要方法,是目前国际领先的一种宫颈细胞学检查技术,同时还能发现部分癌前病变,微生物感染如真菌、滴虫、病毒、衣原体等。

（二）阴道镜检查

凡宫颈刮片细胞学检查Ⅲ级或以上者,应在阴道镜检查下,选择有病变部位进行宫颈活组织检查,以提高诊断正确率。

（三）宫颈和宫颈管活体组织检查

是确诊宫颈癌前病变和宫颈癌的最可靠且不可缺少的方法。选择宫颈鳞柱状细胞交界部3、6、9和12点处4点活体组织送检。

四、治疗

宫颈癌的治疗应根据患者年龄、全身情况、临床分期等,综合考虑制订适合的治疗方案。主要治疗方法为手术、放疗及化疗,也可根据实际情况配合应用。

(一)手术治疗

主要用于ⅠA~ⅡA的早期患者,主要优点是年轻患者可保留卵巢及阴道功能。可根据病情不同选择不同的手术方式,如全子宫切除术、广泛子宫切除术及盆腔淋巴结清扫术等,对要求保留生育功能的年轻患者,ⅠA$_1$期可行宫颈锥形切除术。

(二)放射治疗

适用于ⅠB$_2$期和ⅡA$_2$期和ⅡB期以上的患者。对于局部病灶较大者,可先放疗,癌灶缩小后再手术。手术治疗后如有盆腔淋巴结转移、宫旁转移或阴道有残留癌灶者,可术后放疗消灭残存癌灶减少复发。包括腔内照射及体外照射,腔内照射用以控制局部原发病灶,体外照射则用以治疗宫颈旁及盆腔淋巴结转移灶。放疗期间给予铂类化疗进行增敏治疗。

(三)化学药物治疗

适用于晚期或复发转移的患者。近年来,术前或放疗前的新辅助化疗逐渐受到重视。新辅助化疗是指对宫颈癌患者先行数个疗程化疗后再行手术治疗或放疗,以期提高疗效。手术前化疗可使肿瘤缩小,便于抓紧时机进行手术,以达到清除病灶,减少复发,保留功能的目的。采用静脉或动脉介入治疗均可,有研究表明,动脉介入化疗能使化疗药物聚集于靶器官,可长时间、高浓度作用于癌组织,且不良反应小。

五、护理评估

(一)病史评估

评估婚育史、性生活史,特别是与高危男子有性接触的病史;评估有无未治的慢性宫颈炎、遗传等诱发因素;了解既往妇科检查、宫颈细胞学检查结果及处理经过。

(二)身心状况评估

评估患者及家属对疾病的认知程度,对检查及治疗的配合情况。评估患者自觉症状,是否有阴道流血、阴道排液等症状。评估患者是否出现震惊、恐惧、否认、愤怒、妥协、忧郁等心理反应。评估患者患病前后的应激反应,面对压力时的解决方法,处理问题过程中遇到的困难等。

(三)专科评估

评估有无接触性阴道流血、不规则阴道流血、阴道排液、腰骶部疼痛、尿频及肛门坠胀等症状,年轻患者是否有月经期及经量异常,老年患者是否有绝经后不规则阴道流血。

(四)营养评估

评估患者对摄入足够营养的认知水平、目前的营养状况及摄入营养物的习惯。

(五)疼痛评估

评估患者疼痛部位、性质、程度、持续时间、诱因、缓解方式等,疼痛程度采用数字评分法进行评估。

(六)社会状况评估

评估患者的宗教信仰、价值观、工作状况、生活方式、家庭状况、经济状况等。评估家属对本病及其治疗方法、预后是否了解及焦虑程度。

六、护理措施

(一)术前护理

1.一般护理

(1)基础护理。

测量生命体征,为患者佩戴腕带,根据病历首页正确填写姓名、年龄、病历号、护理单元、床号等信息,通知主管医生。

向患者详细介绍病室环境、规章制度、安全防范制度等。安置好床位,介绍病室内设施的使用。

危重和急诊患者入院后,应立即通知主管医生,并备好急救药品、物品,做好抢救准备。

根据各项风险评估结果,告知患者防范措施。

保持病室整洁、舒适、安全,保持适宜的温度和湿度,定时开窗通风。

患者入院3天内,每日测量体温、脉搏、呼吸2次。体温≥37.3℃的患者,每日测量体温、脉搏、呼吸4次,连续测3天正常后改为每日2次。

每日记录大便次数,3日无大便者遵医嘱给予缓泻剂。

每周测体重1次。

做好晨、晚间护理,保持床单位整洁。协助患者做好个人卫生,督促患者定期洗澡、洗发、剪指甲。入院时未做卫生处理者,应在入院后24小时内协助完成。

按患者护理级别要求定时巡视病房,细致观察患者病情变化及治疗反应等。

做好生活护理,提供必要帮助。

(2)配合术前检查:协助患者做好血尿常规、肝肾功能、感染疾病筛查、出凝血时间、血型、B型超声检查、心电图、X线检查等各项检查。

(3)术前准备。

皮肤准备:以顺毛、短刮的方式进行手术区备皮,其范围上自剑突下,下至两大腿上1/3,两侧至腋中线,包括外阴部。备皮完毕用温水洗净、拭干。最新观点指出,尽可能使用无创性备皮刀备皮,备皮时间尽量安排在临手术时,以免因备皮过程产生新创面而增加感染机会。

肠道准备:术前1日口服复方聚乙二醇电解质散或使用其他泻药,术前1日晚20:00开始禁食,手术日晨0:00开始禁水,下午手术的患者及时遵医嘱补液。

阴道准备:术前1日及术晨行阴道擦(冲)洗,同时遵医嘱行阴道上药。无同房史者不能做此操作。

配血准备:根据手术情况配血,良性肿瘤手术一般配血200~400mL,恶性肿瘤手术根据患者情况一般配血800~2000mL。

遵医嘱做药敏试验。

术前 1 日起测 4 次体温,体温≥37.5℃及时请示医生。

术前 1 日嘱患者洗澡、剪指甲。

术前晚可遵医嘱给予口服镇静剂。

告知患者病号服贴身穿,上衣反穿,扣子系在后面,并为患者取下发卡、义齿、首饰及贵重物品交给家属保管。体内有固定的钢钉或钢板及有特殊疾病需携带药品,要告知医生及手术室护士。

留置尿管:术前常规留置导尿管,在尿管和尿袋上注明名称和留置日期。并保持导尿管通畅,以避免术中伤及膀胱、术后尿潴留等并发症。

消瘦的患者或预计手术困难、手术时间≥4 小时的患者,预防性地使用水胶体敷料或透明贴膜以减小骨隆突处的压力,预防术中压疮的发生。

手术室接患者时,病房护士在床旁核对好患者的病历、所带药品、手术所需物品后,将患者带至手术室平车前,再与手术室人员核对患者的信息、病历、所带药品及术中所需物品,交接无误后患者方可被接去手术室。核对时需由患者自行说出名字并核对腕带信息。

2.病情观察

(1)观察阴道流血:宫颈癌早期多为接触性出血,后期则为不规则阴道流血。责任护士应对有阴道流血的患者进行阴道出血的颜色、性状、量进行评估。对于出血量多或出血时间延长的患者,要注意观察有无贫血。

收集患者使用过的护理垫,称重后减去干净护理垫的重量,根据公式算出阴道出血量。血密度为 1.05～1.06,阴道出血量＝(使用过的护理垫总重量－干净护理垫重量)×使用个数÷1.05。

(2)观察阴道排液:阴道排液多发生在阴道流血之后,患者可出现白色或血性、稀薄如水样或米泔样阴道排液,或伴有腥臭味。责任护士要评估患者阴道排液的颜色、气味、性状、量。

3.专科指导

随着新辅助化疗的不断发展,手术前进行化疗虽然不能根治宫颈癌,但可以缩小或控制肿瘤,能够争取手术机会。目前,动脉灌注治疗应用广泛,可以通过动脉灌注将药物聚集于靶器官,使其临床效果达到最佳。

(1)动脉介入化疗前:①为患者讲解化疗的作用、不良反应等相关知识。②讲解动脉灌注的方法和作用。③术前 1 日备皮,上下范围是脐部至大腿上 1/3,两侧至腋中线,以腹股沟处最为重要。④术前 4 小时禁食、禁水。⑤术前测空腹体重、身高,以准确计算化疗药物的剂量。⑥由于患者术后制动,应指导患者练习床上排尿、排便。

(2)动脉介入化疗后:①动脉介入手术后不能自行排尿,遵医嘱给予导尿。②子宫动脉栓塞术后需注意双下肢皮肤温度、色泽及足背动脉搏动是否一致。③用沙袋压迫穿刺点 6 小时,密切观察穿刺点有无渗血及皮下淤血或大出血,如有渗血、血肿或大出血立即通知医生给予处理。④穿刺侧肢体制动 8 小时,卧床休息 24 小时。⑤协助患者床上翻身,预防压疮。⑥术后若疼痛遵医嘱给予镇痛药,并评估药物的镇痛效果及观察药物不良反应。⑦严密观察阴道流血量和伤口出血量。⑧患者首次下床时应在身边陪伴,预防跌倒。⑨术后观察体温变化,如出现体温升高,遵医嘱给予抗感染治疗。⑩讲解化疗药的不良反应及应对措施,并遵医嘱给药以减轻药物的毒副反应。

4.心理护理

护士通过耐心细致的观察,及时与患者进行沟通,使患者消除焦虑、恐惧等不良情绪反应,并积极配合治疗。向患者及家属讲解疾病的治疗及手术注意事项等,以减轻患者心理压力,增强患者治愈疾病的信心。

5.健康教育

(1)饮食:纠正患者不良饮食习惯,兼顾患者的嗜好,必要时与营养师进行沟通,制订多样化食谱满足患者的需求。对于宫颈癌有阴道流血者,可进食高蛋白质、高热量、高维生素、易消化、含铁丰富的饮食,如鸡蛋、瘦肉、猪血、大枣等。

(2)卫生指导:指导患者保持床单位清洁,注意室内空气流通。指导患者自我护理,注意个人卫生,勤换会阴垫,每天冲洗会阴 2 次,便后及时冲洗外阴并更换会阴垫,保持外阴部清洁干燥,避免感染。

(3)疾病相关知识:癌症患者的身心不适会对其配偶造成直接影响,使性生活质量明显下降,但是影响癌症患者生活质量的重要因素之一是社会家庭的支持,因此要向患者及家属讲解疾病相关知识,解除家属顾虑,纠正其错误的认知。

(二)术后护理

1.一般护理

(1)准备好病床及全麻术后监护、急救等用物。

(2)床旁交接:与手术室人员核对腕带信息后交接患者血压、脉搏、呼吸、意识、皮肤、管路、伤口及出血等情况并签字。

(3)病室环境:为患者提供良好的生活环境,保持室内清洁卫生、安静舒适、通风良好、空气清新,注意风口勿直接吹向患者。保持适宜的温度和湿度,室温以 22～24℃ 为宜,相对湿度以55％～60％为宜。严格控制陪住人数和探视人数,做好手卫生的指导,预防交叉感染。

(4)术后卧位:根据麻醉方式的不同,应采取不同的卧位。

全麻患者清醒前,应去枕平卧,头偏向一侧,防止患者呕吐发生误吸导致窒息,注意加床挡防止坠床。

联合麻醉患者去枕平卧 6～8 小时后置枕。

硬膜外麻醉患者去枕平卧 4～6 小时后置枕。

(5)管路护理。

吸氧管:依照吸氧操作流程为患者吸氧,调整好松紧度,过紧会对面颊造成压迫,过松会造成吸氧管脱落。

静脉输液管路:术后床旁交接患者时,要求护士从输液器顶端开始手触检查输液管有无破损、漏液,有无气泡;三通接头有无破损、漏液,是否通畅,开关正确;镇痛泵是否开启,与输液器三通接头连接是否牢固;患者留置针是否通畅,有无外渗,固定是否牢固。检查完毕,合理放置输液管路,勿压折,勿拖拽,并加强巡视。

尿管护理:①做好尿管标识。②合理固定尿管的位置,勿压折、拖拽,保持尿管的通畅。

③下床活动时,将尿管固定于耻骨联合下,防止逆行感染。④留置尿管期间,遵医嘱给予患者0.5‰碘附溶液会阴擦洗,每日2次,注意隐私保护。⑤拔除留置尿管后,嘱患者排3次尿后测膀胱残余尿量,若残余尿多于100mL,应通知医生,予以处理。

引流管:根据病情需要部分患者在术中会留置引流管,其目的是及时消除腹腔内的积液、减少毒素吸收,有利于腹腔内感染的控制,促进伤口愈合。对其护理,主要是做好引流管标识、合理固定引流管,勿压折、拖拽,保持引流管的通畅。

2.病情观察

(1)严密心电监护,观察血压、脉搏、呼吸及伤口渗血情况。

(2)子宫全切术后的患者阴道残端有伤口,应注意观察阴道分泌物的性质、颜色、量,以便判断阴道残端伤口的愈合情况。

3.用药护理

(1)补血药。

蔗糖铁注射液:①目的:纠正缺铁性贫血。②方法:遵医嘱静脉输液。③注意事项:谨防静脉外渗。如果遇到静脉外渗,涂抹黏多糖软膏或油膏,禁止按摩以避免铁的进一步扩散。④不良反应:金属味、头痛、恶心、呕吐、腹泻、低血压、痉挛、胸痛、嗜睡、呼吸困难、咳嗽、瘙痒等。

琥珀酸亚铁:①目的:缺铁性贫血的预防及治疗。②方法:0.1~0.2g,口服,每日3次。③注意事项:与维生素C同服,可增加本品吸收;与磷酸盐、四环素类及鞣酸等同服,可妨碍铁的吸收。勿与浓茶同服,宜饭后服用,可减轻胃肠道局部刺激。④不良反应:胃肠道不良反应,如恶心、呕吐、上腹疼痛、便秘等。

(2)化疗药:宫颈癌的化疗常见一线抗癌药物有顺铂、卡铂、紫杉醇、吉西他滨等。

顺铂:①目的:作用类似烷化剂,干扰DNA复制,或与核蛋白及胞浆蛋白结合。③用法:由静脉、动脉或腔内给药,通常采用静脉滴注方式给药。剂量视化疗效果和个人反应而定。④注意事项:给药前后必须进行水化治疗;为减轻毒副作用,用药期间多饮水;用药前应用各类止吐药;同时备用肾上腺素、皮质激素、抗组织胺药,以便急救时使用。⑤不良反应:骨髓抑制,主要表现为白细胞减少;胃肠道反应,食欲缺乏、恶心、呕吐、腹泻等,停药后可消失;肾脏毒性,单次中、大剂量用药后,偶会出现轻微、可逆的肾功能障碍,可出现微量血尿;神经毒性,一些患者表现的头晕、耳鸣、耳聋、高频听力丧失,少数人表现为球后神经炎、感觉异常、味觉丧失;过敏反应,出现颜面水肿、气喘、心动过速、低血压、非特异性丘疹类麻疹。

紫杉醇:①目的:抑制细胞分裂和增生,发挥抗肿瘤作用。②方法:静脉滴注。剂量视化疗效果和个人反应而定。③注意事项:治疗前,应先采用地塞米松、苯海拉明及H_2受体拮抗剂治疗。出现轻微症状如面色潮红、皮肤反应、心率略快、血压稍降可不必停药,滴速减慢即可。但如出现严重反应如血压低、血管神经性水肿、呼吸困难、全身荨麻疹,应停药给予适当处理。有严重过敏的患者下次不宜再次应用紫杉醇治疗。④不良反应:变态反应,多数为Ⅰ型变态反应,表现为支气管痉挛性呼吸困难、荨麻疹和低血压,几乎所有的反应发生在用药后最初的10分钟;骨髓抑制,贫血较常见;神经毒性,表现为轻度麻木和感觉异常;胃肠道反应,恶心,呕吐,腹泻和黏膜炎。

卡铂：①目的：干扰 DNA 合成，而产生细胞毒作用。②注意事项：鼓励患者多饮水，排尿量保持在每日 2000mL 左右；溶解后，应在 8 小时内用完，并避光；应避免与铝化物接触，也不宜与其他药物混合滴注；用药前及用药期内应定期检查血象、肝肾功能等。③不良反应：骨髓抑制，长期大剂量给药时，血小板、血红蛋白、白细胞减少，可于停药后 3～4 周恢复；胃肠道反应，食欲缺乏、恶心、呕吐；神经毒性，指或趾麻木或麻刺感，有蓄积作用；耳毒性首先发生高频率的听觉丧失，耳鸣偶见；过敏反应（皮疹或瘙痒，偶见喘鸣），发生于使用后几分钟内。

4.专科指导

（1）尿管护理：①宫颈癌根治术后遵医嘱保留尿管 2 周，并观察尿的颜色、性质和量及患者尿道口的情况。②保留尿管期间每天会阴擦洗 2 次，每周更换抗反流引流袋。保持尿管通畅并使尿袋低于尿道口水平，防止逆行感染。③拔除尿管时应动作轻柔，避免损伤尿道黏膜，停留置尿管后鼓励患者多饮水、多排尿，3 次正常排尿后测膀胱内残余尿量，低于 100mL 者为合格，高于 100mL 或患者不能自主排尿的情况下需遵医嘱重新留置尿管。

（2）性生活指导：术后性生活要根据疾病恢复情况而定，在医生指导下逐渐恢复。在恢复性生活初期，有的患者会感觉疼痛，或因阴道上皮抵抗力下降，易发生损伤和感染，出现阴道分泌物增多、阴道流血等，出现类似情况应及时就医，以便得到治疗和指导。

通过有效医治手段可提高宫颈癌患者术后性生活质量。手术后、药物治疗或放疗后患者可能出现阴道分泌物减少、性交痛等症状，必要时为患者提供相关咨询服务，可指导患者如何使用阴道扩张器、润滑剂，以促进性生活舒适度，注意保护患者隐私。年轻患者在行宫颈癌根治术的同时也可行阴道延长术；卵巢功能丧失者可以采用激素替代疗法等。

5.并发症的护理观察

（1）尿潴留：术后尿潴留在《吴阶平泌尿外科学》被定义为膀胱充满尿液而不能排出。对于尿潴留患者，护士必须全面评估患者的排尿功能，采取适当的护理措施，促进排尿功能的恢复，预防泌尿系感染。

发生潴留原因：①手术因素：手术中根治性切除宫旁和阴道旁组织，不可避免地损伤支配膀胱和尿道的交感神经和副交感神经，导致膀胱逼尿肌功能减弱，排尿困难；切除子宫、阴道上段时，造成膀胱后壁大面积剥离面，膀胱失去原有支撑，使膀胱位置后移，致尿液排泄不畅。②长时间留置尿管：宫颈癌患者术后一般要留置尿管 2 周，长期留置尿管可致尿道括约肌充血、水肿、痉挛，增加膀胱逼尿肌阻力。③心理因素：术后长时间留置尿管及反复测残余尿量造成的痛苦和思想负担。

护理措施：①饮水训练：嘱患者适量饮水，锻炼自主排尿。日间给予饮水，每小时 100～150mL，每日摄入量 1500～2000mL，对于心、肾功能不全的患者不宜进行饮水训练。入睡前应限制饮水，以减少夜间尿量。②盆底肌肉训练：视患者实际情况取坐位或卧位，试做排尿或排便动作，先慢慢收紧肛门，再收紧阴道、尿道，使盆底肌上提，大腿和腹部肌肉保持放松，每次收缩不少于 3 秒，放松时间 10 秒，连续 10 次，每日 5～10 次，训练过程中，注意观察患者的情况。③诱导排尿：停留置尿管后的患者，能离床者则协助其到洗手间坐在马桶上，打开水龙头听流水声，利用条件反射缓和排尿抑制，使患者产生尿意，切忌用力按压膀胱区，以免造成膀胱破裂；给患者饮热饮料，并用温热的毛巾外敷膀胱区，利用热力使松弛的腹肌收缩、腹压升高而促进排尿;用温水冲洗会阴部,边冲洗边轻轻按摩膀胱的膨隆处,以缓解尿道括约肌痉挛,增强膀胱逼尿肌功能,尽量使患者自行排尿;为患者提供一个不受他人影响的排尿环境;使用开塞露塞肛,在排大便的同时伴随排尿。在诱导的过程中,随时关注患者的感受及症状,如出现面色苍白、出冷汗、眩晕等不适时,应立即处理。

(2)淋巴囊肿:对于宫颈癌术后患者,责任护士密切观察患者一般状况及主诉,如患者主诉下肢肿胀,应注意有无发生淋巴囊肿可能性。

处理方法:①外阴水肿者可用硫酸镁湿敷。②盆腔积液引流不畅形成囊肿时,可使用芒硝外敷。③囊肿较大,患者出现右下腹不适、同侧下肢水肿及腰腿疼痛、体温升高时,应通知医生进行穿刺引流,以预防继发性感染及深静脉血栓、脓肿等。

6.心理护理

指导患者正确认识疾病,保证营养摄入,鼓励患者逐步恢复自理能力,动员家庭成员关心和爱护患者,让患者体会到家庭温暖,使其增强战胜疾病的信心,最终回归社会。

7.健康教育

(1)饮食:根据患者的不同情况,指导和鼓励患者进食,以保证营养的摄入,增强抵抗力。

(2)活动:指导卧床患者进行床上肢体活动,以预防长期卧床并发症的发生。告知患者应尽早下床活动,并注意渐进性增加活动量,有利于增加肺活量、减少肺部并发症、改善血液循环、促进伤口愈合、预防深静脉血栓、促进肠蠕动恢复、预防肠粘连、减少尿潴留发生。

(3)疾病相关知识宣教:①积极宣传与宫颈癌发病相关的高危因素,开展性卫生教育。积极治疗宫颈炎、宫颈上皮内瘤变,阻断宫颈癌的发生。②已婚妇女应定期行防癌普查,做到早检查、早诊断、早治疗。30岁以上妇女到妇科门诊就诊时,应常规接受宫颈刮片检查,一般妇女每1~2年普查1次,有异常者应及时处理。

(4)出院指导:①指导患者定期复查,复查内容包括肿瘤标志物、TCT、HPV、磁共振等检查。治疗后2年内应每3~4个月复查1次;3~5年内6个月复查1次;第6年开始每年复查1次。②让患者了解肿瘤随访的目的和重要性,并积极配合随访,留下真实的通信地址和联系方式。③鼓励患者适当参加社交活动,调整心理状态,保持乐观态度,提高生活质量。④性生活的恢复需要依术后复查结果而定。

8.延续护理

(1)电话访视:出院1周内进行电话访视,访视内容包括出院后遇到的一些问题,向患者耐心讲解所遇问题的解决方法,及时反馈。

(2)随访:提醒患者复诊,对患者提出的疑虑与问题,及时提供有针对性的帮助。

(3)微信平台:告知患者妇科肿瘤携手俱乐部微信平台,随时与患者联系,同时发布健康宣教相关内容,传播温暖与正能量。

第六节　自然流产

凡妊娠不足 28 周、胎儿体重不足 1000g 而终止者,称为流产。流产又分为自然流产和人工流产。发生于妊娠 12 周以前者称早期流产,发生在妊娠 12 周至不足 28 周者称晚期流产。自然流产占妊娠总数的 10％～15％,其中早期流产占 80％以上。

一、病因

(一)遗传基因缺陷
是引起早期流产的主要原因,多见于染色体数目和结构的异常。

(二)母体方面的因素
如全身性疾病、生殖器官疾病、内分泌功能失调、妊娠期腹部手术或创伤、胎盘分泌功能不足等都可以导致流产。

(三)环境因素
妊娠期孕妇接触影响生殖功能的有毒物质也可导致流产。

二、临床表现

腹痛、阴道出血是流产的主要症状。按流产发展的不同阶段可分为以下临床类型。

(一)先兆流产
停经后阴道出血,量少于月经量,轻微下腹痛、腰痛。妇科检查宫口未开,胎膜未破,子宫大小与停经周数相符。经休息及治疗后,若出血停止、下腹痛消失,妊娠可以继续;若阴道出血量增加或下腹痛加剧,可发展为难免流产。

(二)难免流产
指流产不可避免,在先兆流产基础上阴道出血增多,腹痛加剧。妇科检查宫颈口已扩张,晚期流产可见阴道流液或组织堵塞子宫颈口,子宫大小与停经周数相符或略小。B 超监测仅见胎囊,无胚胎或无胚胎血管搏动。

(三)不全流产
难免流产继续发展,妊娠产物部分排出体外,尚有部分残留于宫腔内或嵌顿于宫颈口处,影响子宫收缩,致使阴道出血多。妇科检查宫颈口已扩张,有时可见到部分妊娠产物堵塞于宫颈口或排出于阴道内,其余部分仍留在宫腔内,子宫小于停经周数。

(四)完全流产
妊娠产物完全排出,阴道出血渐止,腹痛逐渐消失。妇科检查宫颈口已关闭,子宫接近正常大小。

此外,流产有3种特殊情况。①稽留流产又称为过期流产:指胚胎、胎儿已死亡滞留在宫腔内尚未自然排出者,胚胎或胎儿死亡后子宫不再增大反而缩小,早孕反应消失。妇科检查宫颈口未开,子宫小于停经周数。质地不软,胎心消失。②习惯性流产:自然流产连续发生3次或3次以上者。流产多发生于同一妊娠月份。临床经过与一般流产相同,又称复发性流产。③流产感染:流产过程中,若阴道出血时间过长,有组织残留于宫腔内,有可能引起宫腔内感染,严重时感染可扩散到盆腔、腹腔乃至全身,并发盆腔炎、腹膜炎、败血症及感染性休克等。

三、治疗原则

确诊流产后,应根据自然流产的不同类型进行相应的处理。

(一)先兆流产

卧床休息,禁止性生活;减少刺激;必要时给予对胎儿危害小的镇静药;黄体功能不足的患者,每日肌内注射黄体酮治疗;注意及时进行B超检查,了解胚胎发育情况,避免盲目保胎。

(二)难免流产

一经确诊,应尽早使胚胎及胎盘组织完全排出,以防出血和感染。

(三)不全流产

一经确诊,应及时行吸宫术或钳刮术,以清除宫腔内残留组织。出血多有休克者,应同时输血、输液,出血时间长者,应给予抗生素预防感染。

(四)完全流产

如无感染征象,一般不需特殊处理。

(五)稽留流产

应及时促使胎儿和胎盘排出,以防稽留日久发生凝血功能障碍,导致弥散性血管内凝血造成严重出血。处理前应做凝血功能检查。

(六)习惯性流产

以预防为主,有习惯性流产史的妇女在受孕前应进行必要的检查,包括卵巢功能检查,夫妇双方染色体检查、血型鉴定及其丈夫的精液检查,以及生殖道的详细检查。查出原因,若能治疗者,应于怀孕前治疗。

(七)流产感染

积极控制感染,待感染控制后,再行刮宫。

四、护理

(一)护理评估

1.病史

应详细询问患者停经史、早孕反应情况;还应了解既往有无流产史,在妊娠期间有无全身性疾病、生殖器官疾病、内分泌功能失调及有无接触有害物质等判断发生流产的原因。

2.身心状况

(1)症状:阴道出血的量与持续时间;有无腹痛,腹痛的部位、性质及程度,了解阴道有无水样排液,阴道排液的色、量及有无臭味,以及有无妊娠产物排出。

(2)体征:全面评估孕妇的各项生命体征,判断流产类型,注意与贫血及感染相关的征象。孕妇可因失血过多出现休克征象或因出血时间过长、宫腔内有残留组织而发生感染。

(3)心理社会评估:孕妇因阴道出血而出现焦虑和恐惧的心理,同时因担心胎儿的健康,可能会表现出伤心、郁闷、烦躁不安等情绪。尤其多年不孕或习惯性流产的孕妇,为能否继续妊娠而焦虑、悲伤。

(二)护理要点和措施

1.观察阴道排出物情况

观察阴道出血量及性质,观察有无血不凝现象,观察腹痛和子宫收缩情况,检查阴道有无流液或胚胎组织流出,如有胚胎组织,要仔细查看胎囊是否完整,必要时送病理检查。

2.预防休克

测量体温、脉搏、呼吸、血压,观察意识和尿量,如有休克征象,应立即建立静脉通路,做好输液、输血准备。

3.预防感染

保持会阴清洁,有阴道出血者,行会阴冲洗每日 2 次。必要时遵医嘱使用抗生素。

4.心理护理

患者由于失去胎儿,会出现伤心、悲哀等情绪反应。护士应给予同情和理解,帮助患者及家属接受现实,顺利度过悲伤期。

5.保胎护理

(1)卧床休息,禁止性生活,禁用肥皂水灌肠,阴道检查操作应轻柔,减少刺激。

(2)做好各种生活护理,遵医嘱给予对胎儿危害小的镇静药。对于黄体功能不足的患者遵医嘱给予黄体酮,每日 20mg,肌内注射。

(3)加强心理护理,稳定孕妇情绪,增强信心。

(三)健康教育

1.活动指导

早期流产后需休息 2 周,晚期流产后需休息 4 周,可做一些轻微活动,避免重体力劳动。

2.病情观察指导

如出现腹痛剧烈,阴道出血量多、时间长或有异味应及时就诊。

3.饮食卫生指导

嘱患者进食软热、易消化、高蛋白质食品;保持外阴清洁,1 个月内禁止盆浴及性生活。

4.心理支持

与患者及家属共同讨论此次流产可能的原因,并向他们讲解流产的相关知识,为再次妊娠做好准备。

5.再孕指导

有习惯性流产史的患者,在下一次妊娠确诊后应卧床休息,加强营养,补充维生素,定期门诊检查孕激素水平。

6.复诊指导

嘱患者流产 1 个月后来院复查,如有异常情况,随时复诊。

第七节　产褥期

产褥期指从胎盘娩出到全身各器官(乳腺除外)恢复至非孕状态所需的时间,一般需 6 周。

一、评估

(一)病史

评估妊娠史、分娩史、用药史,特别注意异常情况及其处理经过。

(二)身体评估

1.一般情况

评估各项生命体征,有无产后宫缩痛、口渴、疲劳等。

2.生殖系统

(1)子宫:产后当天子宫平脐下或脐下一横指,以后每日下降 1～2cm,至产后 10 天进入盆腔,42 天恢复至正常大小。

(2)会阴:分娩后的外阴轻度水肿,于产后 2～3 天逐渐消退。

(3)恶露:应评估恶露的量、色、味。

(4)排泄:评估产后第一次排尿尿量,有无排尿困难。

(三)心理社会评估

分娩后,产妇需要从妊娠期及分娩期的不适、疼痛、焦虑中恢复,需要接纳家庭新成员及新家庭,因此需要评估产妇的心理调适能力。

二、护理要点

(一)休养环境

产妇的休养室应清洁、安静,室内空气流通,并维持一定的温度(24～28℃)和相对湿度(55％～65％)。夏季防止门窗紧闭引起室温过高,产妇发生中暑;冬季要注意保温,防止产妇感冒及新生儿硬肿症的发生。每天开窗通风 2 次,但不能吹"过堂风"。保持床铺的清洁、干燥,衣服、会阴垫、床单、被罩要及时更换。

(二)休息及体位

卧床时应左右交替,防止长时间仰卧位形成子宫后位;若有会阴侧切伤口,应嘱产妇卧向健侧,防止恶露污染伤口,影响伤口愈合。

（三）产后活动

若无异常情况,产后 24 小时可下床在室内走动。早期活动有利于子宫收缩及恶露的排出,防止产后出血及下肢静脉血栓的形成;尽早恢复肠蠕动,增进食欲,防止便秘;促进局部伤口的早期愈合。产褥期内产妇不能过早参加重体力劳动,不能长时间站立、蹲位,因盆底肌肉张力未恢复,易造成子宫脱垂。

（四）产后观察

（1）产后应定时进行产妇生命体征的监测,产后最初 24 小时内,由于分娩时体力消耗较大,体温略可升高,但不超过 38℃,当体温超过 38℃时,应详细检查有无异常情况并报告医生。产后初期循环血量有适应性的变化,但是心搏量未迅速下降,产后 7～10 天有反射性的心率减慢至 60～70 次/min;产后腹压降低,膈肌下降,呼吸多深且慢 14～15 次/min。

（2）认真观察阴道流血量,定时按摩子宫,判断宫底高度,尤其在产后 24 小时内警惕产后出血的发生。

（3）询问有无产后宫缩痛及乳房胀痛,检查乳房有无硬结存在。

（五）产后排尿

产褥初期尿量较多,应督促产妇在产后 2～4 小时内排尿 1 次,并且检查及询问产妇膀胱是否有残余,否则可影响子宫收缩,导致产后出血的发生。若在产后 4～6 小时仍未自行排尿,应及时诱导排尿。常用方法如下。

（1）让产妇听流水声或用温水冲洗外阴,通过反射诱导排尿。

（2）按摩膀胱部位,促进逼尿肌收缩引发排尿;产后康复综合治疗仪膀胱区治疗。

（3）针刺关元、气海、三阴交、阴陵泉等穴位诱导排尿。

（4）肌内注射甲硫酸新斯的明 1mg 可兴奋膀胱逼尿肌促进排尿。

（5）上述方法无效时,应在严格消毒下予以导尿;若膀胱过度充盈尿量达到 800mL 或残余尿量达到 100mL,即可诊断尿潴留,如果发生尿潴留应保留尿管长期开放 5～7 天,以便恢复膀胱肌的功能。

（六）饮食护理

产后第 1 天应进含水较多的流质、半流质食物,清淡而富含营养、有足够的热量,如小米稀饭、面汤,以后逐步过渡到普食。不应偏食,少量多餐,宜多食流食。

（1）哺乳母亲应多食高蛋白和汤汁食物,但是鸡蛋每天 3 个或 4 个即可。

（2）补充适当维生素和铁剂,也可适当食用粗纤维蔬菜及水果,如胡萝卜、芹菜、菠菜、藕等,高纤维素饮食有利于减少乳汁中的脂肪含量,降低新生儿生理性腹泻的发生率。

（3）红糖水既能补血,又能供给热量,是较好的补益佳品。但是不宜久喝,一般以 7～10 天为宜,长期喝红糖水的活血化瘀的作用会使恶露血量增多,造成产妇继续失血。

（4）忌吃巧克力,因巧克力中所含的可可碱能通过乳汁从而蓄积于乳汁内,损伤婴儿神经系统和使肌肉松弛导致婴儿睡眠不稳、消化不良、哭闹不停。

（七）肠道的护理

产后指导产妇早期下床活动,避免长时间卧床,多食蔬菜及粗纤维等食物,以及常温水果,可预防便秘的发生。一旦发生便秘可口服缓泻药、外用开塞露或肥皂水灌肠。

（八）会阴部护理

(1)会阴部常规护理:每天用碘仿溶液冲洗外阴2～3次。方法及顺序:用无菌大棉签由上至下、由内向外冲洗会阴,最后擦肛门。会阴有伤口时应另外单独消毒局部,以伤口为中心冲洗,严格无菌操作,防止感染发生。

(2)会阴部异常情况的护理。

外阴水肿:用95%乙醇或50%硫酸镁湿热敷外阴部,产后24小时可用红外线灯照射。

外阴血肿:较小的血肿可在产后24小时以后局部热敷或用红外线灯照射,如血肿较大应配合医生切开处理。

会阴有缝线者,应观察局部有否红肿、硬结及异常分泌物,有硬结者可用大黄、芒硝外敷,有感染迹象时应及时报告医生,已化脓者应提前拆开缝线进行引流,及时换药,全身抗感染,产后7～10天起可用1∶5000的高锰酸钾坐浴。

（九）乳房护理

推荐母乳喂养,按需哺乳,废弃定时哺乳。于产后半小时内开始哺乳,通过新生儿吸吮动作刺激泌乳。生后24小时内,每1～3小时哺乳1次。生后2～7日内是母乳泌乳过程,哺乳次数应频繁,一昼夜应哺乳8～12次。哺乳的时间及频率取决于婴儿,以及乳母感到奶胀的情况。哺乳时,母亲及新生儿均应选择最舒适位置,防止乳房堵住新生儿鼻孔。

（十）产褥期常见不适及护理

1.产后宫缩痛

产后由于子宫阵发性收缩引起下腹疼痛,多发生于哺乳时,经产妇多见,持续2～3日自然消失。

2.褥汗

产褥初期,皮肤排泄功能旺盛,出汗多,尤其睡眠和初醒时更明显,此为褥汗,因妊娠后期体内所潴留的水分必须在产后排出体外,出汗是排泄的主要途径之一,为正常现象,并非身体虚弱,大约1周内逐渐好转。此时注意勤换内衣,温水擦浴。

三、健康教育

（一）饮食指导

产褥初期(产后10天内),应选择易消化、高热量食物,并富含维生素,多进食汤类。

（二）作息指导

产后最初24小时内,应多卧床休息。自然分娩后8小时、剖宫产后24小时可下床活动,以促进恶露排出,利于子宫复原,促进大、小便通畅,但要适度活动,劳逸结合,避免子宫下垂。

（三）用药指导

告知产妇产褥期用药应慎重,以免药物通过乳汁影响新生儿的生长发育,用药一定要经医生同意才可服用。

（四）恶露的观察

若恶露有臭味或产后1周后突然阴道大出血应立即就诊。

（五）会阴护理

保持会阴清洁干燥，每日用消毒液擦洗外阴2～3次，指导正确使用卫生垫；会阴水肿或红肿者可用理疗灯照射，并向伤口对侧侧卧。

（六）乳房的护理

产后及时用温水抹洗乳房，不能用肥皂、乙醇等擦洗，以防干裂。哺乳前要洗手，按摩乳房，促进乳腺分泌。

第六章 儿科护理实践指导

第一节 新生儿呼吸窘迫综合征

新生儿呼吸窘迫综合征(NRDS),又称新生儿肺透明膜病(HMD),是因肺泡表面活性物质(PS)缺乏所致,表现为生后不久出现进行性加重的呼吸窘迫和呼吸衰竭,多见于早产儿。

一、病因及发病机制

(一)病因

因肺泡表面活性物质缺乏引起,主要见于早产儿,母亲患糖尿病、围生期窒息、低体温、前置胎盘、胎盘早剥及宫内感染等均可诱发本病。

(二)发病机制

PS由肺泡Ⅱ型上皮细胞合成,主要成分为磷脂,在孕18～20周开始产生,孕35周后迅速增加;其作用是降低肺泡表面张力,防止呼气末肺泡萎陷,以保持功能残气量。PS缺乏时,肺泡表面张力增高,呼气时功能残气量明显降低,肺泡逐渐萎陷,导致肺不张,使气体交换面积减少,通气与血流比值降低,导致缺氧和二氧化碳潴留;而缺氧、酸中毒可使肺血管痉挛,肺阻力增加,导致在动脉导管和卵圆孔开放,发生右向左分流。肺灌流量下降,加重肺组织的缺氧,毛细血管通透性增加,液体渗出,纤维蛋白沉着于肺泡表面,形成嗜伊红透明膜,进一步加重了气体弥散障碍,并抑制PS合成,形成恶性循环。

二、临床表现

生后6小时内出现进行性加重的呼吸窘迫(是本病的特点),主要表现为呼吸急促(60次/min以上)、鼻翼扇动、吸气性三凹征、呼气性呻吟、发绀,严重时表现为呼吸浅表及节律不整、呼吸暂停、四肢松弛等;听诊呼吸音低,可闻及细小湿啰音,心音减弱;生后第2～3天病情严重,3天后明显好转。

三、辅助检查

(一)血气分析

pH 值、PaO_2 降低和 $PaCO_2$ 增高。

(二)胸部 X 线检查

有特异性改变,主要表现如下。①毛玻璃样改变:早期两肺呈普遍性透过度降低,可见弥漫性均匀一致的细颗粒网状阴影。②支气管充气征:在弥漫性不张肺泡(白色)的背景下,可见清晰充气的树枝状支气管(黑色)影。③白肺:严重时双肺野均呈白色。肺肝界及肺心界均消失。

(三)泡沫试验

取新生儿胃液 1mL。加 95% 乙醇 1mL,混合震荡 15 秒后静置 15 分钟,若沿管壁有多层泡沫形成为阳性,可排除本病。

四、诊断要点

根据:①患儿系早产儿等高危病史。②生后 6 小时内出现进行性加重的呼吸窘迫。③胸部 X 线检查结果(毛玻璃样改变、支气管充气征、白肺),可做出诊断。

五、治疗要点

立即给氧,辅助呼吸;生后 24 小时内使用 PS 替代治疗;维持酸碱平衡;保证液体和营养供应。

六、常见护理诊断/问题

(一)自主呼吸障碍

与 PS 缺乏导致的肺不张、呼吸困难有关。

(二)气体交换受损

与肺泡缺乏 PS、肺泡萎陷及透明膜形成有关。

(三)营养失调

低于机体需要量与摄入量不足有关。

(四)有感染的危险

与机体抵抗力降低有关。

(五)焦虑、恐惧(家长)

与患儿病情危重及预后差有关。

七、护理措施

(一)改善呼吸功能

1.保持呼吸道通畅

及时清除口、鼻、咽部分泌物,分泌物黏稠时可给予雾化吸入后吸痰,每 2 小时翻身一次。

2.氧疗及辅助呼吸

根据病情和血气分析,选择给氧方式,使 PaO_2 维持在 6.7~9.3kPa(50~70mmHg)、SaO_2 维持在 85%~95%。①头罩给氧:应选择与患儿相适应的头罩,氧流量不少于 5L/min,以防止 CO_2 积聚在头罩内。②持续气道正压呼吸(CPAP):早期可用呼吸机 CPAP 给氧,以增加功能残气量,防止肺泡萎陷和不张。③气管插管给氧:如用 CPAP 后病情无好转者,应行气管插管并采用间歇正压通气(IPPV)及呼气末正压呼吸(PEEP)。

3.气管内滴入 PS

滴入前彻底吸净气道内分泌物,将 PS 制剂先溶于生理盐水,然后经气管插管分别取仰卧位、左侧卧位、右侧卧位、仰卧位各 1/4 量从气管中滴入,使药液均匀滴入各肺叶,再用复苏器加压给氧以助药液扩散。

4.保暖

环境温度维持在 22~24℃,皮肤温度在 36~36.5℃,相对湿度在 55%~65%,以减少水分损耗。

5.密切观察病情变化

严密监测患儿体温、呼吸、心率、血压及动脉血气水平,及时评估病情,做好各项护理记录,若有变化及时通知医生。

(二)保证营养供给

注意合理喂养,不能吸吮、吞咽者可用鼻饲或静脉补充营养。

(三)预防感染

因 NRDS 患儿多为早产儿,住院时间较长,抵抗力较差,极易发生院内感染,应做好各项消毒隔离工作。

(四)健康教育

让家长了解本病的病因、危险性、预后和治疗情况,安慰家长,取得最佳配合,教会父母居家照顾的相关知识,为患儿出院后得到良好的照顾打下基础。

第二节 新生儿黄疸

新生儿黄疸是由于新生儿时期体内胆红素(大多为未结合胆红素)的累积而引起皮肤巩膜等黄染的现象。可分为生理性黄疸和病理性黄疸。引起黄疸的病因复杂,病情轻重不一,重者可导致胆红素脑病(核黄疸),而引起死亡或严重后遗症。

一、新生儿胆红素代谢特点

(一)胆红素生成较多

每日新生儿胆红素生成约为成人的 2 倍以上,其原因:①宫内胎儿处于氧分压偏低的环境,红细胞数量代偿性增多,出生后环境氧分压提高,使过多的红细胞破坏;②新生儿红细胞寿命为 80～100 天,比成人短 20～40 天,形成胆红素的周期亦缩短;③旁路胆红素来源多、血红素加氧酶在出生后 7 天内含量高,产生胆红素的潜力大。

(二)肝功能不成熟

①肝细胞内摄取胆红素所必需的 Y、Z 蛋白含量低,使肝细胞对胆红素摄取能力差;②新生儿肝细胞内尿苷二磷酸葡萄糖醛酸基转移酶含量极低,且活力不足,形成结合胆红素的功能差,此酶的活性一周后接近正常;③新生儿肝细胞对结合胆红素排泄到胆汁内有暂时性缺陷,易致胆汁淤积。

(三)肠-肝循环增加

新生儿刚出生时肠道内正常菌群尚未建立,不能将进入肠道的胆红素转化为尿胆原和粪胆原。且新生儿肠道内 β-葡萄糖醛酸苷酶活性较高,能很快将进入肠道内的结合胆红素水解成未结合胆红素和葡萄糖醛酸,未结合胆红素又被肠壁重吸收经门静脉进入血循环到达肝,加重肝负担。

二、病理性黄疸病因

(一)感染性

①新生儿肝炎:大多由巨细胞病毒、乙型肝炎病毒通过胎盘垂直感染或胎儿通过产道被感染;②新生儿败血症及其他感染:由于细菌的毒素作用于红细胞,加速红细胞破坏及损伤肝细胞所致。

(二)非感染性

①新生儿溶血病,因母、子血型不合引起的免疫性溶血;②先天性胆管阻塞;③母乳性黄疸;④遗传性疾病,如红细胞 6-磷酸葡萄糖脱氢酶缺陷等;⑤药物性黄疸,如维生素 K_3、磺胺等;⑥其他,如缺氧、低血糖、酸中毒等可导致病理性黄疸。

三、临床表现

(一)黄疸表现特点

①黄疸出现早,一般在生后 24 小时内出现;②黄疸程度重,血清胆红素足月儿>221μmol/L(12.9mg/dL),早产儿>257μmol/L(15mg/dL);③黄疸进展快,血清胆红素每日上升>85μmol/L(5mg/dL);④黄疸持续不退或退而复现,足月儿>2 周,早产儿>4 周并进行性加重;⑤血清结合胆红素>26μmol/L(1.5mg/dL)。

（二）严重表现

当患儿血清胆红素＞342μmol/L（20mg/dL）时，游离的间接胆红素可透过血-脑脊液屏障，造成基底核等处的神经细胞损害，出现中枢神经系统症状，发生胆红素脑病（核黄疸）。该病多于生后4～7天出现症状，临床将其分为4期。

警告期：嗜睡、反应低下、吸吮无力、肌张力减低，偶有尖叫和呕吐。持续12～24小时。

痉挛期：出现双眼凝视、抽搐、角弓反张、呼吸节律不整，此期持续12～48小时。

恢复期：吃奶及反应好转，抽搐次数减少，角弓反张逐渐消失，肌张力逐渐恢复。此期约持续2周。

后遗症期：出现核黄疸四联征。手足徐动；眼球运动障碍；听觉障碍；牙釉质发育不良。此外，也可留有脑瘫、智能落后、抽搐、抬头无力和流涎等后遗症。

（三）新生儿病理性黄疸常见疾病的临床特点

1.新生儿溶血病

是指母、婴血型不合，母血中血型抗体通过胎盘进入胎儿血循环，发生同种免疫反应致使胎儿、新生儿红细胞破坏而引起的溶血。ABO系统和Rh系统血型不合引起者最多见。主要表现有：①黄疸。出生后24小时内出现黄疸，并进行性加重，血清胆红素浓度迅速增加。②贫血。ABO溶血病贫血较轻，Rh溶血病贫血出现早且重。重度贫血常伴有水肿、皮肤苍白，易发生贫血性心脏病致心力衰竭。③肝、脾大。由于髓外造血引起肝、脾代偿性肿大，多见Rh溶血病患儿。④胆红素脑病。

2.母乳性黄疸

由于母乳中β-葡萄糖醛酸苷酶的活性较牛奶明显增高，使肠道中未结合胆红素的产生及吸收增加所致。一般于母乳喂养后4～5天出现黄疸，持续升高，2～3周达高峰，4～12周后降至正常。患儿一般状态良好，停喂母乳1～3天黄疸即下降。

3.先天性胆管闭锁

出生后2周出现黄疸并逐渐加重，皮肤呈黄绿色，肝进行性增大，质硬、光滑，粪便呈灰白色（陶土色）。以结合性胆红素增加为主，肝功能异常，多在3～4个月发展为胆汁性肝硬化。

4.新生儿肝炎

大多因病毒通过胎盘使胎儿感染，或通过产道时被感染。以巨细胞病毒、乙型肝炎病毒最常见。一般于出生后2～3周出现黄疸，并逐渐加重，伴厌食、体重不增、大便色浅，尿色深黄，肝大。以结合胆红素增高为主，伴肝功能异常。

5.新生儿败血症及其他感染

由于细菌毒素作用，加快红细胞破坏、损坏肝细胞所致。黄疸于1周内出现，或黄疸退而复现并进行性加重，并伴全身中毒症状，有感染病灶，以脐炎、皮肤脓疱疮引起最多见。早期以未结合胆红素增高为主，或两者均高；晚期则以结合胆红素增高为主。

四、实验室检查

（一）血常规
红细胞降低、血红蛋白降低,网织红细胞显著增加。

（二）胆红素测定
血清胆红素升高,以未结合胆红素升高为主。

（三）血型测定
母子血型不合。

（四）抗体检查
患儿红细胞直接抗人球蛋白试验阳性;红细胞抗体稀释试验阳性;血清游离抗体(抗 A 或抗 BIgG)阳性。

五、治疗要点

（一）病因治疗
积极治疗原发疾病。

（二）降低血清胆红素
尽早喂养,诱导建立肠道正常菌群,减少肠肝循环,保持大便通畅,减少肠壁对胆红素的吸收。必要时采用蓝光疗法。

（三）保护肝
预防和控制病毒、细菌感染,避免使用对肝细胞有损害作用的药物。

（四）降低游离胆红素
根据病情,适当的输入人体血浆和人血白蛋白,降低游离胆红素。

六、护理措施

（一）基础护理
(1)保暖。置患儿于适中温度中,维持体温稳定,因低体温影响胆红素与白蛋白的结合。可使血清间接胆红素水平升高。

(2)尽早喂养。耐心喂养患儿,可刺激肠道蠕动,促进胎便排出,有利于肠道建立正常菌群,减少肠-肝循环。

(3)保持室内安静,减少不必要刺激,护理操作集中进行。

(4)皮肤护理。观察皮肤有无破损及感染灶,脐部如有脓性分泌物,可用 3% 过氧化氢溶液清洗局部后,涂以安尔碘,保持脐部清洁和干燥。

（二）疾病护理
(1)密切观察病情,预防胆红素脑病。①密切观察皮肤、巩膜的色泽变化和神经系统的表现,根据患儿皮肤黄染的部位和范围,估计血清胆红素增高的程度,判断进展情况。②观察生命体征:体温、脉搏、呼吸及有无出血倾向,观察患儿哭声、吸吮力、肌张力变化、精神反应等,有无抽搐,判断有无核黄疸发生。③观察排泄情况:大小便次数、量及性质,如有胎粪延迟排出,应给予灌肠处理。④观察贫血进展情况:严密监测溶血性贫血患儿的实验室检查结果,观察患儿呼吸、心率、尿量的变化及水肿,肝、脾大等情况,判断有无心力衰竭。

(2)光照疗法和换血疗法。按光照疗法及换血疗法护理。

(3)准确无误的执行医嘱,密切观察治疗效果。给予人血白蛋白和肝酶诱导药治疗,纠正酸中毒,以利于胆红素与白蛋白结合。有心力衰竭时给予利尿药和洋地黄类药物,注意用药后反应。切忌快速输入高渗性药物,以免胆红素通过血-脑脊液屏障进入脑组织。

(三)健康教育

(1)讲解黄疸病因及临床表现,使家长了解疾病的转归,取得家长的配合。

(2)既往有新生儿溶血症、流产或死胎的孕妇,应讲解产前检查和胎儿宫内治疗的重要性,防止新生儿出生时溶血症的发生。

(3)对可能留有后遗症者,指导家长早期进行功能锻炼,康复治疗。

(4)母乳性黄疸的患儿,母乳喂养可暂停1～4天或改为隔次母乳喂养,黄疸消退后再恢复母乳喂养。

第三节　急性上呼吸道感染

急性上呼吸道感染简称上感,俗称"感冒",是小儿最常见的疾病,主要指鼻、鼻咽和咽部的急性感染,是由各种病原引起的上呼吸道炎症。

一、评估

(一)一般评估
生命体征,饮食。

(二)专科评估
发热程度,鼻咽部症状,婴幼儿哺乳情况。

二、护理要点

(一)一般护理
1.环境

保持室内安静,空气新鲜,室温维持在18～22℃,相对湿度为50%～60%,以湿化气道,有利于呼吸道分泌物排出。每日通风2次,但要避免冷风直吹患儿,导致病情加重;定期空气消毒,防止病原体播散。

2.饮食护理

保证营养和水分的摄入,给予易消化和富含维生素的清淡饮食,鼓励患儿多饮水,以加快毒素排泄和调节体温与水分。若出现发热、呼吸增快及入量不足者,可进行静脉补液。

(二)促进舒适

(1)及时清除口鼻腔分泌物,可用液状石蜡、凡士林等涂抹鼻翼部的黏膜及鼻下皮肤,以减轻分泌物的刺激,保持呼吸道通畅;鼻塞严重时应先清除鼻腔分泌物后用0.5%麻黄碱液滴鼻,每天2~3次,每次1~2滴,对因鼻塞而妨碍吮奶的婴儿,宜在哺乳前15分钟滴鼻,使鼻腔通畅,保证吸吮。

(2)加强口腔护理,婴幼儿进食后用温开水清洁口腔,年长儿饭后漱口,以保持口腔清洁,防止发生口炎。

(三)病情观察

(1)密切观察体温变化,警惕高热惊厥的发生。既往有高热惊厥史的患儿一旦出现兴奋、烦躁、惊跳等惊厥先兆时,应马上通知医生,遵医嘱给予镇静药。密切监测体温变化,每4小时测体温1次,体温骤升或骤降时要随时测量并记录,当体温超过38.5℃时及时通知医生并遵医嘱给予对症处理。可采用头部冷湿敷、腋下及腹股沟置冰袋、温水浴、30%~50%乙醇擦浴、冷盐水灌肠等物理降温法;遵医嘱使用退热药,用药后鼓励患儿多喝水,出汗后及时给患儿更换衣服,并注意保暖。

(2)观察精神和饮食状况,如食欲、玩耍如常则预后较好,如精神差、嗜睡、烦躁不安、面色苍白应注意应加警惕,及时通知医生。

(3)经常检查口腔黏膜及皮肤有无皮疹,注意咳嗽的性质及神经系统症状等,以便早期发现麻疹、猩红热等急性传染病,以便及早采取措施。

三、健康教育

(1)指导家长了解上呼吸道感染的诱发因素,掌握小儿穿衣需适应气温的变化,避免受凉,注意保暖。

(2)居室要经常通风,保持室内空气新鲜。

(3)鼓励小儿多做户外活动,增强抗寒能力。在呼吸道疾病流行期间,尽量避免去人多拥挤的公共场所。

(4)合理喂养小儿,提倡母乳喂养,及时添加辅食,保证摄入足量的蛋白质和维生素;积极防治佝偻病、营养不良等慢性疾病,按时预防接种。

第四节 小儿肺炎

肺炎是指不同病原体或其他因素所致的肺部炎症。以发热、咳嗽、气促、呼吸困难和肺部固定湿啰音为共同的临床表现。肺炎是婴幼儿时期的常见病,就全球而言,肺炎占5岁以下小儿死亡总数的1/4~1/3。占我国住院小儿死亡的第1位,是我国儿童保健重点防治的"四病"之一。肺炎一年四季均可发病,以冬春季节多见。

一、分类

(一)按病理分类
可分为大叶性肺炎、支气管肺炎、间质性肺炎等。

(二)按病因分类
①感染性肺炎:如病毒性肺炎、细菌性肺炎、真菌性肺炎、支原体肺炎、衣原体肺炎、原虫性肺炎;②非感染性肺炎:如吸入性肺炎、过敏性肺炎等。

(三)按病程分类
①急性肺炎:病程<1个月;②迁延性肺炎:病程1~3个月;③慢性肺炎:病程>3个月。

(四)按病情分类
①轻症肺炎:主要是呼吸系统受累;②重症肺炎:除呼吸系统受累外,其他系统也受累,且全身中毒症状明显。

(五)按临床表现典型与否分类
①典型性肺炎;②非典型性肺炎。

二、病因与发病机制

引起肺炎的病原体有病毒、细菌等。病毒中最常见的为呼吸道合胞病毒,其次为腺病毒、流感病毒等;细菌中以肺炎链球菌多见,其他有葡萄球菌、链球菌、革兰阴性杆菌等。低出生体重、营养不良、维生素D缺乏性佝偻病、先天性心脏病等患儿易患本病,且病情严重,易迁延不愈。

病原体多由呼吸道入侵,也可经血行入肺,引起支气管、肺泡、肺间质炎症。支气管因黏膜水肿而管腔变窄;肺泡壁因充血水肿而增厚,肺泡腔内充满炎性渗出物,从而造成通气和换气功能障碍,导致低氧血症与高碳酸血症。由于缺氧,患儿呼吸与心率加快,出现鼻翼扇动和三凹征。由于病原体毒素的作用,重症患儿常伴有毒血症,引起不同程度的感染中毒症状。缺氧、二氧化碳潴留及毒血症可导致循环系统、消化系统、神经系统的一系列症状及水、电解质与酸碱平衡紊乱,严重时可发生呼吸衰竭。

三、临床表现

(一)支气管肺炎
为小儿最常见的肺炎,多见于3岁以下婴幼儿。

(1)轻症:仅表现为呼吸系统症状和相应的肺部体征。

症状:大多起病急,主要表现为发热、咳嗽、气促和全身症状。①发热:热型不定,多为不规则热,新生儿和重度营养不良儿可不发热,甚至体温不升;②咳嗽:较频,初为刺激性干咳,以后有痰,新生儿则表现为口吐白沫;③气促:多发生在发热、咳嗽之后;④全身症状:精神不振、食欲减退、烦躁不安、轻度腹泻或呕吐。

体征：呼吸加快,40～80 次/min,可有鼻翼扇动、点头呼吸、三凹征、唇周发绀。肺部可听到较固定的中、细湿啰音,病灶较大者可出现肺实变体征。

(2)重症：除呼吸系统症状和全身中毒症状外,常有循环、神经和消化系统受累的表现。

循环系统：常见心肌炎、心力衰竭。心肌炎表现为面色苍白、心动过速、心音低钝、心律失常、心电图显示 ST 段下移、T 波低平或倒置。心力衰竭表现为呼吸突然加快,＞60 次/min,极度烦躁不安,明显发绀、面色发灰,心率增快,＞180 次/min,心音低钝、有奔马律,颈静脉怒张,肝迅速增大,尿少或无尿,颜面或下肢水肿等。

神经系统：表现为烦躁或嗜睡,脑水肿时出现意识障碍、反复惊厥、前囟隆起、脑膜刺激征等。

消化系统：常有食欲缺乏、腹胀、呕吐、腹泻等;重症可引起中毒性肠麻痹和消化道出血,表现为严重腹胀、肠鸣音消失、便血等。

(二)几种不同病原体所致肺炎的特点

(1)呼吸道合胞病毒性肺炎：由呼吸道合胞病毒感染所致,多见于 2 岁以内,尤以 2～6 个月婴儿多见。喘憋为突出表现,2～3 天后病情加重,出现呼吸困难和缺氧症。肺部听诊可闻及哮鸣音、呼气性喘鸣,肺基底部可听到细、湿啰音。临床表现两种类型：①毛细支气管炎：有上述临床表现,但中毒症状不严重。肺部 X 线片常显示肺气肿和支气管周围炎,有时可见小点片状阴影或肺不张。②间质性肺炎：全身中毒症状较重,呼吸困难明显,肺部体征出现较早,胸部 X 线片呈线条状或单条状阴影增深,或互相交叉成网状阴影,多伴有小点状致密阴影。

(2)腺病毒肺炎：以腺病毒 3、7 两型为主要病原体。①本病多见 6 个月至 2 岁幼儿;②起病急骤、全身中毒症状明显,呈稽留热,咳嗽较剧,可出现喘憋、呼吸困难、发绀等;③肺部体征出现较晚,常在发热 4～5 天后出现湿啰音,以后因病变融合而呈现肺实变体征;④胸部 X 线片改变出现较肺部体征为早,可见大小不等的片状阴影或融合成大病灶,肺气肿多见,病灶吸收需数周至数月。

(3)葡萄球菌肺炎：包括金黄色葡萄球菌及白色葡萄球菌所致的肺炎。多见于新生儿及婴幼儿。临床起病急、病情重、发展快。多呈弛张热,婴幼儿可呈稽留热。中毒症状明显,面色苍白、咳嗽、呻吟、呼吸困难。肺部体征出现早,双肺可闻及中、细湿啰音,易并发脓胸、脓气胸。常合并循环、神经及消化系统功能障碍。

(4)肺炎支原体肺炎：由肺炎支原体引起,多见于年长儿,婴幼儿发病率也较高。以刺激性咳嗽为突出的表现,有的酷似百日咳样咳嗽,咳黏痰,甚至带血丝,常有发热,热程 1～3 周。而肺部体征常不明显,仅有呼吸音粗糙,少数闻及干、湿啰音。婴幼儿起病急,呼吸困难、喘憋和双肺哮鸣音较突出。部分患儿出现全身多系统的临床表现,如心肌炎、心包炎、溶血性贫血、脑膜炎等。肺部 X 线片分为 4 种改变：①肺门阴影增粗;②支气管肺炎改变;③间质性肺炎改变;④均一的实变影。

(5)流感嗜血杆菌肺炎：由流感嗜血杆菌引起。近年来,该病有上升趋势。多见于小于 4 岁的小儿,常并发于流感病毒或葡萄球菌感染者。起病较缓,病情较重,全身中毒症状明显,有发热、痉挛性咳嗽、呼吸困难、鼻翼扇动、三凹征、发绀等,体检肺有湿啰音或肺实变体征。易并发脓胸、脑膜炎、败血症、心包炎、中耳炎等。胸部 X 线片表现多种多样。

（6）衣原体肺炎：①沙眼衣原体肺炎多见于 6 个月以下的婴儿，可于产时或产后感染，起病急，先有鼻塞、流涕，后出现气促、频繁咳嗽，有的酷似百日咳，但无回声，偶有呼吸暂停或呼气喘鸣，一般不发热。胸部 X 线片呈弥漫性间质性改变和过度充气。②肺炎衣原体肺炎多见于 5 岁以上小儿，发病隐匿，体温不高，咳嗽逐渐加重，两肺可闻及干、湿啰音。胸部 X 线片显示单侧肺下叶浸润，少数呈广泛单侧或双侧浸润。

四、实验室检查

（一）外周血检查

①血细胞检查：病毒性肺炎白细胞总数大多正常或降低；细菌性肺炎白细胞总数及中性粒细胞增高，并有核左移。②四唑氮蓝试验（NBT）：细菌感染时 NBT 阳性细胞增多，正常为 10% 以下，若超过 10% 提示细菌感染，病毒感染时则不增加。③C 反应蛋白（CRP）：细菌感染时，血清 CRP 浓度增高，而非细菌感染时则升高不明显。

（二）病原学检查

可做病毒分离或细菌培养，以明确病原体。血清冷凝集试验在 50%～70% 的支原体肺炎患儿中可呈阳性。

（三）胸部 X 线检查

支气管肺炎早期肺纹理增粗，以后出现大小不等的斑片阴影，可融合成片，可伴有肺不张或肺气肿。

五、治疗要点

主要为控制感染，改善通气功能，对症治疗，防治并发症。

（一）控制感染

根据不同病原体选用敏感抗生素控制感染；使用原则为早期、联合、足量、足疗程，重症患儿宜静脉给药；用药时间持续至体温正常后 5～7 天，临床症状消失后 3 天；抗病毒可选用利巴韦林等。

（二）对症治疗

止咳、平喘、保持呼吸道通畅；纠正水、电解质与酸碱平衡紊乱，改善低氧血症。

（三）肾上腺糖皮质激素的应用

中毒症状明显或严重喘憋、脑水肿、感染性休克、呼吸衰竭者，可应用肾上腺糖皮质激素，常用地塞米松，疗程 3～5 天。

（四）防治并发症

发生感染性休克、心力衰竭、中毒性肠麻痹、脑水肿等，应及时处理。脓胸和脓气胸者应及时进行穿刺引流。

六、护理措施

(一)基础护理

(1)保持病室环境舒适,空气流通,温湿度适宜,定时开窗通风,避免直吹或对流风。尽量使患儿安静,避免哭闹,以减少氧消耗。不同病原体肺炎患儿应分室居住,以防交叉感染。

(2)饮食宜给予易消化、营养丰富的流质、半流质饮食,多喂水。少量多餐,避免过饱影响呼吸。喂哺时应耐心,哺母乳者应抱起喂,防止呛咳。重症不能进食时,给予静脉营养。保证液体的摄入量,以湿润呼吸道黏膜,防止分泌物干结,利于痰液排出;同时防止发热导致的脱水。

(3)置患儿于有利于肺扩张的体位并经常更换,或抱起患儿,以减少肺部淤血和防止肺不张。

(4)正确留取标本,以指导临床用药。

(二)疾病护理

(1)保持呼吸道通畅:①及时清除口鼻分泌物,分泌物黏稠者应用超声雾化或蒸汽吸入;分泌物过多影响呼吸时,应用吸引器吸痰。②帮助患儿转换体位,翻身拍背,其方法是五指并拢,稍向内合掌,由下向上、由外向内的轻拍背部,以帮助痰液排出,防止坠积性肺炎。根据病情或病变部位进行体位引流。③按医嘱给予去痰药,指导和鼓励患儿进行有效的咳嗽。

(2)改善呼吸功能:①凡有缺氧症状,如呼吸困难、口唇发绀、烦躁、面色灰白等情况时应立即给氧。一般采用鼻导管给氧,氧流量为 0.5～1L/min,氧浓度不超过 40%,氧气应湿化,以免损伤呼吸道黏膜。缺氧明显者可用面罩给氧,氧流量 2～4L/min,氧浓度 50%～60%。若出现呼吸衰竭,则使用机械通气正压给氧。②按医嘱使用抗生素治疗肺部炎症、改善通气,并注意观察药物的疗效及不良反应。

(3)维持体温正常:发热者应注意体温的监测,警惕高热惊厥的发生,并采取相应的降温措施。

(4)密切观察病情:①若患儿出现烦躁不安、面色苍白、呼吸加快(>60 次/min)、心率增快(>180 次/min)、出现心音低钝或奔马律、肝短期内迅速增大等心力衰竭的表现,应及时报告医师,立即给予吸氧、减慢输液速度。若患儿突然口吐粉红色泡沫痰,应考虑肺水肿,可给患儿吸入经20%～30%乙醇湿化的氧气,每次吸入时间不宜超过20min。②密切观察意识、瞳孔等变化,若患儿出现烦躁、嗜睡、惊厥、昏迷、呼吸不规则等,提示颅内压增高,有脑水肿、中毒性脑病的可能,应立即报告医师并配合抢救。③若患儿病情突然加重,烦躁不安,体温持续不降或退而复升,咳嗽和呼吸困难加重,面色发绀,患侧呼吸运动受限等,提示并发了脓胸或脓气胸,及时配合医师进行胸穿或胸腔闭式引流。④密切观察有无腹胀、肠鸣音减弱或消失、呕吐、有无便血等。若腹胀明显伴低钾血症者,按医嘱补钾。有中毒性肠麻痹时给予腹部热敷、肛管排气、禁食、胃肠减压等,以促进肠蠕动,消除腹胀,缓解呼吸困难。

(三)健康教育

(1)向家长介绍患儿病情,讲解疾病的有关知识和护理要点。

（2）宣传肺炎预防的相关知识，如不随地吐痰、咳嗽时用手帕或纸巾捂嘴等良好个人卫生习惯，防止疾病传播。冬春季节注意室内通风，尽量避免带患儿到公共场所。

（3）指导家长给患儿合理营养，提倡母乳喂养；加强体质锻炼，多进行户外活动；注意气候变化，及时增减衣服，避免着凉；按时预防接种和健康检查，积极防治原发病。

第五节　小儿腹泻

小儿腹泻病是由多病原、多因素引起的以排便次数增多和大便性状改变为特征的消化道综合征。是儿科常见病之一。多见 6 个月至 2 岁的婴幼儿，一年四季均可发病，但夏秋季发病率高。

婴幼儿易患腹泻病与以下易感因素有关。

（1）婴幼儿消化系统发育不完善：胃酸及消化酶分泌少，消化酶活性低，不能适应食物量及质的较大变化，消化道功能易紊乱。

（2）婴幼儿生长发育快：对营养物质的需求相对多，且婴幼儿食物以液体为主，水的入量大，消化道负担重。

（3）胃肠道防御功能较差：①婴幼儿胃酸偏少，对进入胃内的细菌杀灭能力较弱；②婴儿血清免疫球蛋白（尤其 IgM、IgA）和胃肠道 SIgA 均较低。

（4）肠道正常菌群失调：新生儿生后未建立正常肠道菌群，改变饮食使肠道内环境改变；或滥用广谱抗生素致肠道正常菌群失调，引起肠道感染。

（5）人工喂养：不能从母乳中获得抗感染成分（SIgA、乳铁蛋白、巨噬细胞和粒细胞、溶菌酶等）；牛乳加热过程中某些抗感染成分被破坏；人工喂养的食物和食具极易被污染。故人工喂养儿肠道感染概率明显高于母乳喂养儿。

一、病因与发病机制

（一）病因

分感染因素与非感染因素两类，以感染因素为主，见表 6-1。

表 6-1　小儿腹泻病的病因

分类			病因
感染因素	肠道内感染	病毒	轮状病毒：是秋冬季腹泻在主要病原体
			肠道病毒：包括柯萨奇病毒、艾柯病毒、肠道腺病毒
			诺沃克病毒：多侵犯年长儿童

分类		病因
	细菌	致腹泻大肠埃希菌:是夏季腹泻的主要病原体(除外法定传染病),包括致病性、产毒性、侵袭性、出血性、黏附-集聚性五组菌株空肠弯曲菌 耶尔森菌 其他:沙门菌、金黄色葡萄球菌、难辨梭状芽孢杆菌、铜绿假单胞菌、变形杆菌等
	真菌	念珠菌、曲菌、毛霉菌等,婴儿以白色念球菌为主
	寄生虫	蓝氏贾第鞭毛虫、阿米巴原虫等
	肠道外感染	发热、病原体毒素、抗生素应用、肠道激惹等作用而致的腹泻,常见中耳炎、上呼吸道感染、肺炎泌尿系感染、皮肤感染
非感染因素	饮食因素	喂养不当:不定时定量、突然改变食物品种或过早添加辅食 过敏因素:对牛奶或大豆等食物过敏 原发性或继发性双糖酶缺乏或活性低下
	气候因素	气候变化致腹部受凉,天热消化酶分泌减少

(二)发病机制

导致腹泻的机制有:肠腔内存在大量不能吸收的具有渗透活性的物质(渗透性腹泻)、肠腔内电解质分泌过多(分泌性腹泻)、炎症致液体大量渗出(渗出性腹泻)和肠道功能异常(肠道功能异常性腹泻)。实际上,腹泻常是多种机制共同作用的结果。

1.感染性腹泻

(1)病毒性肠炎:病毒使小肠绒毛细胞受损,导致小肠黏膜回收水、电解质减少,肠液大量积聚致腹泻;肠黏膜细胞分泌的双糖酶不足或活性下降,积聚在肠腔内的糖类被细菌分解后引起肠液渗透压升高;双糖分解不全造成微绒毛上皮转运钠功能障碍,大量水和电解质丧失,腹泻进一步加重。

(2)细菌性肠炎:①肠毒素性肠炎(如产肠毒素型大肠埃希菌、霍乱弧菌)。主要通过抑制小肠绒毛上皮细胞吸收钠离子、氯离子和水,使小肠液分泌增多,超过结肠吸收能力而导致腹泻。②侵袭性肠炎(如侵袭性大肠埃希菌、空肠弯曲菌、耶尔森菌、沙门菌属、金黄色葡萄球菌等):主要引起肠黏膜充血、水肿、炎细胞浸润、溃疡和渗出等,从而排出含有白细胞和红细胞的痢疾样大粪;因结肠炎症而不能充分吸收来自小肠的液体等,使之发生腹泻。

2.非感染性腹泻

当摄入食物的量过多或食物质的改变,食物不能被充分消化吸收而堆积于小肠上部,使局部酸度减低,肠道下部细菌上移和繁殖,使食物腐败和发酵,造成肠蠕动亢进,引起腹泻、脱水、电解质紊乱。毒素的吸收会产生中毒症状。

二、临床表现

根据病程将病程长短在 2 周内的称急性腹泻,2 周至 2 个月称迁延性腹泻,2 个月以上称慢性腹泻。根据病情将腹泻分为轻型(无脱水及中毒症状)、中型(轻、中度脱水或有轻度中毒症状)及重型(重度脱水或有明显中毒症状)腹泻。

(一)腹泻病共同的临床表现

(1)胃肠道症状。①轻型腹泻:多由肠道外感染、饮食、气候因素引起,以胃肠道症状为主,患儿有食欲缺乏,偶有呕吐,排便每日数次或 10 余次,呈黄色或黄绿色,稀薄或带水,有酸味,可有奶瓣或少量黏液;②中、重型腹泻:多由肠道内感染引起。患儿常有呕吐,严重者吐咖啡渣样液体,每日排便 10 余次至数 10 次,每次量较多,呈蛋花汤或水样,可有少量黏液。侵袭性肠炎引起者粪便呈脓血样。

(2)全身中毒症状:轻型腹泻患儿偶有低热;中、重型腹泻患儿有发热、精神萎靡或烦躁不安、意识蒙胧甚至昏迷等。

(3)水、电解质及酸、碱平衡紊乱。

脱水:主要表现眼窝及前囟凹陷、黏膜及皮肤干燥、皮肤弹性差、泪及尿量减少、口渴、烦躁、嗜睡,甚至昏迷、休克等。临床上将脱水分为轻、中、重三度。

由于腹泻患儿丢失的水和电解质比例不同,可造成等渗性、低渗性、高渗性脱水。等渗性脱水最常见,为一般脱水表现;低渗性脱水以周围循环衰竭为突出表现,如眼窝、前囟凹陷、皮肤黏膜干燥、皮肤弹性差、尿少,甚至血压下降、嗜睡、昏迷等,而口渴不明显、尿相对密度低;高渗性脱水较少见,以口渴、高热、烦躁、惊厥、肌张力增高为突出表现。

代谢性酸中毒:腹泻丢失大量碱性物质;进食少和肠吸收不良,摄入热量不足导致脂肪分解增加,酮体生成增多;血容量减少,血液浓缩,循环缓慢,组织缺氧,乳酸堆积;肾血流不足,尿量减少,酸性代谢产物在体内堆积。故中、重度脱水都有不同程度的酸中毒,表现口唇樱桃红色或发绀、呼吸深大、呼出气体有烂苹果味等,精神萎靡或烦躁不安、嗜睡甚至昏迷。

低钾血症:呕吐、腹泻时大量丢失钾;进食少导致钾摄入不足;肾的保钾功能比保钠差。故腹泻病时多有不同程度的低钾,尤其多见腹泻时间长和营养不良的患儿。但在脱水未纠正前,由于血液浓缩,酸中毒时钾由细胞内向细胞外转移;尿少排钾也减少等原因,体内钾总量虽少,但血钾可维持正常。随着脱水的纠正、血钾被稀释、酸中毒被纠正和输入的葡萄糖合成糖原等,钾由细胞外向细胞内转移;利尿后钾排出增加;排便继续失钾等因素,使血钾下降,随即出现缺钾症状。主要表现有神经、肌肉兴奋性降低,精神萎靡,腱反射减弱或消失,腹胀、肠鸣音减弱甚至肠麻痹,心音低钝,心律失常等。心电图示 T 波改变、ST 段下降,出现 U 波。

低钙和低镁血症:腹泻患儿进食少,吸收不良,排便丢失钙、镁等原因,致体内钙、镁减少,在腹泻较久、活动性佝偻病和营养不良患儿中更常见。但在脱水和酸中毒时,因血液浓缩和离子钙增加,可不出现低钙表现,待脱水和酸中毒纠正后,离子钙减少,出现手足搐搦和惊厥等低钙血症表现。极少数患儿经补钙后症状仍不好转,应考虑为低镁血症,表现手足震颤、抽搐。

（二）几种常见类型肠炎的临床特点

（1）轮状病毒肠炎：是秋、冬季婴幼儿腹泻最常见的类型，好发于6～24个月婴幼儿。经粪—口传播，潜伏期1～3天，起病急，常伴发热、上呼吸道感染症状，无明显中毒症状。病初呕吐，随后腹泻，大便次数、量多、水分多，呈黄色水样或蛋花汤样，无腥臭味。常伴脱水、酸中毒。近年报道，轮状病毒可侵犯多个脏器，如心肌、神经系统。本病有自限性，病程3～8天。粪镜检偶见少量白细胞。

（2）产毒性细菌引起的肠炎：多发生夏季，以5—8月为多。潜伏期1～2天，起病急。腹泻频繁、量多，呈蛋花汤样或水样，混有黏液，伴呕吐，镜检无白细胞。常合并水、电解质紊乱，酸中毒。属自限性疾病。

（3）侵袭性细菌（包括侵袭性大肠埃希菌、空肠弯曲菌、耶尔森菌、鼠伤寒杆菌等）引起的肠炎：多发生在夏季，症状与细菌性痢疾相似。发病急，高热、惊厥、呕吐、腹痛、里急后重，频繁腹泻，粪呈黏液样或脓血便，有腥臭。全身中毒症状重，甚至感染性休克。粪镜检可见大量白细胞和数量不等的红细胞。粪细菌培养可找到相应病原菌。

（4）出血性大肠埃希菌肠炎：排便次数增多，初为黄色水样便，后转为血水便，有特殊臭味，伴腹痛。粪镜检有大量红细胞，一般无白细胞。

（5）抗生素诱发的肠炎：多继发于使用大量抗生素后，免疫功能低下者、长期应用糖皮质激素者、营养不良者更易发病。病程和症状与耐药菌株的不同及菌群失调的程度有关。婴幼儿病情较重。①金黄色葡萄球菌肠炎：多继发使用大量抗生素后，表现发热、呕吐、腹泻，典型粪呈暗绿色，量多混有黏液，伴中毒症状、脱水和电解质紊乱，甚至休克。粪镜检有大量脓细胞和G^+球菌，培养有葡萄球菌生长，凝固酶阳性。停用抗生素后自然缓解。②假膜性肠炎：由难辨梭状芽孢杆菌引起，表现腹泻，粪呈黄绿色水样，有假膜排出，少数带血，易出现脱水、电解质紊乱和酸中毒，伴发热、腹胀和全身中毒症状。炎症指标升高，粪厌氧菌培养可阳性。③真菌性肠炎：多为白色念珠菌所致，常继发其他感染或菌群失调，常伴鹅口疮。排便次数增多，黄色稀便，泡沫多带黏液，有时见豆腐渣样（菌落）细块；粪镜检有真菌孢子体和菌丝。

（三）生理性腹泻

多见6个月以内的婴儿，外观虚胖，常见湿疹。生后不久即腹泻，除排便次数增多外，小儿精神食欲好，体重增长正常，不影响生长发育。添加辅食后，排便逐渐转为正常。

三、辅助检查

（一）血常规

白细胞总数及中性粒细胞增多提示细菌感染；降低提示病毒感染；过敏性肠炎或寄生虫引起的肠炎嗜酸性粒细胞增多。

（二）粪检查

粪镜检有大量脂肪球，无或偶见白细胞者多为侵袭性肠炎以外的病因引起；反之，粪镜检有较多白细胞者多为各种侵袭性细菌引起，粪培养可检出致病菌。可疑病毒性肠炎者可做病毒学检查。

（三）血生化检查

血钠测定有助于判断脱水性质；血钾、血钙浓度有助于判断有无低钾、低钙血症；血气分析帮助诊断有无酸碱失调及程度。

四、治疗要点

见表6-2。

表6-2 腹泻病的治疗要点

治疗原则		具体方法
调整饮食		强调继续饮食，满足生理需要，补充疾病消耗，缩短康复时间
纠正水、电解质紊乱		口服补液：适于轻、中度脱水患儿
		静脉补液：适于中、重度脱水伴循环衰竭或呕吐频繁、腹胀的患儿
药物治疗	控制感染	水样便：一般不用抗生素，合理输液，选用微生态制剂和黏膜保护药
		黏液、脓血便：选用抗生素
		大肠埃希菌、空肠弯曲菌等感染性肠炎：选用抗革兰阴性杆菌抗生素
		抗生素诱发性肠炎：停用原抗生素，根据症状用药（如新青霉素、万古霉素、利血平、甲硝唑或抗真菌药物）
	微生态疗法	恢复肠道正常菌群，抑制病原菌定植和侵袭，控制腹泻。常用制剂：双歧杆菌、嗜乳酸杆菌、粪链球菌、蜡样芽孢杆菌等
	肠黏膜保护药	在胃肠黏膜上形成均匀保护膜，能吸附病原体及毒素，阻止病原微生物的攻击。常用蒙脱石粉（思密达）。
	补锌治疗	急性腹泻补锌可加快肠黏膜修复，缩短病程。WHO建议腹泻儿童补锌10～14天，患儿<6个月补元素锌10mg/d，>6个月补元素锌20mg/d
预防并发症		迁延性、慢性腹泻营养不良或其他并发症时，采取综合治疗

五、护理措施

（一）基础护理

1.调整饮食

强调继续饮食，以满足生理需要，补充疾病消耗，以缩短康复时间。但严重呕吐者可暂禁食4～6小时（不禁水），待好转后继续喂食，由少到多、由稀到稠。以母乳喂养的婴儿继续哺乳，暂停辅食；人工喂养者可喂以等量米汤或稀释的牛奶或其他代乳品，由米汤、粥、面条等过渡到正常饮食。病毒性肠炎者多有双糖酶（主要是乳糖酶）缺乏，可暂停乳类喂养，改为豆类、淀粉代乳品或发酵奶，或去乳糖配方奶粉以减轻腹泻。腹泻停止后继续给予富含热卡和营养价值高的饮食，并每日加餐1次，共2周。

2.加强日常护理

①保持室内清洁、舒适、温湿度适宜。②对感染性腹泻患儿应做好消毒隔离,与其他小儿分室收治;食具、衣物、尿布应专用;医护人员及母亲喂奶前及换尿布后要洗手,并做好床边隔离;对粪和被污染的衣、被进行消毒处理,防止交互感染。③准确记录 24h 液体出入量。

(二)疾病护理

1.纠正水、电解质紊乱及酸碱失衡

(1)口服补液(ORS):适用于轻、中度脱水而无严重呕吐者。轻度脱水 50~80mL/kg,中度脱水 80~100mL/kg,于 8~12 小时将累积损失量补足。脱水纠正后,可将 ORS 用等量水稀释按病情需要随意口服。服用 ORS 液时应注意:①口服传统 ORS 液时让患儿照常饮水,防止高钠血症的发生;②患儿如眼睑出现水肿,应停止服用 ORS 液,改用白开水;③新生儿或心、肾功能不全、休克及明显呕吐腹胀者不宜应用 ORS 液。

(2)静脉补液:适用于中度以上脱水、吐泻严重或腹胀的患儿。

第 1 天补液:①输液总量包括 3 个部分,即补充累积损失量、生理需要量和继续丢失量。一般轻度脱水为 90~120mL/kg,中度脱水为 120~150mL/kg,重度脱水为 150~180mL/kg。②溶液种类:根据脱水性质选择不同张力的混合液,一般等渗性脱水用 1/2 张含钠液、低渗性脱水用 2/3 张含钠液、高渗性脱水用 1/3 张含钠液。若判断脱水性质有困难,先按等渗性脱水处理。③输液速度:对重度脱水有周围循环衰竭者,应先扩容,给予 2∶1 等张含钠液,20 mL/kg,30~60 分钟输完。累积损失量(扣除扩容液量)在 8~12 小时补完,滴速 8~10mL/kg·h;继续丢失和生理需要量在 12~16h 补完,约每小时 5mL/kg。④纠正酸中毒、低钾血症、低钙血症、低镁血症。

第 2 天及以后补液:主要补充继续丢失量和生理需要量,可改为口服补液,输液量根据吐泻和进食情况估算。若口服量不足或口服困难者仍需静脉补液。继续补钾,供给能量。

静脉补液期间应注意:①速度过快易发生心力衰竭及肺水肿,速度过慢则脱水不能及时纠正。②补液中应观察患儿前囟、皮肤弹性、眼窝凹陷情况及尿量,若补液合理,3~4 小时应排尿,表明血容量恢复。若 24 小时患儿皮肤弹性及眼窝凹陷恢复,说明脱水已纠正。若尿量多而脱水未纠正,表明液体中葡萄糖液比例过高;若输液后出现眼睑水肿,说明电解质溶液比例过高。③及时观察静脉输液是否通畅,局部有无渗液、红肿。④准确记录第 1 次排尿时间、24h 出入量,根据患儿基本情况,调整液体入量及速度。

2.加强臀部护理

选用清洁、柔软的布类尿布,避免使用塑料布或橡皮布包裹,及时更换;每次排便后用温水清洗臀部、蘸干,涂 5% 鞣酸软膏或 40% 氧化锌油,保持会阴部及肛周皮肤干燥;如局部有溃疡时,可按臀红的程度增加暴露部位或用灯泡照射、理疗等促使创面干燥愈合。

3.对症处理

①眼部护理。重度脱水患儿泪液减少,结膜、角膜干燥,且眼睑不能闭合,角膜暴露容易受伤引起感染。可用 0.9% 氯化钠溶液浸润角膜,点眼药膏,眼罩覆盖。②发热的护理。体温过高者给予物理或药物降温,及时擦干汗液更衣,多饮水,做好口腔及皮肤护理。③腹痛的护理。腹痛时可按摩患儿腹部做好腹部保暖,转移注意力,严重者可遵医嘱应用解痉药物。④腹泻的

护理。避免使用止泻药,如洛哌丁胺,因有抑制胃肠动力的使用,增加细菌繁殖和毒素的吸收,对感染性腹泻有时是很危险的。

4.观察病情

①观察生命体征,应观察体温、脉搏、呼吸、血压、末梢循环、尿量等,并监测体重。②观察排便情况,观察记录排便次数、量、颜色、性状、气味,有无黏液。按医嘱及时送检粪标本。③观察脱水情况,注意有无低钾血症、低钙血症、代谢性酸中毒的表现,遵医嘱及时采血做电解质和血气分析。

(三)健康教育

(1)向家长介绍腹泻病的病因、潜在并发症、转归和相关治疗措施;指导臀部护理、出入量监测和脱水表现的观察;宣教饮食、用药和输注中的护理要点,如服用微生态制剂时,指导家长不要与抗生素同服,应间隔至少 2 小时以上。

(2)指导家长对不住院患儿的家庭护理,介绍预防脱水的方法,指导口服补液盐的配制、喂养方法和注意事项。

(3)指导家长患儿出院后注意饮食卫生、合理喂养、预防气候变化时患儿受凉或过热;避免长期滥用抗生素,以免造成肠道菌群失调而引起肠炎迁延不愈。

(4)如在流行地区和季节,可根据家长的意愿进行轮状病毒肠炎疫苗的接种。

第六节　维生素 D 缺乏

一、维生素 D 缺乏性佝偻病

维生素 D 缺乏性佝偻病是由于小儿体内维生素 D 不足使钙、磷代谢紊乱,产生的一种以骨骼病变为特征的慢性营养不良性疾病。本病多见于 3 岁以下婴幼儿,北方发病率高于南方,是我国儿科重点防治的四病之一。

维生素 D 是脂溶性维生素,目前已知 D 族维生素至少有 10 种,但对人体最重要的是维生素 D_2(麦角骨化醇)和维生素 D_3(胆钙化醇)。维生素 D_2 是由紫外线照射植物中的麦角骨化醇产生,但在自然界的存量很少。维生素 D_3 是由人体皮肤内含有的 7 -脱氢胆固醇经日光中紫外线照射转变而成。维生素 D_2、维生素 D_3 对人体的作用和作用机制完全相同。

小儿体内维生素 D 来源可分为内源性和外源性二种。胎儿通过胎盘从母体中获得和婴儿经过日光(紫外线)照射皮肤产生的维生素 D 为内源性来源。早期新生儿体内维生素 D 水平与母体内维生素 D 水平及胎龄有关。皮肤日照合成的维生素 D 是人体维生素 D 的主要来源。按照我国小儿衣着习惯,仅暴露面部和上肢前臂,每天户外活动 2 小时接受日光照射即可满足维生素 D 的需要。依靠摄取食物和补充维生素 D 制剂而获得的维生素 D 为外源性的来源。含维生素 D 的天然食物并不多,以鱼肝、鱼油含量最丰富,鸡蛋、乳牛肉、黄油或成水鱼较高,牛乳和人乳的维生素 D 含量较低,蔬菜、水果和谷物中几乎不含维生素 D。

维生素 D 的主要生理功能是促进肠道对钙、磷吸收;促进肾近曲小管对钙、磷的重吸收以提高血钙、血磷的浓度;促进成骨细胞功能,使血中钙、磷向骨质生长部位沉着,形成新骨;也促进破骨细胞活动,使旧骨中骨盐溶解,运到血中的钙、磷增加,从而使细胞外液中钙、磷浓度增高。

维生素 D 缺乏时,肠道钙、磷吸收减少,血中钙、磷下降。血钙的降低可刺激甲状旁腺素(PTH)分泌增加,加速旧骨吸收,骨盐溶解、释放出钙、磷,使血钙得到补偿,维持在正常或接近正常水平;同时大量的磷经肾排出,使血磷降低,钙磷乘积下降,当钙磷乘积降至 40 以下时,骨盐不能有效地沉积,致使骨样组织增生,旧骨质脱钙,碱性磷酸酶分泌增多,临床上产生一系列骨骼症状和血生化改变。

血磷是体内代谢过程中不可缺少的物质,血磷减少致使代谢缓慢,致中间代谢产物堆积,造成代谢性酸中毒,后者又加重代谢紊乱,刺激甲状旁腺分泌 PTH,形成恶性循环。

治疗原则:应贯彻"关键在早,重点在小,综合治疗"的原则,主要措施为补充维生素 D 制剂加钙剂,多晒太阳,加强锻炼。治疗目的在于控制活动期,防止复发和骨骼畸形。

(一)护理评估

1.健康史

(1)孕母状况孕母患严重软骨病或妊娠晚期体内严重缺乏维生素 D 者,可致新生儿佝偻病。

(2)日光照射不足这是造成维生素 D 缺乏性佝偻病的主要原因。小儿接受日光照射不足,特别是寒冷季节,日照时间短,户外活动少的地区,小儿佝偻病发病率明显增高。

(3)摄入不足乳类含维生素 D 量较少,单纯母乳喂养或牛乳喂养又未及时添加富含维生素 D 的食物或饮食结构不合理,也可致病。

(4)生长发育快早产儿、多胎儿生长发育速度较快,对维生素 D 的需要量大,可导致维生素 D 的相对缺乏。

(5)疾病及用药史胃肠道疾病或肝、胆疾病都影响维生素 D 的吸收。如小儿腹泻、慢性呼吸道感染、肝炎综合征等疾病均可影响维生素 D 和钙、磷的吸收。抗癫痫药物能缩短维生素 D 半衰期,长时间服用可致维生素 D 缺乏。

2.身体状况

本病好发于 3 个月至 2 岁小儿,以非特异性神经精神症状出现最早,继而出现生长中的骨骼改变,肌肉松弛及生长迟滞,免疫力低下等。临床上将其分为佝偻病初期、激期、恢复期和后遗症期。

(1)初期(活动早期)一般在婴儿 3 个月左右发病。主要表现神经精神症状,多汗、烦躁、夜间啼哭、睡眠不安等。尤其头部多汗,致婴儿摇头擦枕,出现枕秃,此期常无明显骨骼改变。生化检查血钙浓度正常或稍低,血磷浓度降低,钙磷乘积稍低(30～40),此期可持续数周或数月,未及时诊治者可发展为激期。

(2)激期(活动期)此期神经精神症状更为显著,主要表现是骨骼改变和运动功能发育迟缓。

①骨骼改变头部:颅骨软化(多见于 3～6 个月的婴儿),按压如乒乓球样。头颅畸形,8～

9个月婴儿易发生"方颅""鞍状头"或"十字头";前囟闭合迟,可迟至2～3岁才闭合;出牙延迟,严重患儿牙齿排列不齐,牙釉质发育不良。胸部:肋骨串珠:肋骨与肋软骨交界区呈钝圆形隆起像串珠状,以第7～10肋最明显;向内隆起可压迫肺部而致局部肺不张,并易患肺炎;胸廓畸形,因肋骨软化呼吸时被膈肌牵拉而向内凹陷,形成肋膈沟,称赫氏沟;或肋缘外翻,肋骨骺端内陷,胸骨外突,形成鸡胸;剑突区内陷,形成漏斗胸;四肢:腕、踝部膨大,由于骨样组织增长而致腕、踝部也呈钝圆形隆起,形成佝偻病"手镯"与"脚镯",以腕部较明显;下肢畸形,下肢长骨缺钙,且因承受重力作用,加以关节处韧带松弛,造成"O"形腿或"X"形腿,严重者可发生病理性骨折;脊柱侧弯或后突畸形,严重者会出现扁平骨盆,女性患儿成年后可致难产。

②肌肉关节松弛全身肌张力低下,关节松弛而有过伸现象,小儿颈项软弱无力,坐、站、行等发育较晚。腹肌张力减退时,腹部膨隆呈蛙腹状。重症患儿条件反射形成慢,情感、语言及动作发育落后。

(3)恢复期经治疗后临床症状减轻或接近消失,精神活泼,肌张力恢复。

(4)后遗症期多见于3岁以上的小儿,临床症状消失,还有不同程度的骨骼畸形,轻、中度佝偻病治疗后很少留有骨骼改变。

3.心理、社会资料

由于本病多发生在3岁以下幼儿,重症患儿遗留有骨骼畸形者,随着年龄增长对自身形象和运动能力的感知以及与同龄人产生的差异,容易引起自卑等不良心理活动,从而影响其心理健康及社会交往。家长因缺乏营养知识和喂养知识而致孩子患病感内疚,又因担心遗留骨骼畸形而产生焦虑,渴望接受健康指导。

4.实验室检查

佝偻病各期血清钙、磷及碱性磷酸酶变化见表6-3。

表6-3　佝偻病各期血液生化改变

	初期	激期	恢复期	正常值
血清钙	短期下降以后正常	降低	逐渐恢复	10～11.0mg/dL(2.25～2.75mmol/L)
血清磷	降低	更低	恢复最快	1.3～2.3mmol/L
钙磷乘积	<35	<30	>30	>40
碱性磷酸酶	稍增高	更高	恢复最慢	15～30金氏单位

(二)护理诊断及合作性问题

(1)营养失调(低于机体需要量)与接受日光照射不足和维生素D摄入不足等有关。

(2)潜在并发症维生素D中毒和骨骼畸形。

(3)有感染的危险与免疫功能低下有关。

(三)预期目标

患儿能获得适量的维生素D,症状改善。

(四)护理措施

(1)补充维生素D:①增加日照时间,根据不同年龄及不同季节,选用不同方法,主要是进行户外活动或游戏。夏季可在树荫或荫凉处进行,其他季节可开窗或在背风处进行,在不影响保暖的情况下尽量暴露皮肤。每日接受日光照射由 10 分钟开始渐延长至 2 小时;每日不少于 1～2 小时;②补充富含维生素 D、钙的食物,如母乳、肝、蛋、蘑菇等,无母乳者哺以维生素 D 强化牛奶或奶粉;③ 按医嘱补充维生素 D 制剂和钙剂。初期给予维生素 D 每日 5000～10000IU,激期给予每日 10000～20000IU,口服给药,连用 1 个月后改为预防量(每日 400～800IU)至 2 岁,北方地区可延长至 3 岁。重症或伴有其他疾病及不能坚持口服者,可肌内注射维生素 D330 万 IU 或维生素 D240 万 IU,初期注射 1 次,激期重复 1～2 次(每次相隔 2～4 周),末次注射 1 个月后用预防量口服。

注意事项:①浓缩鱼肝油滴剂约含维生素 D 5000IU/g 和维生素 A10000IU/g,剂量大时有发生维生素 A 中毒的可能,可使用单纯维生素 D 制剂;②因维生素 D 是油剂,注射时应选择较粗的针头,做深部肌内注射,以保证药物充分吸收,每次应更换注射部位,以免发生硬结。若已发生硬结应及时热敷;③对 3 个月以下患儿及有手足抽搐症病史的患儿,在使用大剂量维生素 D 前 2～3 日至用药后 2 周需按医嘱加服钙剂,每日 1～3g,以防发生抽搐;④口服浓缩鱼肝油滴剂时,可将其直接滴于舌上或食物上,以保证用量。

(2)对烦躁、睡眠不安、多汗的患儿要耐心护理,每日清洁皮肤,勤洗头,勤换内衣和枕套。重症患儿应避免过早、过久地坐、站、走,以免发生骨骼畸形。鼓励患儿多采取卧位,恢复期再开始活动。护理操作时动作要轻柔,不可用力过大或过猛,以防发生骨折。

(3)预防维生素 D 中毒的护理。严格按医嘱应用维生素 D 制剂,不得擅自加量,防止维生素 D 中毒。维生素 D 过量可致中毒,中毒表现有厌食、呕吐、头痛、腹泻、多尿等,发现中毒症状应暂停补充维生素 D,并及时通知医生。

(4)预防感染保持室内空气新鲜,防止交叉感染。

(五)健康教育

(1)以适当方式向患儿家长传授有关佝偻病的预防、治疗和护理知识;指导其科学喂养及合理配餐的方法。

(2)介绍佝偻病的预防方法。①从孕期开始应多晒太阳,饮食应含有丰富的维生素 D、钙、磷和蛋白质等营养物质。对冬、春季妊娠或体弱多病者,可于妊娠 7～9 个月给予维生素 D 10 万～20 万 IU,1 次或数次,同时使用钙剂;②新生儿应提倡母乳喂养,于生后 1～2 周开始,每日口服维生素 D500～1000IU,连续服用,不能坚持口服者可给予维生素 D10 万～20 万 IU,1 次肌内注射(可维持 2 个月);③婴幼儿应及时添加辅食,多晒太阳,平均每日户外活动应在 1 小时以上;每日口服维生素 D400～800IU 或于冬季 1 次口服或肌内注射维生素 D:我国北方地区的小儿 20 万～40 万 IU,南方地区的小儿 10 万～20 万 IU,同时给予钙剂。

(3)若患儿已有骨骼畸形,可向患儿家长示范矫正的方法,如:胸部畸形可让小儿作俯卧位抬头展胸运动;下肢畸形可作肌肉按摩("O"形腿按摩外侧肌群,"X"形腿按摩内侧肌群),增强肌张力,促使畸形的矫正。畸形严重者可指导手术矫治事宜。

(4)改善社区环境污染状况,改善居住条件,增加户外活动时间。

二、维生素 D 缺乏性手足搐搦症

维生素 D 缺乏性手足搐搦症又称佝偻病性低钙惊厥,多见于 1 岁以内小儿,尤以 3~9 个月儿发病率最高,冬春季多发。主要是由于维生素 D 缺乏,致血钙离子降低,使神经肌肉兴奋性增强,引起局部或全身肌肉抽搐,出现惊厥、喉痉挛或手足搐搦等表现。

由于维生素 D 缺乏使血钙下降,而甲状旁腺不能代偿性分泌增加,使骨钙不能及时游离入血,血磷正常,而血钙继续降低。人体正常血钙浓度为 2.25~2.27mmol/L(9~11mg/dL),当总血钙低于 1.75mmol/L~1.88mmol/L(7~7.5mg/dL)或离子钙低于 1.0mmol/L(<4mg/dL)时,可引起神经肌肉兴奋性增高,出现惊厥或手足搐搦。

治疗原则:就地抢救,立即控制惊厥,解除喉痉挛,吸氧,补充钙剂,平稳后给维生素 D 治疗。

三、护理评估

(一)健康史

常见的诱发因素:①维生素 D 缺乏引起钙吸收减少,血钙下降,而甲状旁腺调节反应迟钝,骨钙不能及时游离人血,致血钙继续降低;②小儿晒太阳时间增加,使体内产生维生素 D 突然增多,或肌肉注射大剂量的维生素 D,使体内维生素 D 水平急剧上升,骨骼加速钙化,大量钙沉积于骨,使血钙降低;③人工喂养儿食物中磷含量过高,如奶制品等,导致血磷升高而血钙相对降低;④感染、发热、饥饿时组织细胞分解释放磷,使血磷增加,血钙降低等。血中钙离子减少,导致神经、肌肉兴奋性增强,出现肌肉不自主的收缩。

(二)身体状况

1.典型症状

(1)惊厥:为婴儿期最常见的症状。常突然发生,两眼上翻,面肌、四肢抽动,神志不清。发作时间为数秒至数分钟不等,发作次数可数日 1 次或 1 日数次,发作时间长的患儿可伴口周发绀,发作后意识恢复,精神萎靡而入睡,醒后活泼如常,一般不发热,发作轻时患儿表现仅有短暂的双眼上翻、面肌抽动、神志清。

(2)手足搐搦:多见幼儿和儿童,为突然手、足痉挛呈弓状,腕和掌指关节屈曲,手指伸直,大拇指内收紧贴掌心,足部踝关节伸直,足趾同时向下弯曲呈"芭蕾舞足"。

(3)喉痉挛:喉部肌肉及声门突然痉挛,表现为声嘶、犬吠样咳嗽;呼吸困难、吸气时喉鸣,哭闹时加剧;发绀、肺部呼吸音减弱或消失等,有时可突然发生窒息而导致死亡。其中以无热惊厥为常见。婴儿多发,一般愈后良好。

2.隐性体征

没有典型的发作症状时,可通过刺激神经肌肉而引出体征。

(1)面神经征:以手指尖或叩诊锤叩击患儿颧弓与口角间的面颊部(第 7 颅神经传出处)引起眼睑和口角抽动为面神经征阳性。新生儿可出现假阳性。

（2）腓反射：用诊锤叩击膝下外侧腓骨小头上方腓神经处，引起足向外侧收缩即为阳性。

（3）陶瑟征：用血压计的袖带包裹上臂，打气后使血压维持在收缩压与舒张压之间，5分钟之内该手出现痉挛为阳性。

（三）心理、社会资料

了解患儿家长对本病的认识程度，是否产生焦虑和恐慌，是否担心惊厥对小儿智力造成损害或担心害怕再次发作等，同时了解患儿的经济情况和居住条件以及小儿日常活动情况等。

（四）实验室检查

血清钙降低（<1.75～1.88mmol/L），而血磷正常或升高，尿钙阴性。

四、护理诊断及合作性问题

（1）有窒息的危险　与惊厥、喉痉挛发作有关。

（2）有受伤的危险　与惊厥有关。

（3）营养失调低于机体需要量，与维生素D缺乏有关。

（4）知识缺乏家长缺乏对小儿惊厥及喉痉挛时的护理知识。

五、护理措施

（一）预防窒息的护理

惊厥发作时，立即就地抢救，松开患儿衣领将患儿平卧，头转向侧位，以免误吸分泌物或呕吐物造成窒息，保持呼吸道的通畅。喉痉挛发作时，立即将患儿舌体轻轻拉出口外并立即通知医生，迅速在上下牙齿间置牙垫，以防止舌咬伤。备好气管插管用具，必要时行气管插管，保持呼吸道通畅，必要时加压给氧和进行人工呼吸。保持室内安静，避免家长大声呼叫，减少刺激，密切观察患儿呼吸情况及神志，并详细记录。

按医嘱立即应用镇静剂控制惊厥和喉痉挛常用有苯巴比妥肌内注射，或10010水合氯醛溶液保留灌肠（40～50mg/kg），或地西泮静脉或肌肉注射（0.1～0.3mg/kg），静脉注射地西泮时宜慢（1mg/min），以免过快而抑制呼吸。同时遵医嘱及时补充钙剂，降低神经、肌肉的兴奋性。常用10%葡萄糖酸钙5～10mL加10%～25%葡萄糖液10～20mL缓慢静脉注射或静脉滴注，时间不少于10分钟，若注射过快，可引起血钙突然升高发生心搏骤停。惊厥控制后可改为口服钙剂。

（二）预防外伤的护理

发现患儿抽搐时应就地抢救，避免家属将患儿抱着摇晃或抱起跑入治疗室，以免外伤或加重抽搐，造成缺氧引起脑损伤，病床两侧应加床挡，防止坠床，若患儿抽搐时处坐位，应立即轻放平卧于地或床上，以免摔伤，在没有抢救医疗条件或未有医生到场前可用指压（针刺）人中、十宣穴的方法来止惊。

（三）合理喂养

补充D剂（按佝偻病患儿方法进行）。

六、健康教育

(1)向患儿家长讲解预防维生素 D 缺乏的相关知识(佝偻病)。

(2)讲解患儿抽搐时的正确处理方法,如就地抢救,保持安静和呼吸道的通畅,松解衣扣,旋转适当体位,针刺或指压人中,并立即通知医护人员。

(3)指导患儿家长出院后按医嘱给小儿补充维生素 D 和钙剂,并强调口服钙剂时应与乳类分开,最好在两餐间服用,以免影响钙的吸收,平时注意多晒太阳,防止本病复发。

附:维生素 D 中毒的防治。

长期服用大剂量维生素 D,或短期内反复多次注射大剂量维生素 D,或对维生素 D 敏感者可致中毒。发病机制主要是由于过量维生素 D 引起持续高钙血症,继而钙盐沉积于各器官组织,影响其功能。

临床表现:多在用药后 1~3 个月出现,早期表现为厌食、烦躁不安、哭闹,继之呕吐、腹泻或顽固性便秘,体重下降。重症患儿表现嗜睡、表情淡漠,也可出现惊厥、高血压、多饮、多尿、夜尿增多,甚至脱水、酸中毒、慢性肾功能衰竭等。长期慢性中毒,可引起组织器官的钙化,影响体格和智力发育。

实验室检查:血清钙增高,大于 $3mmol/L(12mg/dL)$,碱性磷酸酶降低,X 线可见长骨干骺端临时钙化带致密,增宽>1mm。

护理要点:

(1)立即停用维生素 D 和钙剂,限制钙盐摄入。注意保持水电解质平衡。

(2)降血钙,可用呋塞米(速尿)静脉注射,每次 $0.5~1mg/kg$,以加速钙排泄。口服泼尼松或氢氧化铝、依地酸二钠以减少肠黏膜对钙的吸收。亦可试用降钙素皮下或肌肉注射。

(3)积极做好预防,严格掌握维生素 D 的用量,必要时,先检查血清钙、磷及碱性磷酸酶,再决定是否需用维生素 D。

第七节　营养性缺铁性贫血

缺铁性贫血是由于体内铁缺乏使血红蛋白合成减少而引起的一种小细胞低色素性贫血。6 个月至 3 岁发病率最高,学龄前儿童患病率为 23.35%,是我国重点防治的小儿疾病之一。

一、病因与发病机制

(一)铁缺乏常见病因

1.先天性储铁不足

早产儿、双胎、胎儿失血、孕母患缺铁性贫血可致胎儿储存铁减少。

2.铁摄入不足

食物中铁供应不足是导致小儿缺铁性贫血的主要原因。单纯牛乳、人乳、谷类等食物含铁量均低。未及时添加铁剂丰富食物喂养的婴儿和偏食儿常导致缺铁。

3.生长发育快

婴儿期、青春期的儿童生长发育快,早产儿生长发育更快,其铁的需要量相对增多,易发生缺铁。

4.丢失过多和(或)吸收减少

正常婴儿每日排铁量比成人多。用未经加热的鲜牛奶喂养婴儿、肠息肉、膈疝、钩虫病常因慢性小量肠出血,致铁丢失过多。慢性腹泻、反复感染可减少铁的吸收,增加铁消耗,影响铁利用。

(二)发病机制

铁是构成血红蛋白必需的原料,铁缺乏时,血红蛋白合成减少,而缺铁时对细胞的分裂、增殖影响较小,红细胞数量减少的程度不如血红蛋白减少的明显,而形成小细胞低色素性贫血。同时,缺铁可影响肌红蛋白的合成。可使某些酶(细胞色素C、过氧化酶、单胺氧化酶、腺苷脱氨酶等)的活性降低,这些酶与生物氧化、组织呼吸、神经介质的合成和分解有关。铁缺乏时,因酶活性下降,细胞功能发生紊乱,而导致一系列非血液系统症状,导致小儿神经精神行为、消化、免疫、肌肉运动等功能异常。

二、临床表现

任何年龄均可发病,以6个月至3岁多见。起病缓慢,皮肤黏膜逐渐苍白,以唇、口腔黏膜、甲床最明显。头发枯黄、倦怠乏力、异食癖(喜食泥土、煤渣等)。重者可出现口腔炎、舌乳头萎缩、吸收不良综合征、反甲、心扩大或心力衰竭等。贫血可使患儿行为及智力发生改变。如烦躁不安、精神不集中及记忆力减退,年长儿童可诉头晕、眼前发黑、耳鸣等。由于骨髓外造血反应,肝、脾可轻度增大,年龄越小,贫血越重,肝、脾大越明显。由于细胞免疫功能低下,易合并感染等。

三、辅助检查

血常规可见红细胞、血红蛋白低于正常。涂片可见红细胞大小不一,以小细胞为主,中央淡染区扩大,平均红细胞容积<80fl;平均红细胞血红蛋白含量<26pg;平均红细胞血红蛋白浓度<0.31;红细胞分布宽度>0.14。网织红细胞数正常或轻度减少,白细胞、血小板无特殊改变。

骨髓检查幼红细胞增生活跃,以中、晚幼红细胞为主。各期红细胞体积均较小,胞质少,边缘不规则,染色偏蓝,显示胞质成熟程度落后于胞核。骨髓铁染色细胞外铁减少或消失,铁粒幼细胞数<15%。

血清铁<10.7μmol/L,转铁蛋白饱和度<15%。

四、治疗要点

祛除病因,纠正不合理的饮食习惯,给予铁剂,尽快纠正贫血症状。

常用口服铁剂有硫酸亚铁、葡萄糖酸亚铁、富马酸亚铁。口服不能耐受者可肌内注射,常用药物有右旋糖酐铁等。

五、护理措施

(1)注意休息,适量活动,轻度贫血患儿可参加日常活动。对严重贫血者,应根据其活动耐力下降程度,制定规律的作息时间、活动强度及每次活动持续时间。

(2)提倡母乳喂养,及时添加含铁丰富的食物,帮助纠正不良饮食习惯。合理搭配患儿的膳食,让家长了解动物血、黄豆、肉类含铁较丰富,是防治缺铁的理想食品;维生素C、肉类、氨基酸、果糖、脂肪酸可促进铁吸收,茶、咖啡、牛奶等抑制铁吸收,应避免与含铁多的食物同时应用。

(3)服用铁剂的护理:铁剂对胃肠道有刺激,可引起胃肠不适及疼痛、恶心、呕吐、便秘或腹泻,故口服铁剂从小剂量开始,在两餐之间服用。可与维生素C同服,以利吸收;服铁剂后,牙往往黑染,粪呈黑色,停药后恢复正常,应向家长说明其原因,消除顾虑。观察疗效。铁剂治疗有效者,于服药3～4天网织红细胞上升,1周后可见血红蛋白逐渐上升。如服药3～4周无效,应查找原因。注射铁剂时应精确计算剂量,分次深部肌内注射,更换注射部位,以免引起组织坏死。

(4)健康教育:讲解本病的病因、护理要点、预防知识。合理搭配饮食,纠正不良饮食习惯。介绍服用铁剂时注意事项。贫血纠正后,仍应坚持合理安排小儿膳食、培养良好饮食习惯。对早产儿、低体重儿2个月给予铁剂补充。

参考文献

[1]安力彬,陆虹.妇产科护理学[M].6版.北京:人民卫生出版社,2017.

[2]秦瑛,吴欣娟.妇产科护理工作指南[M].北京:人民卫生出版社,2016.

[3]刘梦清,佘金文.外科护理[M].2版.北京:科学出版社,2019.

[4]周宏珍,张晓梅,魏琳.神经内科护理健康教育[M].北京:科学出版社,2018.

[5]王丽芹,刘怀霞,王晓茹.妇产科护理细节管理[M].北京:科学出版社,2017.

[6]尤黎明.内科护理学[M].6版.北京:人民卫生出版社,2017.

[7]尹安春,史铁英.外科疾病临床护理路径[M].北京:人民卫生出版社,2014.

[8]杨辉.临床常见疾病并发症预防及护理要点[M].北京:人民卫生出版社,2015.

[9]武君颖,王玉玲.儿科护理[M].3版.北京:科学出版社,2018.

[10]杨辉,张文光.临床疾病系统化全责整体护理[M].北京:人民卫生出版社,2016.

[11]郝群英,魏晓英.实用儿科护理手册[M].北京:化学工业出版社,2018.

[12]杨蓉,冯灵.神经内科护理手册[M].2版.北京:科学出版社,2019.

[13]刘文娜,闫瑞霞.妇产科护理[M].3版.北京:人民卫生出版社,2015.

[14]陈娜,陆连生.内科疾病观察与护理技能[M].北京:中国医药科技出版社,2019.

[15]张玉兰,王玉香.儿科护理学[M].4版.北京:人民卫生出版社,2018.

[16]范玲,沙丽艳.儿科护理学[M].3版.北京:人民卫生出版社,2018.

[17]吴欣娟.外科护理学[M].6版.北京:人民卫生出版社,2017.

[18]谢萍.外科护理学[M].北京:科学出版社,2019.

[19]周惠珍.妇产科护理[M].2版.北京:科学出版社,2015.

[20]黄人健,李秀华.妇产科护理学高级教程[M].北京:中华医学电子音像出版社,2016.

[21]夏海鸥.妇产科护理学[M].4版.北京:人民卫生出版社,2019.

[22]姜小鹰,李继平.护理管理理论与实践[M].2版.北京:人民卫生出版社,2018.

[23]尹安春,史铁英.内科疾病临床护理路径[M].北京:人民卫生出版社,2014.

[24]伍淑文,廖培娇.外科常见疾病临床护理观察指引[M].北京:科学出版社,2017.

[25]邢燕.实用护理管理心理学[M].上海:上海交通大学出版社,2014.

[26]姜梅.妇产科护理指南[M].北京:人民卫生出版社,2018.

[27]王慧,梁亚琴.现代临床疾病护理学[M].青岛:中国海洋大学出版社,2019.

[28]孔悦,王晓霞,李妮.医院护理管理实践[M].北京:科学出版社,2019.

[29]安利杰.内科护理查房案例分析[M].北京:中国医药科技出版社,2019.